FachWISSEN

Sexualität im Alter

für pflegerische Berufe

von
Stefan Hierholzer

Dr. Felix Büchner – Handwerk und Technik – Hamburg

Zur Person des Autors Stefan Hierholzer:

Geboren 1985 in Sindelfingen. Ausbildung zum staatlich anerkannten Erzieher.
Studium des beruflichen Lehramts Fachrichtung Sozialpädagogik. Lehrtätigkeit an einer Fachschule für Heilerziehungspflege in Lüneburg (Fächer Spiel- und Sexualpädagogik). Dort unterrichtete er neben den Heilerziehungspflegenden auch Altenpflegefachkräfte in Sexualität & Alter.
Später absolvierte er die Prüfung zum heilpraktischen Psychotherapeuten und arbeitet seither auch in eigener psychotherapeutischer Praxis.
Zwischenzeitlich baute er in seinem Referendariat den Ausbildungsgang Heilerziehungspflege am Berufsbildungszentrum Mölln (Schleswig-Holstein) auf und wechselte nach seinem Referendariat nach Ahrensburg, um dort den Ausbildungsgang der Sozialassistenz einzurichten.
Mittlerweile lebt er in Braunschweig und unterrichtet an der BBS1 in Gifhorn in den sozialpädagogischen und pflegerischen Ausbildungsgängen. Nebenbei unterrichtet er an der VHS Lüneburg die heilpraktischen Psychotherapeuten sowie den Lehrgang „Fachkraft für Kleinstkindpädagogik“ und weitere Fortbildungsveranstaltungen für Erzieher/-innen zum Themenfeld Sexualität. An der Universität Lüneburg (Leuphana) unterrichtet Herr Hierholzer als Dozent für Sozial- und Sexualdidaktik. An der Diploma Fachhochschule unterrichtet er in den Studiengängen Sozialpädagogik und Kindheitswissenschaften Gender & Diversity, wissenschaftliches Arbeiten sowie Ethik der Sozialpädagogik.

ISBN 978-3-582-04642-0

Verlag Dr. Felix Büchner – Handwerk und Technik GmbH,
Lademannbogen 135, 22339 Hamburg; Postfach 63 05 00, 22331 Hamburg – 2016
E-Mail: info@handwerk-technik.de – Internet: www.handwerk-technik.de

Satz und Layout: Verlags- und Medienservice dtp-design, 35085 Ebsdorfergrund
Umschlagmotiv: F1online digitale Bildagentur GmbH, Frankfurt a. M.
Druck: DZA Druckerei zu Altenburg GmbH, 04600 Altenburg

Inhalt

Vorwort

„Das Ziel des Schreibens ist es, andere sehen zu machen."

Joseph Conrad (1857–1924)
brit.-poln. Autor

Sexualität kennt kein Alter, da sie von der Zeugung bis zum Tod ständig fortlaufender Entwicklung unterworfen ist. Weil der Mensch ein wandelbares Wesen ist, das sich immerzu entwickelt, entsteht aus dieser Entwicklung heraus hin zu einem mündigen Wesen ein Anrecht darauf, in seiner Entwicklung gefördert, unterstützt und bestärkt zu werden. Dies gilt vorrangig für Anfang (Kindheit) und Ende (hohes Lebensalter), also jene Entwicklungsabschnitte, in denen der Mensch besonders auf Hilfe Dritter angewiesen ist. Das Recht auf seinen eigenen Körper, seine eigene sexuelle Orientierung und das Recht, diese im Rahmen der Anerkennungen des Gegenübers ausleben zu dürfen, ist unter Beachtung des Artikel 2 Grundgesetz ein verbrieftes Menschenrecht. Dies steht jedem Menschen ungeachtet seiner Herkunft, seiner Religion oder sonstiger Merkmale zu.

Trotz aller Bemühungen und gesellschaftlichen Reformbewegungen (u. a. die 1968er-Revolten, Frauen- und Homosexuellenbewegung) ist und bleibt Sexualität jedoch ein Tabuthema. Dies gilt interessanterweise sowohl für den Beginn des Lebens – ‚kindliche Sexualität' – als auch für den letzten Lebensabschnitt ‚Alterssexualität'.

Vielleicht liegt dies an dem Umstand, dass kleinen Kindern immer noch Unbeflecktheit und Unmündigkeit attestiert wird, was alten Menschen mit Verlust ihrer Autonomie ebenso widerfährt. Die Aberkennung der eigenen Autonomie - und damit auch zumindest indirekt der damit verbundenen Rechte – spiegelt sich auch im Spannungsfeld des Sexuellen wider. Diese Entrechtung ist vorrangig ein Thema derjenigen, die im Kontext von Pflege und Versorgung eine den zu Pflegenden gegenüber mächtigere Position innehaben.

Folglich benötigen jene Pflegefachkräfte ein fundiertes Wissen um die Veränderungen, die das Alter mit sich bringt – dazu gehört auch Sexualität. Genau an dieser Stelle setzt dieses Buch an, indem es Pflegefachkräften einen umfassenden Einblick in die sexualwissenschaftlichen Theorien gibt und diese mit gerontologischen Theorien in Beziehung setzt.

Ein solches Werk wie „Sexualität im Alter" entsteht nicht in einem luftleeren Raum, sondern ist immer in gesellschaftliche und historische, lebensweltliche und persönliche Kontexte gebettet. Nur in der Auseinandersetzung mit anderen ist es möglich, neue Aspekte des Sexuellen zu erkennen, zu erschließen und zu reflektieren.

Der Autor

Danksagung

Aufwendige Schriftstücke wie Bücher entstehen nicht im luftleeren Raum und nicht ohne Reflexion. Ich möchte den folgenden Personen für ihre fachlichen Anregungen, Impulse und Begleitung während des Schreibprozesses danken: meiner besseren Hälfte, meinen Eltern, Professorin Maria Eleonora Karsten, meiner Lektorin Kathrin Godau, den Freunden, insbesondere Sabrina Jankowsik, Melanie Ohmstede und Heidi Lobert.

Wie lese ich dieses Buch?

Hinter jedem Werk steht immer auch ein Autor oder eine Autorin, der/die eine eigene Geschichte hat, eine eigene Biografie, eigene Erfahrungen und **(sexuelle) Wertehaltungen**. So simpel wie diese Erklärung auch zu sein scheint, so bedeutend ist sie für die Leser/-innen. Geschriebene Texte sind trotz allen Bemühens niemals wertfrei und objektiv. Dieses Wissen, das die kritische Literaturwissenschaft hervorgebracht hat, sollte die Leserschaft gegenüber jeder Textart kritisch machen – insbesondere dann, wenn es um emotional aufgeladene Gegenstände wie Religion, Sexualität oder Politik geht.

Gerade wer sich mit dem sensiblen Themenfeld des Sexuellen befasst, muss sich bewusst machen, was er/sie/es mit seinen/ihren Ausführungen bewegen kann. In kaum einem anderen Forschungsfeld sind so viele strittige Bereiche berührt wie im Sexuellen. Der Autor dieses Buches hat wie jeder andere Schreibende eine ganz eigene, individuelle Sexualität und damit einen individuellen Blick auf das Sexuelle. Daher wird die Leserschaft darüber in Kenntnis gesetzt, dass der Mann hinter diesem Buch eine durchschnittlich konservative Sexualerziehung genossen hat und sich durch seine pädagogisch-therapeutischen Ausbildungen davon befreien konnte. Durch die Befassung mit der eigenen Sexualität und die verschiedener Klienten/Klientinnen hat sich der Autor nach und nach einer emanzipatorisch-gesellschaftskritischen sexualpädagogischen Haltung verschrieben. In diesem Kontext ist dieses Buch zu lesen.

Sprache ist Macht, daher wird in diesem Buch sowohl die weibliche als auch die männliche Form verwandt. An anderen Stellen ist auch geschlechtsneutral von Pflegefachkraft die Rede. Dennoch ist klarzustellen, dass immer Männer und Frauen, inter- und transsexuelle Menschen und auch jene, die sich keiner Geschlechtskonstruktion zugehörig fühlen bzw. sich dieser verschreiben wollen, gemeint sind.

Gerade über (Schrift-)Sprache konstruiert der Mensch seine (sexuelle) Welt, daher ist es notwendig, darauf hinzuweisen, dass die weitverbreitete Annahme, es gäbe lediglich zwei Geschlechter (binäre Geschlechterordnung), nicht der Realität entspricht. Diese Annahme speist sich aus heteronormativen bzw. heterosexistischen Weltvorstellungen (der Annahme, dass Heterosexualität normal und alle anderen sexuellen und geschlechtlichen Erscheinungsformen nicht normal sind), die es im Alltag erschweren, genau hinzuschauen und zu sehen, dass es auch Menschen zwischen den Geschlechtern (Intersexuelle) gibt. Der Umstand, dass sexuelle Minderheiten in der Vergangenheit und in Teilen der Welt bis heute verfolgt, gejagt und verurteilt werden, macht es notwendig, darauf hinzuweisen, dass der Autor hetero-, homo-, und bisexuelle Lebensentwürfe als gleichwertige Lebensformen anerkennt und diese daher auch innerhalb des Buchs immer mitbedacht werden.

In Bezug auf das Thema Sexualität und Alter sei darauf hingewiesen, dass der Autor es als verbrieftes Menschenrecht ansieht, dass, ungeachtet der ethnischen Herkunft, der Klasse, der Identität, des Alters oder der Lebensumstände, alle Wesen ein Recht auf ihre **individuelle Sexualität** und deren sichtbare Auslebung haben, solange kein anderes Wesen unter deren Sexualität leiden muss.

1 Begriffsannäherung an den Altersbegriff

Liebe im Alter ist ein relativer Begriff, wie das Alter selbst.
Götz George

Alter ist relativ, wie Götz George feststellt. Was aber genau ist „das Alter"? Ist ein Mensch mit 30 Jahren alt oder erst mit 60? Verschiebt sich die gesellschaftliche Vorstellung von Alter mit dem Umstand einer älter werdenden Gesellschaft?

Mit dieser Fragestellung befasst sich im weitesten Sinne die **Gerontologie**.

1.1 Gerontologie – die Wissenschaft vom Alter(n)

Gerontologie ist als Wissenschaft oder Lehre vom Altern zu verstehen. Sie „beschäftigt sich mit der Beschreibung, Erklärung und Modifikation[1] von körperlichen, psychischen, sozialen, historischen und kulturellen Aspekten des Alterns und des Alters, einschließlich der Analyse von altersrelevanten und alternskonstituierenden Umwelten und sozialen Institutionen" (Baltes/Baltes 1992: 8).

Die von Baltes/Baltes gelieferte Umschreibung des Arbeitsfelds der Gerontologie macht deutlich, dass Gerontologie als **interdisziplinäres Arbeitsfeld** angelegt ist. Das heißt, dass sich verschiedene Wissenschaften mit dem Phänomen „Alter" befassen.

[1] Modifikation = Veränderung

Definition[2]

Grundsätzlich lässt sich festhalten, dass die **Gerontologie** als interdisziplinäre Wissenschaft verstanden werden kann, die sich mit den Lebensweisen und Veränderungen älterer Menschen in Bezug auf körperliche, psychische oder soziale Prozesse/Vorgänge befasst (vgl. von Scheidt/Eikelbeck 1995).

Soziologie
Lehre und Forschung des sozialen Verhaltens- und Zusammenlebens des Menschen
Psychologie
Lehre vom Erleben und Verhalten des Menschen
Geriatrie
Medizinische Betrachtung
Geschichtswissenschaft
Forschung und Lehre von vergangenen menschlichen Handlungs- und Lebensweisen
Gerontologie
Kulturwissenschaften
Lehre und Forschung von materiellen und symbolischen Dimensionen von Kultur

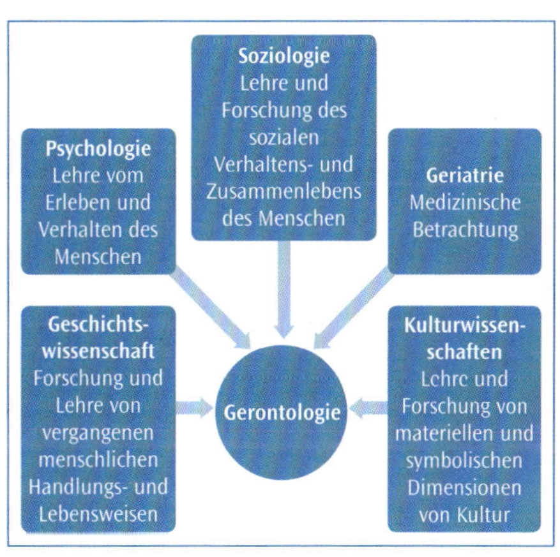

Abb. 1.1: *Gerontologiebezugswissenschaften*

[2] In den Sozialwissenschaften wird der Begriff „Definition" kritisch betrachtet, da dieser Begriff den Eindruck der letztendlichen Wahrheit impliziert. Der Autor verweist darauf, dass mit Definitionen hier vorrangige Begriffsannäherungen gemeint sind, die gesellschaftlichen, historischen, politischen und religiösen/weltanschaulichen Veränderungen unterworfen sind.

Mögliche Perspektiven auf den Altersbegriff				
	Chronologisch-kalendarisches Alter	**Biologisches Alter**	**Psychologisches Alter**	**Soziales Alter**
Gegenstand	Alter wird nach Kalenderjahren bestimmt	Alter wird nach biologischen Alterungsprozessen und Organ- bzw. Körperfitness beurteilt	Alter wird nach dem Erleben und Verhalten der Menschen betrachtet	
Problem dieser Betrachtungsweise	– Lebenserwartungen verändern sich. Innerhalb der letzten 80 Jahre ist die Lebenserwartung der Deutschen um rund 30 Jahre von durchschnittlich 45 Jahren auf über 70 Jahre gestiegen. – Geografische und geschlechtliche Bedingungen haben Einfluss auf die Lebenserwartung. – Gesellschaftliche Bedingungen beeinflussen das Alter weit mehr als kalendarische Daten. So können Stress, Dauerarbeitslosigkeit oder chronische Erkrankungen auf der physiologischen Ebene dazu führen, dass der körperliche Alterungsprozess weiter vorangeschritten ist als es das kalendarische Alter beschreiben würde.	– Biologisch-Medizinische Querschnittsstudien sind problematisch, insofern die Lebensbindungen älterer und jüngerer Probanden unterschiedlich sind, aber kaum berücksichtig werden. – „Altern ist ein sozio-kulturell überformter biologischer Prozess“ (Rückert 1992:104). Dies bedeutet, dass durch die Lebensweise Krankheiten und letztlich der Tod beeinflussbar sind. – Die Fokussierung auf biophysiologische Veränderungen ist trügerisch, da diese bereits ab dem dritten Lebensjahrzehnt beginnen und in Teilen durch Hilfsmittel, z. B. Brillen, positiv beeinflusst werden können. – Nicht die biologischen Erscheinungen sind entscheidend, sondern deren gesellschaftliche Bewertung.	– Alter ist immer kontext- und erlebnisbezogen. Ein Kind wird einen 30-Jährigen als alt erleben. Einen 80-Jährigen dafür sogar als steinalt. – Altersprozesse werden individuell sehr unterschiedlich erlebt (vgl. Kruse 1992). „[Altern ist] geprägt von […] je individuellen seelischen Entwicklungen, von sozialen und familiären Beziehungen, biologischen Veränderungen und den Aufgaben […] [die sie] Gesellschaft erfüllen“ (Kolland 1993:11)	– Ruhestand als mögliche Altersgrenze zu benennen, ist schwierig, da diese in den vergangenen Jahren durch verschiedene Rentenreformen verschoben und auch stark diskutiert wurde, z. B. Rente mit 67. Daraus folgt, dass diese Form der Altersdefinition stark je nach ökonomisch-politischen Gesichtspunkten schwankt. – Implizite Unterstellungen werden bei dieser Betrachtungsweise selten berücksichtigt. Die Aussage „Wer in Ruhestand geht, ist alt“ kann auch so gewertet werden, wer nicht mehr gesellschaftlich produktiv ist, im Sinne von Arbeitsproduktivität, ist alt und damit sozial weniger wert.

Tab. 1.1: *Mögliche Altersbegriffe (vgl. von Scheidt/Eikelbeck 1995)*

Innerhalb der Literatur lassen sich verschiedene Ansätze finden, wie Alter beschrieben werden kann. Dabei sollten diese Ansätze folgende Kriterien erfüllen:
- ... sie sollten für möglichst alle Menschen gelten.
- ... sie sollten gegenüber anderen Phänomenen möglichst klar abgrenzbar sein.

Da diese Kriterien nicht erfüllbar sind, wird spätestens an dieser Stelle deutlich, dass eine Altersdefinition nicht möglich ist, sondern bestenfalls eine **Begriffsannäherung**, die sich aus verschiedenen Perspektiven speisen lässt.

Mögliche Perspektiven auf den Altersbegriff sind:
- chronologisch-kalendarisches Alter
- biologisches Alter
- psychologisches Alter
- soziales Alter

Aus den ausgeführten multiperspektivischen Erkenntnissen (Tab. 1.1) lässt sich ableiten, dass es eine Begrifflichkeit für Alter nicht geben kann, da die Einflussfaktoren für das zu beschreibende Phänomen zu überkomplex sind. Daher spricht die moderne Gerontologie nicht von „Alter", sondern von „**Altern**". Dabei ist der Begriff „Altern" bewusst **prozesshaft** zu verstehen. Altern beginnt somit ab dem Zeitpunkt der Zeugung (vgl. von Scheidt/Eikelbeck 1992; Steckeler 2004). Diese „**Life-Span**[3]"**-Perspektive** ist notwendig, wenn Alter nicht als verkürzte letzte Lebensspanne begriffen werden will, in der es lediglich auf die Vorbereitung zum Sterben zugeht. Schon zu Beginn der 1960er-Jahre verwies Bloch darauf: „Insgesamt zeigt das Alter, wie jede frühere Lebensstufe, durchaus möglichen spezifischen Gewinn, einen, der den Abschied von der vorhergehenden Lebensstufe gleichfalls kompensiert. Im Allgemeinen werden derartige Spätjahre eines Menschen desto mehr Jugend enthalten, dem unkopierten Sinne nach, je mehr Sammlung bereits in der Jugend war, die Lebensabschnitte, also auch das Alter, verlieren dann ihre isolierende Schärfe" (Bloch 1959: 41).

[3] Zu Deutsch Lebensspannenansatz: Dieser Ansatz geht davon aus, dass Entwicklung von der Zeugung bis zum Tode geht.

Merke

Die Gerontologie ist eine interdisziplinäre Wissenschaft, die sich mit dem Phänomen des Alters auseinandersetzt und ihr Wissen aus verschiedenen Forschungstraditionen (Psychologie, Philosophie, Pädagogik, Geschichtswissenschaft, Geriatrie und Kulturwissenschaft) herleitet.

1.2 Gerontologie – Altersmodelle

Die Gerontologie hat in den vergangenen Jahrzehnten verschiedene **Altersmodelle** vorgestellt, die im Folgenden dargestellt und vorweg kritisch betrachtet werden.

Trotz der zuvor ausgeführten Bemühungen fällt bei der Sichtung der gerontowissenschaftlichen Literatur auf, dass:
- dem „Life-Span"-Ansatz zum Trotz immer wieder Versuche unternommen werden, kalendarische Altersangaben zu machen.
- Leistungsmessungen bzw. Leistungsvergleiche zwischen jüngeren und älteren Menschen gemacht werden, mit dem Ziel, herauszufinden, was ältere Menschen bis zu welchem Lebensalter noch können bzw. wie sie mit der Einbuße von Leistungen zurechtkommen.
- zwar per Begriffsannäherung interdisziplinär die Entwicklung des Menschen von der Zeugung bis zum Tod im Gesamten betrachtet werden soll, andererseits in den gerontowissenschaftlichen Untersuchungskontexten meist nur Themen

untersucht werden, die nur eine bestimmte Bevölkerungsgruppe betreffen (Altersspannenparadox).

Im Grundsatz haben die verschiedenen **Altersmodelle,** z. B. Disengagementmodell oder Aktivitätsmodell, implizit verschiedene Grundannahmen von Alter und damit verbundenen Lebensphänomenen. Als divergentestes Gegensatzpaar lassen sich das **Defizit- und das Kompetenzmodell** gegeneinanderstellen. Geht Ersteres vom Verlust von Fähigkeiten mit zunehmendem Alter aus, sind Vertreter des Kompetenzmodells davon überzeugt, dass im Alter erweiterte Kompetenzen hinzukommen, z. B. Altersmilde oder Altersweisheit (vgl. Hummel-Liljegren 2011).

Merke

Innerhalb der gerontologischen Publikationen lassen sich zwei gegensätzliche Hauptströmungen (Defizit- und Kompetenzmodell) ausmachen, die beide versuchen, das Phänomen Alter zu erklären. Neuere Forschungsergebnisse zeigen, dass das Kompetenzmodell Erfolg versprechende Forschungsergebnisse liefert.

1.2.1 Das Defizitmodell

Die Grundannahme des **Defizitmodells** basiert darauf, dass Alterungsprozesse rein biologisch determiniert[4] sind. Vorrangig wird der Mensch hier ausschließlich nach seinen Fähigkeiten beurteilt. Im Fokus stehen vor allem Intelligenz, Motorik und Reaktionsfähigkeit.

Dieses Modell wurde in den vergangenen Jahrzehnten vielfach kritisiert und in Teilen auch widerlegt:

- Gerade in Bezug auf die Intelligenzforschung wurden in den vergangenen Jahren beachtliche Erfolge erzielt. Heute weiß man, dass Intelligenz ein Bündel von verschiedenen Fähigkeiten und Fertigkeiten ist, die sich auch im Alter unterschiedlich entwickeln können.
- Unter der Bedingung, dass ältere Menschen mehr Zeit für Aufgabenstellungen bekommen, sind diese ebenfalls in der Lage, weitestgehend gleiche Ergebnisse wie jüngere Menschen zu erbringen.
- Problematisch bei defizitorientierten Untersuchungen war häufig, dass junge gesunde Menschen mit alten kranken Menschen verglichen wurden, d. h., ungleiche Bedingungen wurden durch gleiche Anforderungen verzerrt. Hierbei wurde der Bezug zum Alter vernachlässigt und vielmehr implizit getestet, wie sich Krankheit auf Leistungsfähigkeit auswirkt.
- In Bezug auf die Intelligenztestung wurde in den vergangenen Jahren die Frage diskutiert, ob abstrakte Labortests überhaupt sinnvoll sind hinsichtlich der Lebensrealität der Menschen.
- Trotz aller Kritik am Defizitmodell gehört dieser Erklärungsansatz in der Bevölkerung immer noch zu den gängigsten, da die Vorstellung des langsamen Abbaus geistig-emotionaler Fähigkeiten leicht zu erklären bzw. zu verstehen ist (vgl. von Scheidt/Eikelbeck 1995).

1.2.2 Das Kompetenzmodell

Das **Kompetenzmodell** setzt seinen Erklärungsschwerpunkt auf die Veränderung und Entwicklung im Lebenslauf. Allerdings gibt es nicht nur das eine Kompetenzmodell, sondern verschiedene Forscher haben in den vergangenen Jahren ihre Erkenntnisse gebündelt.

[4] Determiniert = durch Vorbedingungen klar festgelegt

Dabei wird Kompetenz immer als „Beziehung zwischen den Umweltanforderungen [...] und den persönlichen und sozialen Ressourcen der betreffenden Person verstanden“ (von Scheidt/Eikelbeck 1995: 32). Nimmt man das Beispiel Autofahren als Ausgangspunkt, so ist nicht nur die Fähigkeit, ein Auto zu führen, entscheidend, sondern auch, wie die Verkehrsbedingungen geregelt sind.

„Ausgangspunkt der Kompetenzmodelle ist nun die Erkenntnis, dass unterschiedliche Sozialisations-, Lebens- oder Arbeitsbedingungen einen Einfluss auf das Altern haben können, unterschiedliche Entwicklungen somit auch noch im Alter stattfinden können“ (von Scheidt/Eikelbeck 1995: 32).

Baltes/Baltes (1992) unterstellen dem Kompetenzmodell folgende Grundannahmen:

- Entwicklung ist kein Phänomen der Kindheit bzw. Jugend, sondern ein lebenslanger Prozess.
- Jeder Entwicklungsprozess ist immer zugleich Gewinn und Verlust. Sobald in einem gewissen Bereich Fortschritte erzielt werden, sind andere Bereiche vernachlässigt, was auf Dauer zu Verlusten führt.

Im Folgenden werden verschiedene Erkenntnisse dargelegt, die das **Kompetenzmodell** theoretisch stützen:

Neuronale Erkenntnisse

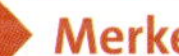

Merke

Die **neuronale Forschung** hat das Ziel, Prozesse im Gehirn zu verstehen und ggf. positiv zu verändern.

Bereits 1956 fand der amerikanische Neuroanatom **Joseph Altman** Hinweise heraus, dass das Gehirn auch noch im hohen Alter neue Gehirnzellen produziert (vgl. Altman/Das 1956). Die These Altmans konnte in den 1990er-Jahren bestätigt werden und wird in der Literatur unter dem Begriff **„adulte Neurogenese“** geführt (vgl. Cameron et al. 1993; Kuhn et al. 1996). Das Wachstum dieser Gehirnzellen darf allerdings nicht überbewertet werden, da es keine Wunder vollbringen kann, wie man bis Mitte der 1990er-Jahre noch dachte (vgl. Kempermann et al. 2004). Fakt bleibt: Das Gehirn regeneriert kaum (vgl. Kempermann 2008). Gegenwärtig geht die neurologische Forschung davon aus, dass die adulten Neuronen dafür Sorge tragen, dass sich das Gehirn an die veränderten Anforderungen des Alterns anpassen kann. Anders ausgedrückt, adulte Neurogenese führt zur **Plastizität**[5] innerhalb des alternden Gehirns (vgl. Palmer et al. 1997; Reynolds/Weiss 1992). Diese Plastizitätsthese zeigt, dass Alter nicht reiner Abbau ist, sondern vorrangig Wandlung und Anpassung an veränderte Rahmenbedingungen.

Kognitive Erkenntnisse

Die **kognitive Verhaltensforschung** hat vorrangig das Ziel, „Invarianz[6] und Variabilität[7], Stabilität und Veränderung von Verhaltensrepertoires im Lebenslauf zu erklären“ (Lindenberger 2008: 71).

Um die kognitiven Veränderungen besser beschreiben zu können, unterscheiden Kognitionswissenschaftler drei Klassen von Veränderungen im Lebenslauf:

1. Reifung
2. Lernen
3. Seneszenz[8]

---

5 Plastizität = Veränderbarkeit der neuronalen Vernetzung innerhalb des Gehirns

6 Invarianz = Unveränderlichkeit von etwas

7 Variabilität = Veränderbarkeit

8 Seneszenz = Altern

Reifung & Seneszenz sind dabei Entwicklungen, die sich über ein ganzes Leben erstrecken, allerdings sind sie in der frühen und späten Ontogenese[9] besonders wirksam.

Lernen hingegen bezieht sich auf Veränderungen, die infolge von Interaktionsprozessen herausgebildet werden. Hieraus ergibt sich, dass Reifung ohne Lernen funktioniert und Lernen immer mit Reifung einhergeht. Daraus folgt, dass es unsinnig ist, Reifung mit Kindheit gleichzusetzen und Seneszenz mit Alter. Lernen, Reifung und Seneszenz sind eher als Wechselspiel zu verstehen. Die neuere Kognitionsforschung konnte zeigen, dass kognitive Potenziale von Menschen nicht festgelegt, sondern immer im Kontext des Individuums zu sehen sind. Wächst ein Mensch in einer anregenden Umgebung auf, so steigt die Wahrscheinlichkeit rapide an, dass er kognitiv gefordert ist, sein Gehirn angeregt wird. Je stärker der Mensch angeregt ist, Ideen, Träume, Wünsche und Hoffnungen zu entwickeln, desto eher wird er sich auch dafür einsetzen, seine Umwelt so zu gestalten, dass sie für ihn anregend bleibt. Daraus folgt, dass der Mensch und auch seine Kognition in Wechselwirkung zu seiner Umwelt stehen. Baltes nennt diesen Umstand „**bio-kulturellen Ko-Konstruktivismus**" (vgl. Baltes/Reuter-Lorenz/Rösler 2006). Er meint damit, dass sowohl die menschliche Kognition durch die Umwelt geprägt wird, die gemachten Eindrücke aber den Mensch wiederum dazu veranlassen, auch seine Umwelt zu prägen.

Gerade der Bereich um die kognitive Prozessforschung zeigt ein zwiespältiges Bild auf. So konnte einerseits nachgewiesen werden, dass ältere gesunde Menschen durchaus in der Lage sind, ihre Leistungen in geübten Aufgaben zu steigern (vgl. Brehmer u. a. 2007). Nimmt man das Beispiel des Vokabellernens, so sind hier bei Übung positive Effekte zu erzielen. Daraus kann aber andererseits nicht abgeleitet werden, dass ältere Menschen neben dem größeren Vokabelwortschatz plötzlich auch eine höhere Gesamtgedächtnisleistung erzielen. So werden die vokabellernenden Senioren es nicht plötzlich leichter haben, neue Namen und Gesichter miteinander zu verbinden. Allerdings muss auch darauf hingewiesen werden, dass es immer fraglich ist, was unter Leistungen zu verstehen ist. Werden ältere Menschen nach für sie biografisch einschneidenden Erinnerungen befragt, so sind diese bis in die höchsten Altersklassen vorhanden. Es scheint so zu sein, dass gerade Wissensbestände, die stark emotionalisiert sind, lange im Gedächtnis haften bleiben und abrufbar sind (vgl. Staudinger/Pasupathi 2000).

Insgesamt kann für den kognitiven Forschungsbereich in Bezug auf das Alter darauf verwiesen werden, dass das bio-kulturelle ko-konstruktive-Modell gerade da greift, wo ältere Menschen in Kontakt mit anderen stehen. Lövedén und andere konnten nachweisen, dass aktive gesellschaftliche Teilhabe demenzielle Erkrankungen abschwächt (vgl. Lövedén 2005).

Entwicklungspsychologische/verhaltenswissenschaftliche Erkenntnisse

Die **Entwicklungspsychologie der Lebensspanne** (vgl. Baltes et al. 2006) versteht unter Altern: „Altern ist Entwicklung und Entwicklung ist Altern" (Staudinger 2008: 83). Zu dieser Erkenntnis kommen die Forscher aufgrund dreier Beobachtungen:

1. Entwicklung ist nicht nur Wachstum und Alter, nicht originär Abbau, wie es der defizitäre Ansatz argumentiert, viel mehr werden zu jedem Entwicklungszeitpunkt

[9] Ontogenese = psychische Entwicklung des Menschen

Gewinne und Verluste gemacht. Einziger Wermutstropfen ist, dass das Verhältnis zwischen Gewinn und Verlust sich mit höherem Alter zu Ungunsten der Gewinne verschiebt.

2. Entwicklung speist sich in einem Zusammenspiel aus biologischen, kulturellen und individuellen Ressourcen. Dabei lässt sich das menschliche Verhalten in zwei Phänomene unterteilen:
   - Lebensmechanik
   - Lebenspragmatik

Dabei ist unter **Lebensmechanik** alles zu fassen, was bio-physiologische Implikationen[10] hat, z. B. die Wahrnehmung, die Informationsverarbeitung oder das emotionale Erleben.

Die **Lebenspragmatik** hingegen umfasst dabei alle sozialen Austauschprozesse und Introspektionen[11] wie das Erfahrungswissen, berufliche Expertise oder das Selbstkonzept (vgl. Staudinger/Pasupathi 2000; Schindler/Staudinger 2005).

3. Wenn Entwicklung als kontinuierlicher Prozess verstanden wird, der durch Interaktion zwischen Anlage, Umwelt, Kultur und Person stattfindet, so muss sie von beträchtlicher Plastizität geprägt sein. Die Plastizität des Einzelnen hängt dann vorrangig von den biologischen, kulturellen und individuellen Ressourcen ab (vgl. Staudinger/Mariske/Baltes 1995).

Nun stellt sich die Frage, inwiefern sich das Verhalten bzw. die Persönlichkeitsstruktur im Laufe des Lebens und insbesondere im höheren Alter verändert.

Zur Erklärung von Persönlichkeitsmodellen nutzt die moderne Verhaltensforschung das **Modell der Big Five** (vgl. Costa/Mc Crae 1992). Diesem Modell zufolge lässt sich jede Persönlichkeit des Menschen auf den folgenden Skalen darstellen:
- Neurotizismus[12]
- Extraversion[13]
- Offenheit für Erfahrung
- Gewissenhaftigkeit
- Verträglichkeit

Große, auch kulturübergreifende Studien konnten zeigen, dass im Laufe des Lebens die Bereiche Neurotizismus und Offenheit für neue Erfahrungen zugunsten von Umgänglichkeit und Zuverlässigkeit abnehmen (vgl. Staudinger 2005).

In einer Studie, in der Menschen zwischen 14 und 83 Jahren aus Korea, Portugal, Italien, Deutschland und der Tschechischen Republik miteinander verglichen wurden, zeigten sich sehr ähnliche Altersunterschiede in den Big Five (vgl. Mc Crae et al. 2000). Die Interpretationen der Ergebnisse dieser Studie sind allerdings vielfältig. Die einen sehen in den übergreifenden Ergebnissen den Beweis für biologisch determinierte Entwicklungsunterschiede, andere Autoren betonen die Ähnlichkeit von Entwicklungsaufgaben (Havighurst) im menschlichen Lebenslauf (vgl. Helson/Kwan 2000; Srivastava/John/Gosling/Potter 2003). Diese Ähnlichkeiten ergeben sich ungeachtet der

---

10 Implikation = Einbeziehung einer Sache in eine andere

11 Introspektion = Begriff aus der Sozialpsychologie; was soviel wie Selbstbeobachtung bedeutet. Dabei nimmt sich der Mensch selbst in den Fokus seiner Betrachtungen und denkt/reflektiert über sich, seine Handlungs- und Verhaltensweisen.

12 Neurotizismus = Begriff aus der Psychologie; bezeichnet die emotionale Labilität eines Charakters. Der Begriff geht auf den deutschen Psychologen Hans Jürgen Eysenck zurück (vgl. Eysenck 1947).

13 Extraversion = Begriff aus der Psychologie; nach außen gewandte Haltung. Begriff stammt im Ursprung vom Psychoanalytiker C. G. Jung (vgl. Jung 1921).

kulturellen/historischen Umwelt, da sich der Mensch im Laufe des Lebens mit seiner Endlichkeit befassen muss.

Gerade der Punkt „Zunahme von Umgänglichkeit und Verlässlichkeit" führt dazu, dass ältere Menschen im Durchschnitt besser in der Bewältigung von Aufgaben im sozialen Kontext sind. Auch die Zunahme einer gewissen Gelassenheit gegenüber den Lebensereignissen hilft älteren Menschen, ihren Alltag zu bestehen. Ryff bestätigt diese Befunde mithilfe einer Fragebogenstudie (vgl. Ryff 1989).

Zusammenfassend kann für den Bereich der verhaltenswissenschaftlichen Erkenntnisse im Alter festgehalten werden, dass die Persönlichkeitsstruktur mit zunehmendem Alter sozial verträglicher und anpassungsfähiger wird. Allerdings muss einschränkend betont werden, dass die Weisheitsentwicklung im Alter nachlässt.

Politikwissenschaftliche Erkenntnisse

Während die neuronale und verhaltenswissenschaftliche Forschung sich vorrangig auf biologische Erscheinungsformen beziehen, befasst sich die **politikwissenschaftliche Betrachtungsweise** mit dem politischen Umgang und der Bewertung von Alter innerhalb von Staaten.

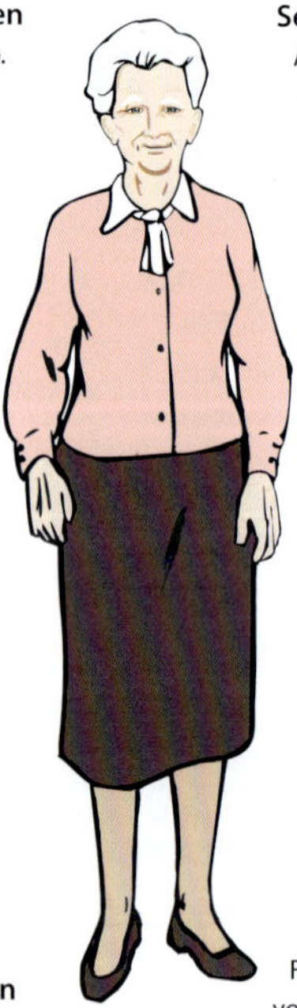

Abb. 1.2: *Grundsätzlich lässt sich eine Vielzahl von Veränderungsprozessen im Alter feststellen*

Letztlich, so Gunter Schmidt, bestimmen Staaten über Altersgrenzen und grenzen damit innerhalb ihrer Staatsgrenzen ab, wer in welchem Alter etwas darf, z. B. Wahlrecht, und wer welche Privilegien genießt bzw. Ausschlüsse erlebt, z. B. Verrentung. Mit diesen gesellschaftspolitischen Entscheidungen trägt Politik maßgeblich zum Labeling[14] von Alter bei. Bei der gegenwärtig immer größer werdenden Anzahl älterer Menschen in Deutschland verändern sich damit auch Machtverhältnisse. Je mehr alte Menschen von ihrem Wahlrecht Gebrauch machen, desto eher wird sich auch Politik dieser zahlenmäßig großen Gruppe zuwenden. Max Weber wies bereits recht früh darauf hin, dass Politik im weitesten Sinn „Streben nach Machtanteil oder nach Beeinflussung der Machtverteilung" ist (Weber 1988: 505). Bedenkt man, dass Alter als politische Legitimationsgrundlage in vielerlei Belangen genutzt wird, z. B. Führerschein, Geschäftsfähigkeit, Heiratsfähigkeit, so wird deutlich, dass die Dimension „Alter" im Leben der Menschen eine relevante Größe ist. So sind das Wahlalter (18. Lebensjahr) und das Renteneintrittsalter (65.–67. Lebensjahr) zwei entscheidende Meilensteine im Lebenslauf eines politischen Menschen. Mit dem Ersteren wird attestiert, dass man nun vollwertig im Sinne von politisch-partizipativen Prozessen innerhalb der Gesellschaft mitbestimmen kann. Mit dem Renteneintrittsalter sind, zumindest gegenwärtig noch, Privilegien verbunden wie eine – wenn auch ggf. minimale[15] – finanzielle Grundsicherung.

Die wachsende Anzahl berenteter Menschen in Deutschland hat Folgen. Innerhalb der Politikwissenschaft wird dieses Phänomen unter dem Begriff „wahlberechtigte Senioren" untersucht (vgl. Anderson/Schulze 2006). Diese zahlenmäßig immer mächtiger werdende Gruppe hat auch gegenwärtig großen politischen Einfluss, wie sich dies bereits zur Bundestagswahl am 18. September 2005 zeigte. Zu jenem Zeitpunkt betrug die Anzahl dieser Personengruppe (mindestens 60 Jahre) in Deutschland bereits 24,9 % (Statistisches Bundesamt 2006: 31). Hypothetisch gesehen, hätte diese Gruppe zu jener Bundestagswahl, sofern alle von ihrem Wahlrecht Gebrauch gemacht hätten, einer „Altenpartei" ihre Stimme gegeben, so wäre diese auf rund 32 % der Stimmen gekommen. Unter dem Erfahrungsrückgriff, dass die Wahlbeteiligung alter Menschen höher als im Durschnitt der Bevölkerung ist, haben „die Alten", unter demokratischen Gesichtspunkten betrachtet, eine enorme Macht innerhalb politischer Partizipationsprozesse (vgl. Schmidt 2008).

Dass „die Alten" nicht eine „Altenpartei" wählen, liegt mitunter daran, dass wie in allen Alterskohorten unterschiedliche Bedürfnisse, politische Ansichten und politische Sozialisationen vorliegen. Darüber hinaus ist Alter auch nur ein Merkmal von vielen, die eine Person ausmachen. Neben Alter spielen immer auch Geschlecht, sexuelle Identität, Schichtzugehörigkeit, historische Erfahrungen und Bildung eine entscheidende Rolle für die jeweilige politische Zugehörigkeit. Insgesamt kann gesagt werden, dass „die Alten" keine homogene Wählergruppe darstellen.

[14] Labeling = soziologische Begrifflichkeit. Mit dem Ansatz wird abweichendes Verhalten erklärt. Der sogenannte Labeling Approach (Ettiketierungsansatz) geht davon aus, dass Ausschluss und Zuschreibungen gesellschaftlich konstruiert sind und nicht „natürlich" entstehen.

[15] Gerade für Frauen ist die Rentensituation mitunter prekär, da diese, sofern sie sich dem „klassischen" Familienbild unterworfen haben und sich dann scheiden ließen, in der gegenwärtigen Rentenpolitik stark benachteiligt werden.

Des Weiteren gleichen sich die Lebensformen und Lebensstile von älteren und jüngeren Menschen mehr und mehr an, was dazu führt, dass innergesellschaftliche Aushandlungsprozesse leichter werden, da „die gleiche Sprache" gesprochen wird. Auch die Leistungskraft älterer Menschen ist für das gesellschaftliche Zusammenleben unverzichtbar. So leisten Senioren zwar keine Erwerbsarbeit, jedoch überproportional häufig Sozialarbeit. Sei dies im Sinne von Familienarbeit, z. B. Betreuung und Erziehung von Enkelkindern, oder aber durch ihr ehrenamtliches Engagement innerhalb von Vereinen und Organisationen. Dieser Wert wird gegenwärtig auf rund ein Viertel des wirtschaftlichen Werts Deutschlands geschätzt (vgl. Kohli 2001).

Aus diesen Ausführungen folgt aus politikwissenschaftlicher Perspektive, dass Alter kein Zeitabschnitt des Ausscheidens aus gesellschaftlichen Prozessen darstellen muss, sondern vielmehr eine Möglichkeit zur sozialen Teilhabe auf einem anderen Gebiet bietet. Vorrangig im sozialen und familiären Kontext, den es zukünftig auch politisch zu forcieren gilt, damit eine Generationengerechtigkeit weiterhin Bestand hat.

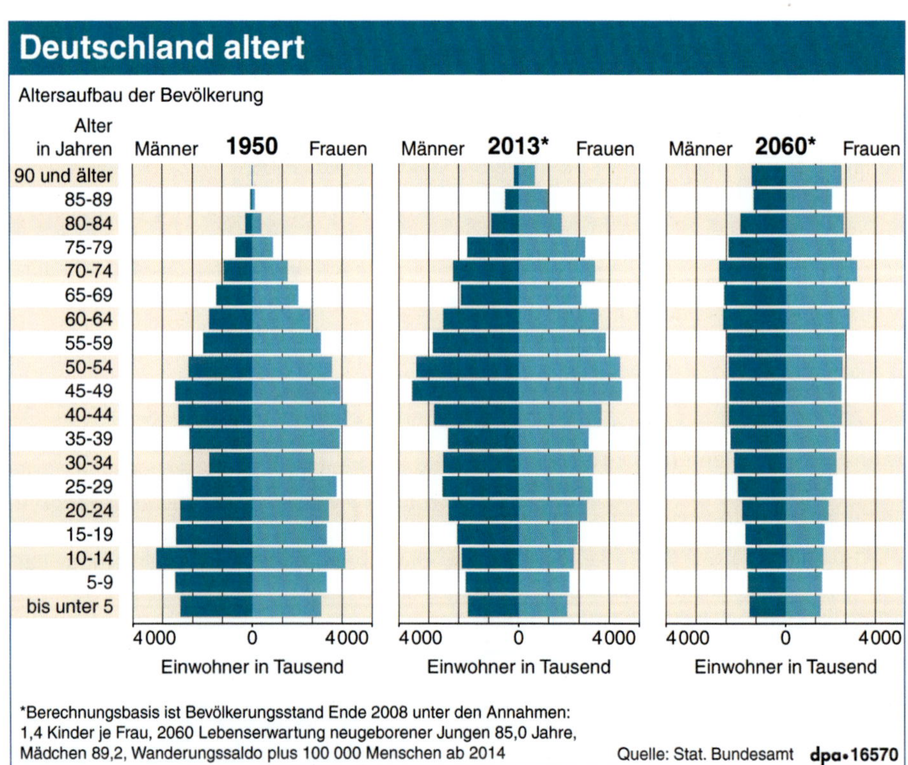

Abb. 1.3: *Die Alterspyramide verschiebt sich mit den Jahren mehr und mehr zugunsten der Älteren*

Geschichtswissenschaftliche Erkenntnisse

Die **historische Forschung** nähert sich dem Alter aus zwei Perspektiven an:

1. **Kulturgeschichtlich:** Hier werden die Wahrnehmung und Bewertung des Alters, Altersrollen, Bilder und Stereotype, sowie individuelle Biografien erforscht.
2. **Sozialgeschichtlich:** Hier werden Lebensformen und Lebenslagen sowie Praktiken alter Menschen in Familie, Gesellschaft und Institutionen untersucht (vgl. Mitterauer 1982).

Bei der Erforschung von Alter im historischen Kontext darf nicht vergessen werden, dass kultur- und sozialgeschichtliche Aspekte Hand in Hand miteinander gehen und sich gegenseitig spannungsgeladen beeinflussen (vgl. Conrad/Kondratowitz 1993).

Zwei prominente Studien müssen an dieser Stelle erwähnt werden. **Georg Minois** (1987) untersuchte mithilfe von Literaturstudien das Alter in seinem Buch „Histoire de la vieillesse“ und beschränkte sich dabei auf die Epoche der Renaissance (15. und 16. Jahrhundert). Diese zeitliche Beschränkung machte insoweit Sinn, als ab dem 17. Jahrhundert zunehmend mehr Quellen vorhanden sind, die sich mit den tatsächlichen Lebensverhältnissen älterer Menschen beschäftigten, z. B. Gerichts- und Krankenakten, Steuerakten. **Peter Laslett**, „Historische Soziologie des Alterns“ (1989), untersuchte das Leben der Alten innerhalb familiärer Kontexte vom 17. bis zum Ende des 20. Jahrhunderts.

Beide Studien führten in ihrem Ergebnis zur Erkenntnis, dass Alter ein historisch nicht zeitstabiles Phänomen darstellt, welches immer im Kontext von Kultur, Sitte und Epoche konstruiert wird (vgl. Schmitz 2003). Auch konnten die beiden Forschungen und auch neuere Forschungen, die durch den Soziologen Ernest W. Burgess weitverbreitete Fehlannahme widerlegen, dass es vor dem Beginn der Industrialisierung ein „Goldenes Zeitalter der Alten“ gegeben haben soll. Begründet durch die Annahme, dass diese mit Ausscheiden aus dem Erwerbsleben das absolute Patriarchat über die Familie hatten, da sie über die geldlichen Geschicke der jeweiligen Familien herrschten (vgl. Burgess 1962). Vielmehr zeigt sich, dass Alter von je her immer ambivalent war (vgl. Cohen 1994). Diese Ambivalenz[16] zeigte sich sowohl in der Bewertung des Altersbegriffs als auch in der Selbstwahrnehmung der Alten (vgl. Lüscher 2004; Ehmer 2000; Hermann-Otto 2004). Gerade die sozialgeschichtliche Forschung hat in den vergangenen zehn Jahren deutlich gemacht, dass die idealisierte Vorstellung der Großfamilien mit der umsorgenden Grundhaltung gegenüber den Großeltern bei Weitem nicht so weit verbreitet war, wie gerne glauben gemacht wird (vgl. Laslett 1989; Wagner-Hasel 2012). Auch wenn in vielen historischen Quellen gerne Älteren Macht zugesprochen wird, so zeigt sich bei genauerer Betrachtung, dass die Macht tendenziell eher beim mittleren Alter lag (vgl. Thomas 1976).

Allgemein ist auffällig, dass der Diskurs[17] über Alter schon Ägypter im Altertum nachhaltig beschäftigte. So ist die Überlieferung von Ptahhotep, einem ägyptischen Dichter

---

[16] Ambivalenz = mehrdeutig, vielfältig

[17] Als Diskurse werden Regeln verstanden, nach denen über ein bestimmtes Thema gedacht und gesprochen wird. Dabei stecken Diskurse die Rahmen des Denk- und Sagbaren ab (vgl. Eder 2006).

und Philosophen um 2388 v. u. Z.[18], gut erhalten, in der er jungen Männern, die vor einer Karriere als Beamter standen, das Leid des Alters klagt: „Was das Alter dem Menschen antut: Schlecht geht es in jeder Hinsicht" (Hornung 1996). Bei den Assyrern[19] hingegen wurde vorrangig das Thema der Langlebigkeit erörtert (vgl. Minois 1987). Die jüdisch-christliche Tradition diskutierte Alter hingegen unter dem Aspekt der Altenverehrung: „Mein Sohn, wenn dein Vater alt ist, nimm dich seiner an und betrübe ihn nicht, solange er lebt" (Sirach 3,12 Bibel Einheitsübersetzung 1980:755). Der komplette Diskurs um das Thema Alter der Antike lässt sich wie folgt zusammenfassen: „Die Ideen und Vorstellungen, die damals [Antike] entstanden sind, haben die westliche Welt in den folgenden Jahrtausenden positiv wie negativ erheblich beeinflusst" (Parkin 2006: 21). Die Quintessenz der verschiedenen Diskurse über eine so weite Strecke wie das Altertum hinweg, ist die Ambivalenz der Darstellung und Bewertung des Alters. Die Widersprüchlichkeit des Alters findet sich im 7. Jahrhundert v. u. Z., in der das Alter einerseits mit Begriffen wie „Hinfälligkeit", „schlimmes Alter" beschrieben und andererseits die Weisheit und Erfahrung der Alten hervorgehoben wird. Diese Traditionen scheinen bis in die Gegenwart unauflöslich zu sein, betrachtet man die gegenwärtig diskutierten Defizit- bzw. Kompetenzmodelle. Hieraus leitet sich ab, dass selbst heute die Beschreibung des Alters auch in den wissenschaftlichen Modellen zwiespältig bleibt. Einerseits ist die Altenpflege bemüht, immer die Kompetenzen der älteren Menschen in den Blickpunkt zu nehmen und diese so lange wie möglich zu erhalten. Andererseits werden dennoch auch immer die Defizite des einzelnen alten Menschen, dessen Gebrechlichkeit und Verluste, z. B. Bewegungseinschränkungen, gesehen und beschrieben. Es scheint also ein unauflöslicher Gegensatz auch bis in die heutige Zeit hinein zu bleiben. Interessant ist aber, dass schon bei Homer[20] die Klage der Alten zu vernehmen ist, dass Sexualität und sexuelle Interessen ihnen nicht mehr zugestanden bzw. zugeschrieben werden. Ein Zustand, der auch gegenwärtig wieder diskutiert wird (vgl. Ehmer 2008).

Zusammenfassend kann für die historische Betrachtungsweise festgehalten werden, dass Beschäftigung mit dem Phänomen Alter eine lange Tradition vorausgeht und dass der Diskurs über dieses Phänomen ambivalent, aber dennoch zeitstabil ist. Wer sich auch historisch auf den Altersbegriff einlassen will, muss aushalten, dass dieser nicht eindeutig ist, auch nicht in der Vergangenheit.

Literaturwissenschaftliche Erkenntnisse

Im Gegensatz zu den vorangegangenen Erkenntnissen der gerontologischen Bezugswissenschaften ist die **Literaturwissenschaft** in Bezug auf die Frage des Alters (in den vergangenen Jahrhunderten) umsichtig erforscht und reflektiert (vgl. Kiesel 2008). Dies ist vorrangig zwei Werken zu verdanken: „Das Alter" (1977), welches von der Feministin und Philosophin **Simone de Beauvoir** stammt. Das andere ist von **Pat Thane** „Das Alter. Eine Kulturgeschichte".

Für den Bereich der Gegenwart bzw. der letzten Jahrzehnte trifft die vorherige Aussage nur noch begrenzt zu, da sich in den

[18] v.u.Z. = vor unserer Zeitrechnung. Wird anstelle von „vor Christus" verwandt, da die christliche Zeitrechnung auch innerhalb der Geschichtswissenschaften umstritten ist.

[19] Assyrer = waren ein Volk, das im Altertum im mittleren und Nord-Mesopotamien (dem heutigen Irak) lebte.

[20] Homer = griechischer Dichter, über dessen wahre Existenz bis in die Gegenwart hinein diskutiert wird.

vergangenen Jahren in der Literaturwissenschaft nur selten mit der Thematik befasst wurde. Grundsätzlich kann konstatiert werden „Von der Antike bis zum 18. Jahrhundert ist die literarische Reflexion des Alters durch eine starke Kontinuität oder Traditionalität bestimmt und oszilliert[21] zwischen der Verwerfung des Alters bei Aristoteles und seiner Wertschätzung bei Cicero" (Kiesel 2008: 173).

Aristoteles hebt in seiner Rhetorik besonders die Vergänglichkeit im Alter hervor und preist das mittlere Alter. Auffallend bei Vergleichen mit weiteren gattungsähnlichen Texten ist, dass diese ebenfalls das Älterwerden bejammern, allerdings nicht aus nachvollziehbaren Gründen, sondern eher aus einer Schreibtradition heraus. Die Darstellung des alten Mannes unterscheidet sich wenn, dann in der hohen Schreibkunst der Tragödie, in der der alte Mann häufig als Weiser dargestellt wird und sich um Rat gefragt sieht. Interessant an dieser Stelle ist, dass dies für die alte Frau weit weniger gilt. Ungeachtet der literarischen Gattung, Frauen kommen in der Zuschreibung eher als missgünstig, übellaunig und geizig weg.

Wie in der Geschichtswissenschaft bereits beschrieben, findet sich auch in der Literaturwissenschaft eine gewisse Ambivalenz wider.

In **Ciceros** Traktaten „Cato der Ältere über das Alter" führt er vier Mängel des Alters auf:

- Hindert daran, etwas Großes zu leisten
- Körperkräfte schwinden
- Verlust fast aller Sinnesfreuden, vor allem die sexuellen
- Der Mensch kommt dem Tod nahe

[21] oszilliert = schwingt

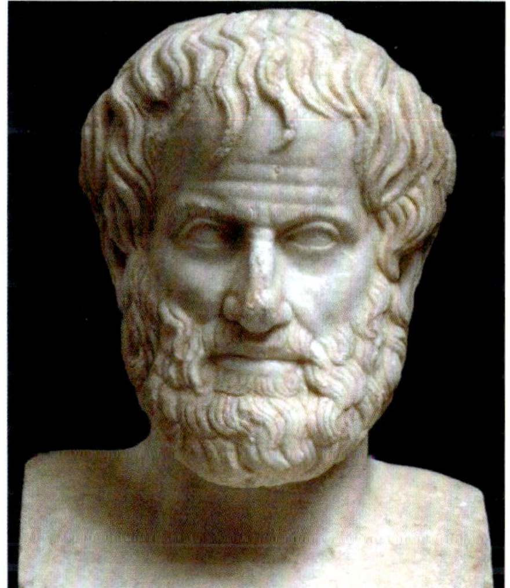

Abb. 1.4: *Aristoteles (384 v. u. Z. – 322 v. u. Z.) war einer der bekanntesten und einflussreichsten Philosophen der Geschichte.*

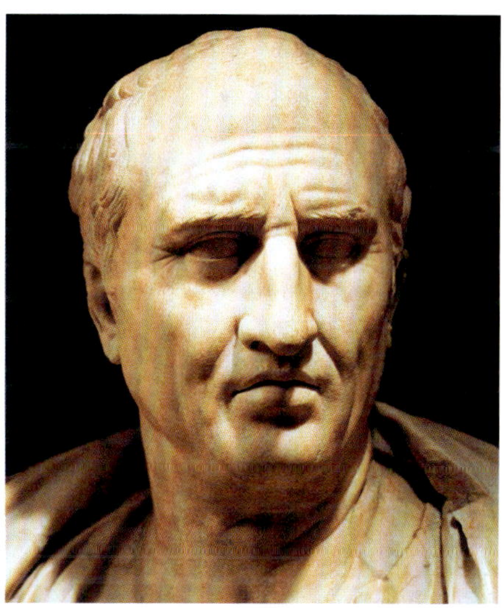

Abb. 1.5: *Cicero (106 v. u. Z. – 43 v. u. Z.) war römischer Politiker, Anwalt, Schriftsteller und Philosoph.*

Diesen vier Mängeln setzt Cicero im Gegensatz zu Aristoteles aber auch einiges entgegen:

- Beispiele für große Leistungen im Alter
- Erfahrungen kompensieren schwindende Lebenskraft
- Befreiung von sinnlich-sexuellen Genüssen wertet er als Vorzug zur Selbsterkenntnis und Reflexion
- Tod ist eine Erlösung von Qualen

Ungeachtet des Versuchs Ciceros, dem Alter auch positive Facetten abzugewinnen, blieb es bis zum Ende des 18. Jahrhunderts „guter Ton", das Alter als schlechte Lebenszeit zu beschreiben. Dann allerdings wandelte sich innerhalb der Literatur das Bild vom alten Menschen. Es wird ihm vor allem Kreativität und Erfahrung zugesprochen. Besonders in der bildlichen Darstellung des Alters werden jetzt Muße, Geduld, Weisheit und wohlwollende alte Menschen gezeigt. **Jacob Grimm** verwies bei einer Rede vor der Akademie der Wissenschaften in Berlin 1860 im Alter von 75 Jahren darauf, dass Ciceros Beschreibung des Alters zutreffend sei. Vor allem würden das Alter und der nahende Tod den Menschen freier machen in seiner Aussprache von für das gesellschaftliche Leben wichtigen Erkenntnissen. Das Alter schützt in diesem Zusammenhang, da der Mensch nun nicht mehr gesellschaftlich-arbeitstechnischen Repressionen ausgesetzt sei und ihm damit die Rolle des Mahners und Reflektierers gesellschaftlicher Prozesse anheim getragen werde (vgl. Kiesel 2008).

Für die Literatur der Gegenwart muss ein anderes Bild gezeichnet werden. Gegenwärtig befindet sich die Literatur in der erneuten Spaltung des Altersbegriffs. Einerseits zwischen der Emanzipation des Alten, z. B. in **Martin Walsers** Roman „Angstblüte", in dem ein 70-Jähriger sich in einer bis dato glücklichen Ehe befindet und auch beruflich noch erfolgreich ist, sich dann aber in eine weit jüngere, gutaussehende Frau verliebt und Ehebruch begeht (vgl. Walser 2006). So lässt sich hier zwar zeigen, dass der ältere Mann sich aus gesellschaftlichen Normen zu lösen bereit ist (Ehebruch), aber gleichzeitig einen hohen Preis dafür zahlen muss. „Es ist inzwischen deutlich, dass jeder Jüngere ihn für sehr alt hält. Er spürt direkt, wie der Jüngere in jedem Satz an seine Abgeklärtheit und Sterbebereitschaft appelliert, die er nicht hat. Er ist alt, das stimmt. Aber er hat keine anderen Wünsche und Absichten als jemand, der zwanzig Jahre jünger ist. Der einzige Unterschied ist: Er muss so tun, als habe er diese Wünsche und Absichten nicht. Als sei er darüber hinaus. Deshalb ist Altern eine Heuchelei vor Jüngeren" (Walser 2006: 457 f.).

Gleichzeitig stehen wieder mehr und mehr Krankheit und Verlust des gesellschaftlichen Ansehens im Zentrum von literarischen Werken.

Merke

Alter ist kein fester Begriff, sondern ein dynamisches Konstrukt, das durch gesellschaftliche, kulturelle und historische Bedingungen hergestellt wird. Dabei befindet sich die Betrachtung auf Alter im Spannungsfeld von Defizit und Kompetenz. Die Betrachtungsweise auf das Alter ist dabei aus vielen unterschiedlichen Blickwinkeln möglich.

Literaturverzeichnis

ALTMAN, J., DAS, G. D.: Autoradiographic and histological evidence of postnatal neurogenesis in rats. J Comp Neurol 124, S. 319–335, 1956

ANDERSON, K. M., SCHULZE, I. et al. (Hrsg.): The Handbook of West European Pension Politics. Oxford University Press, 2006

BALTES, P. B; BALTES, M. M.: Gerontologie: Begriffe, Herausforderungen und Brennpunkte. In Baltes, P. B., Mittelstraß, J. (Hrsg.): Zukunft des Alterns und gesellschaftliche Entwicklungen, Berlin: Walter de Gruyter GmbH, S. 1–24, 1992

BALTES, P. B.; et al.: Lifespan development and the brain: The perspective of biocultural co-constructivism. Cambridge University Press, 2006

BLOCH, E.: Das Prinzip Hoffnung, Berlin: Suhrkamp Verlag, 1959

BREHMER, Y., LI, S.-C., MÜLLER, V., OERTZEN, T. von, LINDENBERGER, U.: Memory plasticity across the life span: Uncovering children's latent potential. Development Psychology, 43, S. 465–478, 2007

BURGESS, E. W.: Western European Experiences in Aging as Viewed by an American. In: Proceedings of the Fifth Congress of the International Association of Gerontology: Aging around the World, 1962

CAMERON, H. A. et al.: Differentiation of newly born neurons and glia in the dentate gyrus of the adult rat. Neuroscience, 56, S. 337–344, 1993

COHEN, L.: Old Age: Cultural and Critical Perspectives. In Anual Review of Anthropology, 23, S. 137–158, 1994

CONRAD, C.; KONDRATOWITZ, H. J. von: Einleitung: Repräsentationen des Alters vor und nach der Moderne. In: Conrad, C.; Kondrarowitz, H. J. von (Hrsg.): Zur Kulturgeschichte des Alterns/Toward a Cultural History of Aging. S. 1–16. Deutsches Zentrum für Altersfragen, 1993

COSTA, P. T., MC CRAE R. R.: Set like plaster? Evidance fort he stability of adult personality. In: Hearthon T.F. et al.: Can personality chancee? S. 21–40. American Psychological Association, 1992

Eder, F. X. (Hrsg.): Historische Diskursanalyse. Genealogie, Theorie, Anwendungen. Verlag für Sozialwissenschaften, 2006

EHMER, J.: Alter und Generationsbeziehungen im Spannungsfeld von öffentlichem und privatem Leben. In: Ehmer, J., Gutscher, P.: Das Alter im Spiegel der Generationen. Historische und sozialwissenschaftliche Beiträge. S. 15–50. Böhlau, 2000

EHMER, J.: Das Alter in Geschichte und Geschichtswissenschaft. In: Staudinger U. M. et al.: Was ist Alter(n)? Neue Antworten auf eine scheinbar einfache Frage. Springer. S. 149–172, 2008

EYSENCK, H. J.: Dimensions of personality. Transaction Publisher.

HARDY, S. A.; RAM, N. (2007): Idiographic filters for psychological constructs. Measurement: Interdisciplinary Research and Perspectives, 5, S. 217–235, 1947

HELSON, R.; KWAN, V.S.Y.: Personality development in adulthood: The broad picture and processes in one longitudinal sample. In: Hampson, S. (Hrsg.): Advances in personality psychology, Vol. 1. S. 77–106, Routledge, 2000

HERMANN-OTTO, E.: Die Ambivalenz des Alters. Gesellschaftliche Stellung und politischer Einfluss der Alten in der Antike. In: Hermann-Otto, E. (Hrsg.): Die Kultur des Alterns von der Antike bis zur Gegenwart, S. 3–19. Röhrig Universitätsverlag, 2004

HORNUNG, E.: Altägyptische Dichtung, Ditzingen: Reclam, 1996

HUMMEL-LILJEGREN, H.: Weisheit – eine Geisteshaltung: Guter Wille – Intuitive Einsicht Praktische Vernunft. Rosengarten: Steinmann, 2011

JUNG, C. G.: Psychologische Typen, Rascher, 1921

KEMPERMANN, G. et al.: Functional significance of adult neurogenesis. Psychiatry Clin Neurosci, 257, S. 271–280, 2004

KEMPERMANN, G.: Altern ist auch adulte Neurogenese Neue Nervenzellen für alternde Gehirne. In: Staudinger, U. M. (Hrsg.): Was ist Altern(n)? Neue Antworten auf eine scheinbar einfache Frage. Heidelberg: Springer-Verlag GmbH, 2008

KIESEL, H.: Das Alter in der Literatur. In: Staudinger, U. M. et al.: Was ist Alter(n)? Neue Antworten auf eine scheinbar einfache Frage. S. 173–188. Heidelberg: Springer-Verlag GmbH, 2008

KOHLI, M.: Alter und Altern in der Gesellschaft. In: Schäfers, B/Zapf, W. (Hrsg.): Handwörterbuch zur Gesellschaft Deutschlands, S. 1–11, Leske + Bundrich, 2001

KOLLAND, F.: Lebensziele und Lebenspläne für das Alter. In: Erwachsenenbildung 1/93. S. 11. Katholische Erwachsenenbildung Deutschland – Bundesarbeitsgemeinschaft e.V. (KEB Deutschland e.V), 1993

KRUSE, A.: Formen des Alterns. Theoretische Überlegungen und empirische Befunde. In Niederfranke, A. u. a. (Hrsg.): Altern in unserer Zeit. Beiträge der IV. und V. Gerontologischen Woche am Institut für Gerontologie, Heidelberg (S. 39–30). Quelle & Meyer, 1992

KUHN, H. G. et al.: Neurogenesis in the dentate gyrus of the adult rat: age-related decrease of neuronal progenitor proliferation. J Neurosci 16, S. 2027–2033, 1996

LASLETT, P.: A Fresh Map of Life. The emergence of the Third age. Winfeld & Nicolson, 1989

LINDENBERGER, U.: Was ist kognitives Altern? Begriffsbestimmung und Forschungstrends. In: Staudinger, U. M. (Hrsg.): Was ist Alter(n)? Neue Antworten auf eine scheinbar einfache Frage, S. 69–82, Heidelberg: Springer-Verlag GmbH, 2008

Lövedén, M., Ghisletta, P., Lindberger, U.: Social participation attenuates decline in perceptual speed in old and very old age. Psychology and Agin. 20. S. 423–434, 2005

LÜSCHER, K.: Conceptualizing and uncovering intergenerational ambivalence. In: Pilemer, Karl, Lüscher, Kurt (Hrsg.): Intergenerational ambivalences: Perspectives on parent-child relations in later life, München: Elsevier, 2004

MC CRAE, R. R. et al: Nature over Nurture. Temperament, Personality and Life Span Development. In: Journal of Personality and Social Psychology, 7 8(1), 173–186, 2000

MINOIS, G.: Histoire de la vieillesse de l´Antiquité á la Renaissance. Fayard, 1987

MITTERAUER, M.: Problemfelder einer Sozialgeschichte des Alters. In: KONRAD, H (Hrsg.): Der alte Mensch in der Geschichte. S. 9–61. Verlag für Gesellschaftskritik, 1982

PALMER, T.D. et al.: The adult rat hippocampus contains primordial neural stem cells. Mol Cell Neurosci. 8. S. 389–404, 1997

PARKIN, T.G.: Das antike Griechenland und die römische Welt. Das Alter – Segen oder Fluch? In: Thane, P. (Hrsg.): Das Alter. Eine Kulturgeschichte. S. 31–69. Primus, 2006

REYNOLDS, B.A.; Weiss, S.: Generation of neurons and astrocytes from isolated cells of the adult mammalian central nervous system, Science. 301, S. 805–809, 1992

RÜCKERT, W. (1992): Bevölkerungsentwicklung und Altenhilfe. Kuratorium Deutsche Altenhilfe

RYFF, C. D.: Happiness is everything, or is it? Explorations on the meaning of psychological well-being. Journal of Personality and Social Psychology. 57, S. 1069–1081, 1989

Sirach 3, 12 Bibel Einheitsübersetzung 1980

SCHEIDT, J. von, EIKELBECK, M-L.: Gerontopsychologie Eine Einführung für die Pflege alter Menschen, Weinheim: Beltz, 1995

SCHINDLER, I., STAUDINGER U. M.: Lifespan perspectives on self and personality: The dynamics between the mechanics and gramatics of life. In Greve, W et al: The Adaptive Self: Personal Continuity and International Self-Development. S. 3–31. Hogrefe & Huber Publishers, 2005

SCHMIDT, M. G.: Was ist Alter? In: Staudinger, U. M. et al. (2008): Was ist Alter(n)? Neue Antworten auf eine scheinbar einfache Frage. S. 139–145. Heidelberg: Springer-Verlag GmbH, 2008

SCHMITZ, W.: Einleitung. In: Gutsfeld, A.; Schmitz. W. (Hrsg.): Am schlimmen Rand des Lebens. Altersbilder in der Antike. S. 9–30. Böhlau, 2003

STATISTISCHES BUNDESAMT in Kooperation mit WZB und ZUMA (Hrsg.): Datenreport 2006: Zahlen und Fakten über die Bundesrepublik Deutschland. Bundeszentrale für politische Bildung, 2006

STAUDINGER, U. M., MARISKE, M., BALTES, P. B.: Resilience and reserve capacity in later adulthood: Potentials and limits of development across the life span. In: Cicchetti, D et al.: Developemental psychopathology, Vol.2: Risk, disorder, and adaption, S. 801–847, Weinheim: Wiley, 1995

STAUDINGER, U. M.; PASUPATHI, M.: Life-Span perspectives on self, personality and social cognition. In: F.I.M Craik; T.A. Salthouse (Hrsg.): The handbook of aging and cognition. S. 633–688. Erlbaum, 2000

STAUDINGER, U. M.: Personality and aging. In: Johnson, M. et al. (Hrsg.): Cambridge handbook of age and ageing. S. 237–244. Cambridge University Press, 2005

STAUDINGER, U. M. et al.: Was ist Alter(n)? Neue Antworten auf eine scheinbar einfache Frage. Heidelberg: Springer-Verlag GmbH, 2008

STECKELER, H.: Altern – eine philosophische Besinnung auf naturwissenschaftlichem Hintergrund mit einem theologischen Ausblick, in: Brandenburg, H. (Hrsg.), Altern in der modernen Gesellschaft. Interdisziplinäre Perspektiven für Pflege- und Sozialberufe. Hannover: Schlütersche Verlagsgesellschaft mbH & Co. KG, 11–48, 2004

SRIVASTAVA, S., JOHN, O. P., GOSLING, S. D., POTTER, J.: Development of personality in early and middle adulthood: Set like plaster or persistent change? Journal of Personality and Social Psychology. 84, S. 1041–1053, 2003

THOMAS, K.: Age and Authority in Early Modern England. In Proceedings of the British Academy, LXIII, S. 205–248, 1976

WAGNER-HASEL, B.: Kulturgeschichte des Alters. Teil 1: Antike. In Ehmer, J. et al.: Kulturgeschichte des Alters. Körner, 2012

WALSER, M.: Angstblüte. Reinbek: Rowohlt Verlage, 2006

WEBER, M.: Politik als Beruf. In: Weber, M.: Gesammelte Politische Schriften, Tübingen: Mohr Siebeck GmbH & Co. KG, 1988

2 Sexualbegriff – Begriffsbestimmungen aus pädagogischer, soziologischer und gerontopsychologischer Sichtweise

Der Begriff „**Sexualität**“ ist wie der Begriff „Alter“ ein durchaus schwieriger Terminus. Kaum eine andere Frage bringt die jeweiligen Bezugswissenschaften (Psychologie, Pädagogik, Soziologie, Philosophie) so sehr in Verlegenheit, wie die Frage danach, was Sexualität eigentlich ist (vgl. Schmidt 1975).

Dies liegt zum einen daran, dass in Bezug auf das menschliche Sexualverhalten immer gesellschaftliche Wertvorstellungen betroffen sind und zum anderen, dass der Begriff kaum fassbar ist, eben aufgrund seiner mannigfaltigen Erscheinungsform. Um gerade dem letzteren Aspekt Rechnung zu tragen, wird im Folgenden der Begriff multiperspektivisch betrachtet und reflektiert.

2.1 Begriffsannäherung aus pädagogischer Perspektive

Der Begriff „**Sexualität**“ taucht erstmalig 1820 bei dem Botaniker **August Henschel** in seinem Buch „Von der Sexualität der Pflanzen“ auf. Henschel unterscheidet darin männliche und weibliche Pflanzen und beschreibt, wie diese beiden gegensätzlichen Geschlechter dafür Sorge tragen, sich fortzupflanzen. Die Betonung des biologisch-medizinischen in Bezug auf Sexualität ist immer noch in vielen Fachartikeln, gerade im Kontext von Alterssexualität, zu merken. Bei der Pflege älterer Menschen muss Sexualität jedoch mehr sein als eine Verengung des Begriffs auf Fortpflanzung. Die Eingrenzung des Sexuellen, wie es vor allem Vertreter der katholischen Kirche propagieren, wird der Vielschichtigkeit des Phänomens Sexualität nicht gerecht. Damit würde all jenen Menschen Sexualität abgesprochen, die sich nicht fortpflanzen können oder wollen.

Mit einem weiten Sexualbegriff entsteht jedoch das Problem der Eingrenzbarkeit des Phänomens. Oder anders ausgedrückt: Was ist eigentlich Sexualität? An dieser Frage haben sich verschiedene Autoren/Autorinnen versucht und sind gescheitert. Daraus folgt, dass Sexualität sich nicht definieren lässt (vgl. Lautmann 2002). In diesem Buch wird daher keine abschließende Definition vorgenommen, sondern eine Begriffsannäherung angeboten, die verschiedene Aspekte des Sexuellen berücksichtigt.

Die amerikanische Sexualtherapeutin **Avodah Offit** bietet in diesem Zusammenhang eine Beschreibung des Sexuellen an, indem sie sagt: „Sexualität ist, was wir daraus machen. Eine teure oder eine billige Ware, Mittel zur Fortpflanzung, Abwehr gegen Einsamkeit, eine Form der Kommunikation, ein Werkzeug der Aggression (der Herrschaft, der Macht, der Strafe und der Unterdrückung), ein kurzweiliger Zeitvertreib, Liebe, Luxus, Kunst, Schönheit, ein idealer Zustand, das Böse oder das Gute, Luxus oder Entspannung, Belohnung, Flucht, ein Grund der Selbstachtung, eine Form von Zärtlichkeit, eine Art der Regression[22], eine

[22] Regression = lat. regredi; psychologischer Fachbegriff für umkehren oder zurückfallen auf eine vorhergehende Entwicklungsstufe

Quelle der Freiheit, Pflicht, Vergnügen, Vereinigung mit dem Universum, mystische Ekstase, Todeswunsch oder Todeserleben, ein Weg zum Frieden, eine juristische Streitsache, eine Form, Neugier und Forschungsdrang zu befriedigen, eine Technik, eine biologische Funktion, Ausdruck psychischer Gesundheit oder Krankheit oder einfach eine sinnliche Erfahrung“ (Offit 1979: 16).

Aus Offits Beschreibung geht hervor, dass Sexualität eine Vielzahl menschlicher Bedürfnisse betrifft. Dabei ist Sexualität immer an geltende gesellschaftliche Normen und Werte, an individuelle Bedürfnisse nach Anerkennung und an menschlichen Drang nach Interaktion geknüpft. **Uwe Sielert** bietet eine weitere Annäherung an: „Sexualität kann begriffen werden als allgemeine Lebensenergie, die sich des Körpers bedient, aus vielfältigen Quellen gespeist wird, ganz unterschiedliche Ausdrucksformen kennt und in verschiedener Hinsicht sinnvoll ist“ (Sielert 1993: 43).

So kann Sexualität als allgemeine Lebensenergie, die aus vielfältigen Quellen gespeist wird, verstanden werden. Jeder Mensch trägt nach **Sigmund Freuds** Auffassung sexuelle Triebe in sich, denen er unbedingt nachkommen will. Dabei ist Fortpflanzung ein Aspekt von Sexualität. Aber auch das Bedürfnis nach Nähe, Partnerschaftlichkeit, Geselligkeit und Interaktion, welche gleichwertige Bedürfnisse sind, die nach Befriedigung verlangen.

Der humanistisch orientierte Sozialpsychologe **Abraham Maslow** formulierte bereits in den 1940er-Jahren seine Theorie der Bedürfnisse, die er in Form einer Pyramide ordnete. Maslow, der als humanistischer Vertreter seines Fachs davon ausging, dass der Mensch in seinem Wesenszug gut ist, formulierte Bedingungen, die alle Menschen gleichermaßen betreffen. Er ging davon aus, dass der Mensch Grundbedürfnisse hat, die es zu stillen gilt, bevor er sich optimal entwickeln kann. Voran stehen Aspekte wie Schutz und Sicherheit. Die Versorgung von Nahrung und Trinkwasser (Elementarbedürfnisse) müssen erfüllt sein, bevor sich der Mensch seiner eigenen Entwicklung hingeben kann. Auch der Bereich der Sexualität war für Maslow in

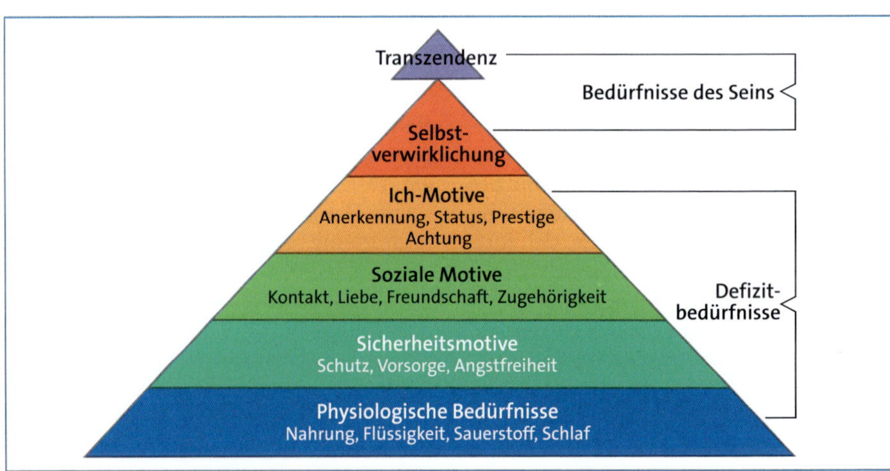

Abb. 2.1: *Bedürfnispyramide in Anlehnung an Maslow*

Bezug auf physiologische Bedürfnisse ein Grundbedürfnis, das alle Menschen miteinander verbindet.

> **Merke**
>
> Sexualität speist sich aus verschiedenen Quellen der menschlichen Existenz.

Sexualität bedient sich des Körpers: Ein weiterer Sexualitätsbegriff sieht Sexualität als Ausdruck eines **Leib-Seele-Prozesses**, d. h., Sexualität umfasst sowohl körperliche Betätigung (zärtliche Berührungen, Küssen, intime Blicke, Onanieren), ggf. auch Vereinigung (Geschlechtsverkehr), als auch affektive Komponenten (Gefühle, Erleben) (vgl. Kluge 1998). Gerade für Pflegefachkräfte ist ein weites Verständnis für Sexualität notwendig, da eventuell eine sexuelle Vereinigung der Klienten/Klientinnen nicht mehr immer möglich ist, aber durchaus sexuelle Betätigungen wie Streicheln gewünscht wird.

2.1.1 Sinnkomponenten und Ausdrucksformen von Sexualität

Bedürfnisse nach Sexualität verändern sich im Laufe des Lebens und werden immer auch individuell gewichtet. So verweist **Sielert** (1993) darauf, dass **Sexualität** durch **vier Aspekte** gekennzeichnet ist:

- **Identitätsaspekt**: das eigene Erleben als sexuelles Wesen, als Mann oder Frau oder etwas dazwischen
- **Beziehungsaspekt**: intime Begegnung mit einem/mehreren anderen, das durch den Umstand von Wärme, Sicherheit und Geborgenheit gekennzeichnet ist
- **Lustaspekt**: beschreibt den Umstand der kraftspendenden Erfahrung sexueller Begegnungen bis hin zur Ekstase
- **Fruchtbarkeitsaspekt**: Unter diesem Aspekt ist sowohl die lebensspendende Energie von Sexualität als auch die Option zur Weitergabe von Leben (Zeugung) zu verstehen.

> **Merke**
>
> Entscheidend bei dieser Einteilung ist, dass alle Aspekte gleichwertig sind. Auch müssen nicht alle Aspekte verwirklicht sein, um eine „vollwertige" Sexualität leben zu können.

Neben den von Sielert ausgearbeiteten Aspekten sind noch weitere **Aspekte** bedeutsam:

- **Biografischer Aspekt**: Demnach ist Sexualität ein lebenslanger Prozess, der bereits vorgeburtlich stattfindet. So spielen bereits Embryos an ihren Genitalien (vgl. Borneman 1981). Nach Sigmund Freuds Auffassung haben bereits Kleinkinder eine eigene „kindliche Sexualität", die sich über das Jugendalter mit der Frage, wer möchte ich sexuell sein, bis hin ins Erwachsenenalter erstreckt und erst mit dem Tod endet (vgl. Lautmann 2002) (s. Kap. 3).
- **Genderspezifischer Aspekt**: Wie Sexualität erlebt wird, z. B. in Bezug auf das Erleben eines Orgasmus (vgl. Masters/Johnson 1967), hängt entscheidend vom Geschlecht ab. Auch welche Ge- und Verbote mit Sexualität einhergehen, hängt mit dem Geschlecht zusammen.
- **Ambivalenz der Sexualität**: Sexualität hat neben allen positiven Aspekten auch negative Aspekte wie Gewalt, Aggression und Machtausübung, die in sexuellen Zusammenkünften ausgeübt werden (vgl. Martin/Niemann 2000).
- **Formen der Sexualität**: In den westlichen Industrienationen sind durch die Einführung des Christentums mit der starken Betonung des Fortpflanzungs-

aspekts (vgl. Fiedler 2004) jene sexuellen Formen, die nicht ausschließlich auf Fortpflanzung ausgerichtet sind, teilweise bis in die Gegenwart verfolgt und bestraft worden (vgl. Hierholzer 2009). Noch in der Antike waren homosexuelle Beziehungen geachtet und teilweise aus pädagogischer Perspektive positiv hervorgehoben (Knabenliebe im antiken Athen). Erst in der Gegenwart erfahren gleichgeschlechtlich liebende Personen langsam wieder die notwendige Anerkennung ihrer Lebensform. Gerade alte Menschen erfahren eine Doppeldiskriminierung, einerseits sind sie alt und damit häufig der Implikation schwach, wenig produktiv und hilflos ausgesetzt, andererseits sind sie sexuell abweichend, zumindest gemessen an der relativen Norm.

2.2 Begriffsannäherung aus medizinischer Perspektive

Besonders im angloamerikanischen Raum war der Bereich des Sexuellen in der Vergangenheit stark durch die medizinischen Wissenschaften bestimmt (vgl. Sigusch 2008). So erschütterte der „**Kinsey-Report**“ Amerika mit der Feststellung, dass z. B. Homosexualität in der Gesamtbevölkerung stärker vertreten war, als bis dato angenommen (vgl. Kinsey 1941). **Alfred Charles Kinsey** entwickelte eine Skala, auf der er Homosexualität maß. Die Ergebnisse dieser sogenannten **Kinsey-Skala** sind allerdings umstritten, da er vor allem Gefangene zu ihrem Sexualverhalten befragte. Ungeachtet dessen, wurde mit dieser Untersuchung das erste Mal deutlich, dass Hetero- und Homosexualität keine gegensätzlichen Pole der sexuellen Identität darstellen, sondern das deren Grenzen fließend sind.

Masters und Johnson gingen in die Wissenschaftsgeschichte unter dem Stichpunkt „Vermessung der Sexualität“ ein, da sie Frauen und Männer beim Geschlechtsakt filmten und die Ergebnisse von Erregung und Orgasmus genau maßen und veröffentlichten (vgl. Masters und Johnson 1966). Die medizinische Perspektive ist gerade in Bezug auf körperliche Grundlagen von Sexualität bedeutsam. So konnte die Medizin in den vergangenen Jahrhunderten feststellen, dass Geschlechtsmerkmale nicht nur äußerlich sichtbar, sondern auch physiologisch stark verwurzelt sind. So lässt sich das Geschlecht in drei Teilbereiche unterscheiden (Tab. 2.1).

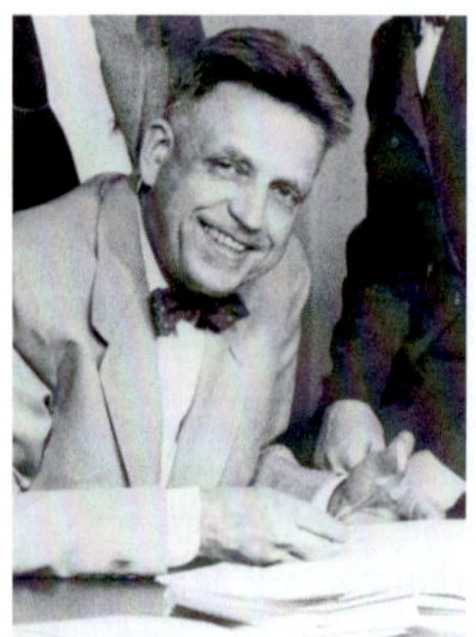

0	1	2	3	4	5	6	x
Ausschließlich heterosexuell	Überwiegend heterosexuell, nur gelegentlich homosexuell	Überwiegend heterosexuell, aber mehr als gelegentlich homosexuell	Gleichermaßen heterosexuell wie homosexuell	Überwiegend homosexuell aber mehr als gelegentlich heterosexuell	Überwiegend homosexuell nur gelegentlich heterosexuell	Ausschließlich homosexuell	Keine soziosexuellen Kontakte oder Reaktionen
	← Bisexuelle Erfahrung vorhanden →						

Abb. 2.2: *Alfred Charles Kinsey (1894–1956) war Sexualforscher und entwickelte die sogenannte Kinsey Skala.*

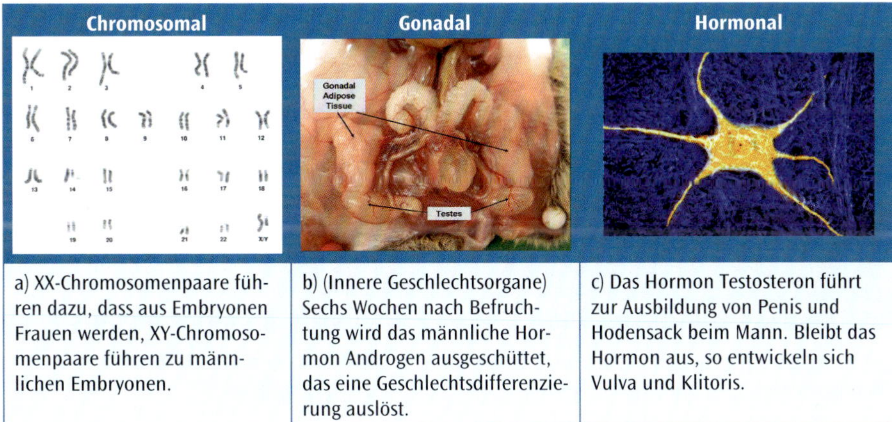

Chromosomal	Gonadal	Hormonal
a) XX-Chromosomenpaare führen dazu, dass aus Embryonen Frauen werden, XY-Chromosomenpaare führen zu männlichen Embryonen.	b) (Innere Geschlechtsorgane) Sechs Wochen nach Befruchtung wird das männliche Hormon Androgen ausgeschüttet, das eine Geschlechtsdifferenzierung auslöst.	c) Das Hormon Testosteron führt zur Ausbildung von Penis und Hodensack beim Mann. Bleibt das Hormon aus, so entwickeln sich Vulva und Klitoris.

Tab. 2.1: *Insbesondere* **Hormone** *sind im Lebensverlauf nachhaltig für* **sexuelle Lust** *und* **sexuelle Erregung** *mit verantwortlich.*

2.3 Begriffsannäherung aus psychoanalytischer Perspektive

Sigmund Freud befasste sich Anfang des 20. Jahrhunderts intensiv mit dem Seelenleben der Menschen. Bei seinen Untersuchungen stellte er fest, dass die Menschen der damaligen Zeit wenig positiven Zugang zu ihrer eigenen Sexualität besaßen und daher häufig krank wurden. Er war einer der ersten Wissenschaftler, der behauptete, dass alle Menschen Sexualität besitzen, sogar Kinder. Freuds Theorien sind heute stark umstritten, dennoch konnten Wissenschaftler viel von ihm lernen. Die psychoanalytische Forschung hat sich in der Vergangenheit viel damit befasst, wie der Mensch zu seinem Geschlechtsbewusstsein kommt. Wie kommt es, dass sich der Mensch als Junge/Mann bzw. Mädchen/Frau wahrnimmt oder aber auch als keines von beidem?

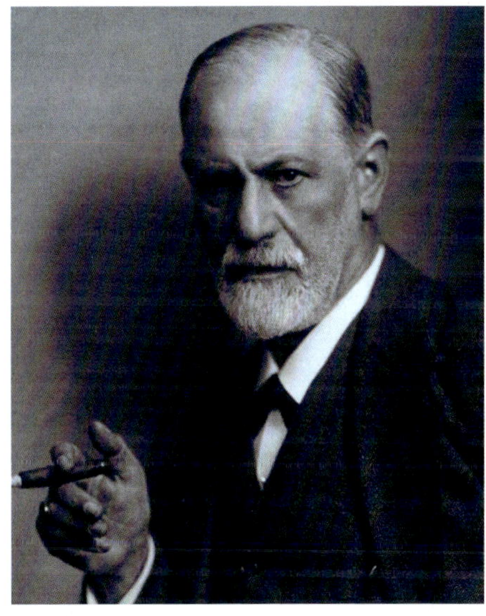

Abb. 2.3: *Sigmund Freud (1856–1939) ist der Begründer der Psychoanalyse.*

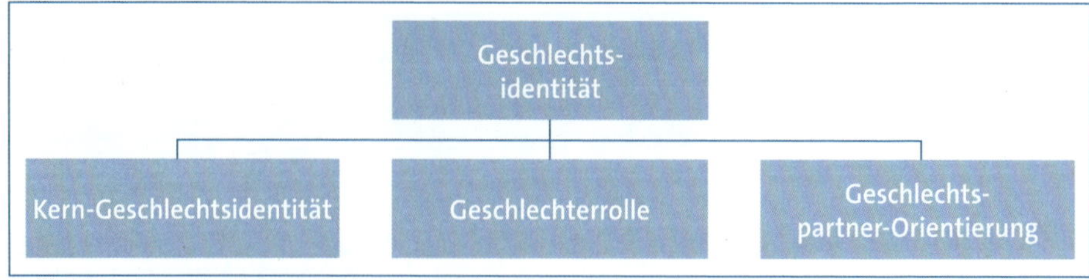

Abb. 2.4: *Geschlechtsidentitäten (vgl. Mertens 1997)*

2.3.1 Kern-Geschlechtsidentität

Die **Kern-Geschlechtsidentität** bezeichnet den Umstand, dass ein Mensch in der Lage ist, sich einem Geschlecht zuzuordnen und sich als männlich bzw. weiblich zu verstehen. Dieses Empfinden ist sozial konstruiert, da Kinder zum einen ihr sekundäres Geschlechtsmerkmal (Penis bzw. Scheide) wahrnehmen können. Zum anderen werden sie in ihrem Geschlecht durch ihr soziales Umfeld (Eltern, Großeltern, Onkel, Tanten, Lehrende u.v.a.m.) bestärkt. Dies erfolgt in den ersten Lebensjahren indirekt, z.B. werden gewisse Spielzeuge geschenkt (Autos für Jungen, Puppen für Mädchen) oder das Zimmer und die Kleidung geschlechtsspezifisch ausgewählt. Wenn die Kinder älter sind und ihre Geschlechtsrolle bereits in Teilen erkannt haben, wird durch die Peergroup geschlechtsspezifisches Verhalten bestärkt (vgl. Schmidt/Sielert 2012).

2.3.2 Geschlechtspartner-Orientierung

Geschlechtspartner-Orientierung meint den Umstand, welches Geschlecht durch einen Menschen bevorzugt wird. Nach Freuds Auffassung sind alle Menschen grundsätzlich zur Bisexualität fähig. Eine klare Vorstellung, welches Geschlecht bevorzugt wird, erfolgt erst in der Pubertät. Dennoch bleibt der Mensch sein Leben lang in der Lage, sich bisexuell zu verhalten.

2.4 Begriffsannäherung aus soziologisch-historischer Perspektive

Die **Soziologie** als Wissenschaft befasst sich mit gesellschaftlichen Verhältnissen. Die **Historiker** befassen sich mit gesellschaftlichen Verhältnissen im Verlaufe von Zeitabfolgen, daher sind Verknüpfungen und Überlappungen der beiden Wissenschaftsdisziplinen unvermeidbar.

An dieser Stelle wird sich allgemein mit der Thematik des Sexuellen befasst. Eine explizite historisch-soziologische Aufarbeitung der Homosexualität findet sich in Kapitel 5.

Die differenzierte Auseinandersetzung mit historisch-soziologischen Betrachtungsweisen ist gerade in Bezug auf die Altenarbeit essenziell notwendig, da die Klienten/Klientinnen selbst eine je nach Alter lange (sexuelle) Traditionsgeschichte in sich tragen, die es zu verstehen gilt.

In Bezug auf Sexualität haben sich Soziologen und Historiker in der Vergangenheit vor allem mit veränderten Norm- und Moralvorstellungen befasst. Insgesamt kann gesagt werden, dass die Geschichte der Sexualwissenschaft eine recht junge Erscheinung darstellt, die um 1850 ihre Anfänge mit **Karl Heinrich Ulrichs** findet (vgl. Sigusch 2008). Auffallend ist, dass die Sättigung des Wissens über die Sexualmoralvorstellungen je nach Schichtzugehörigkeit unterschiedlich stark ist. So ist das Wissen um das Sexualleben der Bauern- und Arbeiterschichten besser erforscht als das der bürgerlichen Schichten (vgl. Eder 2002).

2.4.1 Sexualität innerhalb der bäuerlichen Kultur

Das **bäuerliche Leben** bis in die Moderne ist durch lange, körperlich anstrengende und zeitlich stark gebundene Tätigkeiten gekennzeichnet. Auch wenn in der modernen Landwirtschaft der Gegenwart immer mehr Maschinen zum Einsatz kommen, ist dieser Beruf sehr anspruchsvoll.

Für die **mittelalterliche Bauernzunft** war die Arbeitskraft aller Familienmitglieder unerlässlich, um überleben zu können. „Die Notwendigkeit, große, starke Frauen zu heiraten, die ihren vollen Anteil an der Arbeit auf die Schultern nehmen konnten, hat die Bauern ‚blind gemacht' gegenüber einer schönen Figur und feinen Gesichtszügen, die unserem modernen Ideal weiblicher Schönheit zugrunde liegen" (Eder 2002: 30). Auch der sexuelle Akt, Länge, Intensität, Orgasmusfähigkeit spielten eine untergeordnete Rolle (vgl. Shorter 1978). Die Verengung auf den Akt an sich und die Zeugung von vorrangig männlichen Nachkommen lässt den Schluss zu, dass es nicht um eine erfüllte beidseitige sexuelle Vereinigung ging, sondern um eine männliche Triebabfuhr. „Diese Art sexueller Beziehungen war unmittelbar auf die Befriedung der Bedürfnisse des Mannes ausgerichtet. Die Sexualität der Frau braucht zu ihrer vollen Entfaltung im Allgemeinen eine andere, zusätzliche Stimulierung erogener Zonen" (Rosenbaum 1982: 87).

Rosenbaum verschweigt an dieser Stelle aber, dass der Weg hin zum sexuellen Akt gesellschaftlich gesehen gar nicht so einfach war. Sexuelle Beziehungen, die auf dem Land gelebt werden durften, waren streng reglementiert. So waren ganze Menschengruppen wie Tagelöhner aufgrund ihrer finanziellen Lage gar nicht imstande, in den Bund der Ehe einzutreten. Sexuelle Verbindungen außerhalb des durch die Kirche geheiligten Bunds der Ehe waren aber gesellschaftspolitisch geächtet und konnten gar zum Ausschluss aus den Sozialstrukturen führen. „Die Heirats- und Sexualchancen waren von vielen Faktoren abhängig, insbesondere aber von der Schichtzugehörigkeit und dem Besitz, der Stellung innerhalb des dörflichen Sozial- und Machtgefüges und dem damit verbundenen Ansehen" (Eder 2002: 34). Allerdings muss einschränkend angemerkt werden, dass trotz aller Repressionen sexuelle Verbindungen auch unverheirateter Menschen stattfinden konnten, da diesen keine sexuelle Funktion zugeschrieben wurde. Das bedeutet, dass Sex erst im ehelichen Kontext als „richtiger" Sex verstanden wurde.

Das Zustandekommen ehelicher Verbindungen allerdings war komplex. Zum einen war im bäuerlichen Kontext entscheidend, dass das Werben um eine Frau vom Mann ausgehen musste und dass das junge Paar in der Lage war, auch wirtschaftlich potent zu sein (vgl. Becker 1990). Auch wenn diese Zusammenführung aus gegenwärtiger Perspektive kühl und unromantisch klingen mag, so muss betont werden, dass zum Überleben der bäuerlichen Gesellschaftsschicht es unumgänglich war, dass sowohl körperliche Attribution wie Kraft und Stärke, Ausdauer und Fitness unerlässlich waren, um der schweren Arbeit gewachsen zu sein. Aus diesen Attributionen lässt sich schließen, dass trotz finanzieller Interessen auch das Aussehen eine Rolle spielte, wenn auch nicht so dominant wie in der Gegenwart (vgl. Matz 1980).

Interessant ist, dass trotz der vielen Arbeit das Anbahnen von ehelichen Verbindungen stark zelebriert wurde. So war den Geschlechtern klar zugeschrieben, welche Rolle sie im Spiel um die Ehe zu spielen hatten. Die jungen Männer warben um die Frauen u. a., indem sie in Gruppen umherzogen und der Angebeteten unter dem Fenster ihre Liebe gestanden (in Österreich und Süddeutschland ist der Brauch des Gasslgehens bzw. Fensterlns heute noch bekannt). Der Koitus war der letzte Schritt hin zur Ehe. Mancherorts galt der voreheliche Koitus als Fruchtbarkeitstest und wurde selbst von strengen Kirchenvertretern geduldet, da dieser zur Ehe führte (vgl. Lipp 1982; Schilling 1993).

Die strikte Einhaltung der Eheanbahnungsversuche wurde gesamtgesellschaftlich sehr ernst genommen. Was für den Mann das aktive Werben um die Angebetete war, war für die Frauen das Bewahren der Jungfräulichkeit. Ein Verlust der Jungfräulichkeit führte unweigerlich zur gesellschaftlichen Ächtung.

Um dies zu verhindern, gab es mehrere **Gesellschaftsinstanzen**:

Die Burschenschaft: Die Peergroup verhinderte beispielsweise, dass dorffremde Männer am Gasserlngehn teilnehmen konnten.

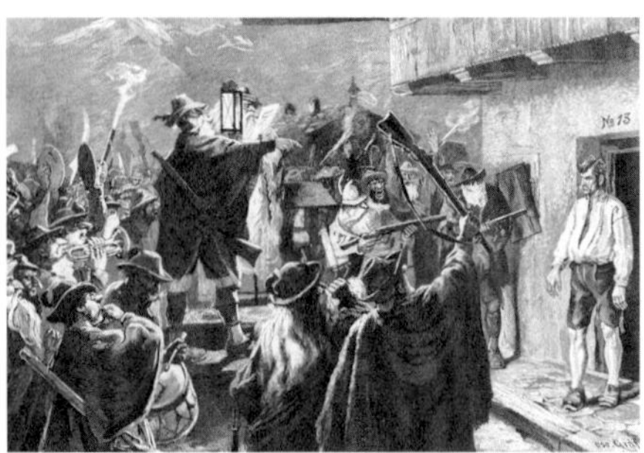

Abb. 2.5: *Haberfeldtreiben von Oskar Gräf, 1895*

Das **Haberfeldtreiben** war eine weitere Antwort auf die Verhinderung der Sittenlosigkeit. Dabei handelte es sich um ein Rügegericht, das vorrangig im bayerischen Oberland in der ehemaligen Grafschaft Hohenwaldeck stattfand. Ein nach festen Regeln ablaufendes Ritual, in dessen Verlauf den Beschuldigten in Versform ihre Verfehlungen vorgehalten und diese dadurch öffentlich gebrandmarkt wurden (vgl. Schieder 1983).

Nicht nur die Peergroup hatte ein Auge auf die Einhaltung der Sittenvorschriften, auch die **Kirchenväter** selbst zitierten unverheiratete schwangere Frauen zum Gespräch in die Beichtstühle und schlossen diese für die Gemeinde sichtlich vom Abendmahl aus (vgl. Zöttlein 1998).

Bis zu Beginn des 19. Jahrhunderts hatten die **Hausmütter und Hausväter** sowohl für die eigenen Kinder als auch für alle weiteren im Haushalt befindlichen Personen Weisungsbefugnis und nutzten dies auch in Angelegenheiten des Sexuellen. So kontrollierten sie die strikte Einhaltung der Sexualvorschriften ihrer Schützlinge sehr genau (vgl. Ehmer 1993).

Mit Beginn der **Agrarrevolution** zum Ende des 18. Jahrhunderts und zu Beginn des 19. Jahrhunderts kam es schließlich zur ersten **bäuerlich-sexuellen Revolution**.

Die **Agrarrevolution** kennzeichnet sich durch:
- Intensivierung des Ackerbaus mit verbesserter Dreifelderwirtschaft und Anbau neuer Pflanzensorten (vgl. Pfister 2008; Rolf 2006)
- Erweiterung von Anbauflächen durch Kultivierung von Brachland
- Ausdehnung des Futterbaus und ganzjährige Stallfütterung (vgl. Pfister 2008)

- Zuchtverbesserung und Ertragsmaximierung des Viehbestands (vgl. Albers/Zotmann 1982)
- Einführung der Düngerwirtschaft und technischer Hilfsmittel

Mit den veränderten gesellschaftlichen Verhältnissen veränderte sich auch das Sexualverhalten der Bauern. Durch den erhöhten Bedarf an Arbeitskräften innerhalb des Agrarsektors veränderten sich ebenfalls die Lebensstrukturen des Gesindes und der Tagelöhner. Nun wurde es auch möglich, sexuelle Kontakte außerhalb der Ehe zu haben, ohne dass diese sofort geächtet wurden (vgl. Roth 1978).

Während einerseits eine Lockerung der rigiden Moralvorstellungen auf dem Land zu beobachten war, wurde anderenorts, vorrangig in den Städten, immer stärker das Sexuelle kriminalisiert. Nicht zuletzt, weil die Kirchen ihren Machteinfluss geltend machten, auch die aufkommenden neuen Wissenschaften waren Steigbügelhalter für eine konservative Sexualdoktrin, allen voran die Medizin.

2.4.2 Die Kriminalisierung des Sexuellen zwischen dem 16. und 19. Jahrhundert

Die kirchliche Vormachtstellung bröckelte im Laufe der Jahrhunderte zusehends, nichtsdestotrotz konnten sich die **kirchlichen Sexualdogmen** in weltliches Recht transferieren lassen. Dies lag vorrangig daran, dass der allgemeine gesellschaftspolitische Tenor dieser Zeit sich auf den Ausspruch „geschlechtliche Unordnung führt zu gesellschaftlicher Unordnung" zusammenfassen lässt (vgl. Eder 2002). Zur Legitimation der staatlichen Einmischung wurde gerne auf göttliche Bestrafungen für das Kollektiv hingewiesen. Vorrangig wurde die **Keuschheit** als Indikator für die gesellschaftliche Moralität herangezogen. Gerade in Österreich des 16. und 17. Jahrhunderts verwiesen die kirchlichen Würdenträger nicht auf profane Dinge wie das Seelenheil, vielmehr verwiesen sie darauf, dass desto moralischer die Gesellschaft, desto ökonomisch erfolgreicher das Land (vgl. Winkelbauer 1999).

Durch das Erlassen von **Sittengesetzen** festigten weltliche Herrscher zum einen ihre Vormachtstellung innergesellschaftlich und zeigten nach außen, dass sie gute Christen waren (vgl. Schlumbohm 1997). Alle Erlasse, unabhängig von der territorialen Verortung, erhoben den ehelichen vaginalen Geschlechtsverkehr zur absoluten Norm. Alle jene ehebrecherischen sexuellen Handlungen galten fortan als Inbegriff der Ordnungslosigkeit (vgl. Eder 2002). Gerade uneheliche Kinder hatten Konsequenzen für die Städte und Gemeinden, weil durch diese erhebliche Kosten für Betreuung und Erziehung anfallen würden (vgl. Becker 1990). Interessant ist, dass sich die Strafmaße für Sexualdelikte innerhalb der Territorien stark unterschieden (vgl. Ammerer 1994). So war das bayrische Recht zum Beispiel für seine Zeit recht fortschrittlich und ließ homosexuelle Handlungen ungestraft. Die Bestrafungen waren, sofern es sich um Ehebruch handelte, vorrangig sozialer Natur. So war eine öffentliche Demütigung der Delinquenten höchst effektiv, da die Beschuldigten soziales Ansehen und die damit verbundene Ehre verloren (vgl. Schwerhoff 1993). Neben der Verfolgung von Ehebruch wurde sich im 17. Jahrhundert vorrangig mit der Thematik des Onanierens und dessen Unterbindung befasst. Weitere Ausführungen hierzu finden sich auch in Kapitel 5.

2.4.3 Das 18. Jahrhundert und die bürgerliche Geschlechtlichkeit

Die Vorstellung, was gegenwärtig unter männlich und weiblich zu verstehen ist, ist durch das Aufkommen der **Queer-Theorie**[23] **von Judith Butler** stark ins Wanken geraten. Die Dichotomie[24] der Geschlechter kann gegenwärtig als überholt, mindestens aber als nicht völlig zutreffend bezeichnet werden (s. Kap. 5). Allerdings ist die Vorstellung davon, was männlich bzw. weiblich ist, stark kulturell und historisch wandelbar. Das 18. Jahrhundert ist ein sehr gutes Beispiel dafür, dass nicht alleine die Geschlechtsmerkmale entscheidend dafür waren, was als männlich bzw. weiblich angesehen wurde. **Nicolas Venettes** schrieb in der ersten Hälfte des 18. Jahrhunderts das viel beachtete Werk „Abhandlung von Erzeugung der Menschen", in dem er der Frage nachging „welches von beyden geschlechten das verliebteste und geilste theil sey?" (Eder 2002: 135). Darin schrieb er: „Diejenigen, welche behaupten wollen, daß die männer viel geiler, als die weiber seyn, sagen, daß der mann viel mehr hitze, viel einen stärkeren puls und odem, und die eingewiden und haut viel hitziger und truckener haben. Ingleichen daß er viel hurtiger, und letztlich, daß er die weiber mit weit grösserer stärke angreife. Es ist wahr, daß der mann viel hitziger als das weib, und diejenigen eigenschaften habe, die man ihm hier zueignet; Er ist aber darum nicht desto geiler und brünstiger. Die liebe pflegt meistens die schwachen geister zu berühren. Der mann aber, weil er einen viel stärkeren geist als das weib hat, ist solcher überleitung und unordentlichen regung nicht unterworffen. Es scheinet, daß seine paßion einiger massen durch die vernunft gemäßiget werde, anstatt, daß die neigung eines weibes ohne ordnung und masse ist, so daß, wenn man die frage von der liebe anstellt, so seynd wir, in gegenhaltung der weiber, nur für kinder zu achten, weil sie uns lange zeit viel lectionen über diese materie geben würden" (Venette 1738: 144ff.).

Venette bringt mit seinen Ausführungen zum Ausdruck, dass Männer und Frauen sich nicht nur aufgrund ihrer unterschiedlichen Physiologie unterscheiden, sondern auch, weil die Frauen eine andere Körpertemperatur aufwiesen als Männer und sich ihre Geschlechtsteile im Inneren befinden. Auch die unterschiedlichen Lebenssphären (Männer dauernd unter Stress außerhäuslich/Frauen fast ausschließlich innerhäuslich) würde zu unterschiedlichen Verlangen in Bezug auf das Sexuelle abzielen (vgl. Iordanova 1989).

Im Laufe des 18. Jahrhunderts wurde das Sexuell-Reproduktive zum wichtigsten sozialpolitischen Diskursmoment erhoben (vgl. Eder 2002). Unter ökonomischen Gesichtspunkten war es für die jeweiligen Staaten und Staatsgebiete essenziell notwendig geworden, dass sich „die richtigen" Menschen fortpflanzten. Unter richtig wurden dabei Menschen verstanden, die arbeits-und wettbewerbsfähig waren

[23] Bei der Queer-Theorie handelt es sich zunächst um eine Kulturwissenschaftliche Theorie, die sich auf den Poststrukturalismus und die Sprachakttheorie bezieht. Beide theoretischen Strömungen gehen davon aus, dass die Vorstellungen vom Menschen fast ausschließlich über gedankliche Bilder funktionieren, die wiederum versprachlicht werden. Butler argumentiert, dass Geschlechter unter anderem durch Sprachakte hergestellt werden. Bevor der Mensch eine Vorstellung von Dingen hat, hat er ein Bild im Kopf, das durch sprachliche Äußerungen zu „Lebensrealitäten" werden. Zwar gibt es biologische Geschlechtsmerkmale, aber die dahinterliegenden Zuschreibungen, was mit welchem Geschlecht verbunden wird, ist sozial, durch Sprache, hergestellt und damit auch wirkmächtig.

[24] Dichotomie = griechisch dichótomos; „halbgeteilt, entzweigeschnitten" aus dícha „entzwei, getrennt" und témnein „schneiden" (vgl. Genaust 2005: 206).

(vgl. Hull 1996). Diese Annahme führte dazu, dass sich hier staatliche Ausgrenzungsmechanismen manifestierten, die später (vor allem im Dritten Reich) ihren traurigen Höhepunkt in Rassismus, Antisemitismus und Homophobie fanden (vgl. Duden 1987). Nun wurde nicht mehr nur ausschließlich sittlich-religiös argumentiert, sondern auch wissenschaftliche Diskurse bestimmten fortan die Einteilung in erwünschte und unerwünschte Sexualität, allen voran die Medizin (s. Kap. 5).

Der Aufschwung medizinisch-physiologischer Erkenntnisse führte dazu, dass die Medizin sich als Leitwissenschaft in Bezug auf das Sexuelle etablieren konnte. Erst im Laufe der Zeit entwickelte sich nach und nach eine eigenständige **Sexualwissenschaft** (vgl. Sigusch 2008; Wesley/Leibbrand 1959; Wawerzonnek 1984; Eder 1987; Oosterhuis 2000). Mit dem Aufkommen der Sexualwissenschaft wurde erstmalig das Sexuelle zum Forschungszentrum einer Wissenschaft gestellt, die sich stark ausdifferenziert hat und gegenwärtig Sparmaßnahmen von Universitäten zum Opfer fällt (vgl. Hekma 1989).

2.4.4 19. Jahrhundert: Sexualität in der Arbeiterschaft

Für alle Beschreibungen des **Sexuellen in der Arbeiterschaft** des 19. und frühen 20. Jahrhunderts muss zunächst darauf hingewiesen werden, dass deren Beschreibung durch die zeitgenössischen Beobachter/-innen und deren bürgerliche Sexual- und Familienideologie stark verzerrt wurden.

Diese Verzerrung führte dazu, dass der Arbeiterschicht jener Tage der Ruf beschert wurde, sexuell ausschweifend zu leben, was aufgrund der räumlichen Verhältnisse in der Stadt (wenig Platz, viele Personen in einem Zimmer) noch begünstigt werden würde (vgl. Lipp 1990; Linse 1987). Durch diese Verhältnisse, so die Autoren/Autorinnen weiter, würde auch die bis dato heile Ehe erodieren (vgl. Kleinau 1990; Krause 1989). Die Ursache des vermeintlichen Sittenverfalls war schnell gefunden, die aufkeimende Sozialdemokratie mit ihrer materialistisch-atheistischen Weltanschauung beförderte angeblich die Umstände. Neben der Ehelosigkeit, der Verbreitung von Prostitution, Geschlechtskrankheiten und Abtreibungen folgten letztlich auch noch sinkende Geburtenquoten (vgl. Linse 1972).

Diesen Verzerrungen muss entgegengehalten werden, dass es auch anderweitige direkte Untersuchungen der Arbeiterschicht gibt, die ein weit differenzierteres, wenn nicht gar gänzlich anderes Bild zeichnen, da sie sowohl Umfragen als auch Autobiografien und Interviews einschließen (vgl. Neumann 1978; Kuhn 1982; Rosenbaum 1990; Seyfarth-Stubenrauch 1985; Lipp 1986).

Insgesamt konnte die neuere Forschung zeigen, dass nicht die Klasse der Arbeiterschaft an sich homogen ist, sondern dass Einflussfaktoren wie Bildung, finanzielle Verhältnisse, Wohnverhältnisse, Konfession, soziale Herkunft und ländliche Prägung viel entscheidender für das sexuelle Verhalten der Menschen waren. Es lassen sich zwei große Gruppen herausfiltern:

- **1. Gruppe**: un- bzw. angelernte, meist katholisch erzogene Arbeiter/-innen, die eher im ländlichen Raum lebten und die daher stärker den oben beschriebenen bäuerlichen Sexualtraditionen verbunden waren
- **2. Gruppe**: besser qualifizierte städtische Arbeiter/-innen mit schulischer Bildung, protestantischen Glaubensüberzeugungen und gewerkschaftlich organisiert. Diese Gruppe war sexuell gesehen durchaus offener, nichtsdestotrotz blieb

die Ehe ein hohes Gut auch innerhalb dieser Gruppe.

Ab Ende des 19. Jahrhunderts stieg die Zahl der Verheirateten an und das Heiratsalter sank ab. Dies lag daran, dass sich gesellschaftliche Zwänge in Bezug auf Verehelichungshindernisse gelockert hatten (vgl. Ehmer 1980).

	Altersgruppen		
Berufsgruppe	20–25	25–30	30–40
Arbeiter	13,6%	57,5%	83,6%
Angestellte	7,6%	44,5%	81,3%
Selbstständige	35,3%	70,7%	88,1%

Tab. 2.2.: *Verheiratungsalter der verschiedenen Arbeitnehmergruppen (vgl. Ritter/Tenfelde 1992)*

Die hohe Verehelichungsrate hatte aber gerade für Frauen einen hohen Preis, so waren diese häufig in der „Gebärfalle" gefangen. Die häufigen Schwangerschaften waren für die jeweiligen Familien ebenfalls problematisch, da sie diese häufig in starke sozioökonomische Problemlagen brachten. Erst zu Beginn des 20. Jahrhunderts veränderte sich aufgrund von Verhütungsmethoden und Abtreibung die Zahl der Kinder in Familien auf durchschnittlich drei (vgl. Spree 1984).

Zusammenfassend kann für das 19. Jahrhundert und die Sexualität der Arbeiterschaft festgestellt werden, dass trotz beengter Wohnverhältnisse und anderslautender Berichte der Zeitgenossen auch in den Städten und innerhalb der Arbeiterschaft sehr wohl eine aus der gegenwärtigen europäischen Betrachtungsweise strenge Sexualmoral herrschte und wahrlich **nicht** von „freier Liebe" gesprochen werden kann. Obwohl die beengten räumlichen Verhältnisse den Schluss nahelegen, dass Kinder ihre Eltern ständig nackt sehen konnten und ihnen auch der Geschlechtsverkehr der Eltern nicht vorenthalten blieb, ist dies nach aktueller Forschungslage eher nicht der Fall gewesen. Auch wurde durchaus stark darauf geachtet, dass die Geschlechter streng voneinander getrennt schliefen. Für die meisten Kinder blieb das Sexuelle zunächst auf Masturbation und Menstruation beschränkt, die wiederum häufig schamhaft, ggf. gar mit Ängsten behaftet waren. Gerade für die Mädchen war die erste Regelblutung nichts Erquickliches (vgl. Seyfrath-Stubenrauch 1985). Dies wiederum darf aber nicht missverstanden werden in Bezug auf Nacktheit und Umgang mit dem Körper selbst. Nacktheit war bis Ende des 19. Jahrhunderts durchaus üblich und nicht schambehaftet (vgl. Eder 2002). Zentrale Orte, um sexuelle Bildung zu erlangen, waren die Fabriken; hier lernten die Arbeiter/-innen schnell, wer als potenzielle(r) Partner/-in infrage kommt und wer als „gefallen" oder „verderbt" zu gelten hatte (vgl. Lautmann 1992).

2.4.5 Der Sex, die „Heftchen" und die Weimarer Republik

Als **Weimarer Republik** wird der zeitliche Abschnitt der deutschen Geschichte zwischen 1918 und 1933 verstanden. Sie gilt als erste parlamentarische Demokratie in Deutschland. Sie bestand zwischen ihrer Ausrufung am 9.11.1918 bis zur Ernennung Adolf Hitlers zum Reichskanzler am 30.1.1933. Insgesamt kann über die Weimarer Republik gesagt werden, dass sie eine sehr politisierte und streitbare Epoche in der deutschen Geschichte darstellt, da in dieser Zeit extreme Positionen aufeinandertrafen und ein ständiges (politisches) Kräfteringen in allen Bereichen des (öffentlichen) Lebens beobachtbar war. So war einerseits die kulturelle Blütezeit mit großen Bällen und die erste homosexuelle Bewegung zu beobachten, andererseits waren innerhalb der gesetzgeberischen Arenen auch starke sexuell-repressive Tendenzen wahrzunehmen.

Wie auch in der Vorweimarer Zeit blieb die Rolle des Staats und der kirchlichen Vertreter darin bestehen, dass es die sittliche Ordnung aufrechtzuerhalten galt. Dies wurde nun nicht mehr nur durch Peergroup und kirchlichen Einfluss gewährleistet, sondern mehr und mehr durch die Jurisprudenz übernommen. Besonders die Einführung des § 184[25] machte das juristische Tauziehen um die sittliche Ordnung deutlich. Dieser Paragraf stellte den Verkauf und die Darstellung von unzüchtigen Schriften unter Strafe. Der Vertrieb von unzüchtigem Material konnte sowohl mit Geld als auch mit Freiheitsstrafe geahndet werden (vgl. Middendorf 2009). Was unter „unzüchtig" zu verstehen sei, führte zu starken Auseinandersetzungen innerhalb der Juristenschaft. „Als Rechtsmaßstab wurden – denkbar vage – die als allgemein anerkannt geltenden Sittlichkeitsvorstellungen eines ‚normalen' Erwachsenen angesehen." (Steinbacher 2011: 25, BGB von 1871, § 184)

Sittlichkeit war das Thema um 1900. 1904 gründete sich der Volksbund zur Bekämpfung des Schmutzes in Wort und Bild. Ungeachtet dessen florierte nach Ende des ersten Weltkriegs der Pornomarkt. An den Kiosken hingen dutzendweise „Pornoheftchen". Dies hing auch damit zusammen, dass die Alliierten in Bezug auf Meinungs- und Pressefreiheit eine liberale Gesetzgebung einführten. 1948/1949 gab es in Westdeutschland ca. 140 Verleger pornografischer Schriften, zumeist Kleinstbetriebe von Hausfrauen und Handwerkern, die sich mit diesen „Heftchen" ein zusätzliches Familieneinkommen sicherten. Die Rufe der Konservativen nach staatlichem Eingriff wurden lauter und so griffen vorrangig die Behörden in München unter Verweis auf den § 184 durch und zogen täglich die „Schundheftchen" ein. Dies führte in der Folge aber nicht zum gewünschten Erfolg, sondern heizte das Geschäft zusätzlich an (vgl. Süddeutsche Zeitung 1949).

2.4.6 Sexualität im Dritten Reich

Für jedwede Gesellschaftsideologie spielt das Sexuelle eine Rolle, da es sowohl biologisch als auch gesellschaftspolitisch durchdrungen ist. Dies gilt insbesondere für das **Dritte Reich**, das sich anschickte, eine komplett neue Weltordnung installieren zu wollen. „Für den Nationalsozialismus war Sexualität alles andere als eine Nebensächlichkeit. Sexualität in all ihren Aspekten zählte vielmehr das gesamte Dritte Reich hindurch zu seinen Hauptanliegen. [...] Das Dritte Reich lässt sich als ein gewaltiges Unterfangen zur Steuerung der Fortpflanzung beschreiben: Es unterband (durch Sterilisation, Abtreibung und Mord) die Reproduktion jener, die es als „unerwünscht" klassifizierte, und förderte oder erzwang (durch Einschränkungen bei Verhütung und Abtreibung, durch finanzielle Anreize und propagandistische Lockungen) die Fortpflanzung jener, die es als gesunde heterosexuelle „Arier" pries" (Herzog 2005: 15).

Das Dritte Reich, das unweigerlich zur Versündigung gegen alle menschlichen Werte wie Respekt, Toleranz, Anerkennung der Andersartigkeit und Vielfalt führte, hat trotz weitverbreiteter anderer Annahme bei Weitem kein sexualfeindliches Klima erzeugt. Dieser Schluss, der auch gesamtgesellschaftlich weitverbreitet ist, ist unzulässig, da er schlichtweg undifferenziert ist. Häufig wird behauptet, dass das Dritte

[25] Dieser Paragraf war bereits 1870 im Strafgesetzbuch des Norddeutschen Bundes verankert und wurde dann in das Reichsstrafgesetzbuch übernommen (vgl. Steinbacher 2011).

Reich eine Gegenbewegung zur offenen Weimarer Republik darstellt. Dabei wird aber verkannt, dass schon innerhalb der Weimarer Republik starke gesellschaftspolitische Spannungen zwischen Konservativen, die die Ehe und Jungfräulichkeit priesen, und Progressiven, die die Gleichwertigkeit von Homosexualität und die Werthaftigkeit alternativer Lebensmodelle zur Ehe anzeigten, bestand. Diese Strömungen setzten sich auch im Dritten Reich fort. „Entgegen der häufig fälschlicherweise vorgebrachten Behauptung, im Dritten Reich sei unterschiedslos jeder sexuell unterdrückt worden, bestimmte der Nationalsozialismus in Wahrheit, wer mit wem Sex haben durfte“ (Herzog 2005: 25). Die Ablehnung des Jüdischen hat eine weit längere Tradition als das Dritte Reich, dennoch ist die pervertierteste und abscheulichste Form der jüdischen Abwertung innerhalb des Dritten Reichs erfolgt. Schon in den 1920er-Jahren lässt sich in der Weimarer Republik feststellen, dass Juden häufig als Sündenböcke herhalten mussten. **Artur Dinter** schrieb in seinem 1921 erschienenen Roman „Die Sünde wider das Blut“ von angeblicher Zuhälterei, die sich arischer Frauen bediente und mit ihrem jüdischen Sperma vergifteten. Diese Idee griff letztlich **Adolf Hitler** in seinem Schundwerk „Mein Kampf“ von 1925 wohlwollend auf, indem er fantasierte, dass jüdische Jungen arischen Mädchen stundenlang nachstellten, auflauerten und letztlich schändeten (vgl. Hitler 1925). Auch andere national verblendete Ideologen wie der Gründer des Hetzblatts „Der Stürmer“, **Julius Streicher**, führten gebetsmühlenartig Hetzartikel gegen Prostituierte, Homosexuelle, People of Color und Juden. Spannend an der Situation ist, dass aber vorrangig jüdische Ärzte und Gelehrte wie Magnus Hirschfeld und Sigmund Freud schon zu Weimarer Zeiten gegen das Verbot von Prostitution und Homosexualität aufbegehrten und damit noch stärker zum Feindbild von Nationalisten avancierten.

Die systematische Ausmerzung unwerten Lebens, also all jener, die nicht arisch waren oder sich anderweitig sexuell orientierten (bi- und homosexuelle Männer), ist vielleicht das, was das Sexuelle innerhalb des Dritten Reichs ausmachte. Einerseits die Beschwörung des „arischen Volkskörpers“, sich zum Wohle des deutschen Vaterlands zu mehren, und andererseits alles, was nicht diesem ausgerufenen Motto dienlich war, zu beseitigen.

2.4.7 Das älteste Gewerbe der Welt

Wie bereits ausgeführt, waren die Ehre der Frau und die damit verbundene Jungfräulichkeit in der bäuerlichen Gesellschaft maßgeblich für deren sozialen Erfolg in der ehelichen Verbindung. Dieses Ideal überlebte sowohl den Ersten als auch den Zweiten Weltkrieg und setzte sich in der bürgerlichen Gesellschaft durch. Dabei kann von einer Doppelmoral, die ihresgleichen sucht, gesprochen werden. So wurde von Frauen Enthaltsamkeit und Treue abverlangt, sobald Männer diese Sittenordnungen brachen, wurde darüber hinweggeschaut bzw. diese Verfehlungen erst gar nicht thematisiert (vgl. Steinbacher 2011).

Trotz der gemachten Erfahrungen des Zweiten Weltkriegs, indem Frauen allen beruflichen Tätigkeiten nachgehen mussten – die Männer waren ja im Krieg – veränderte sich dies nach Kriegsende wieder. Frauen wurden erneut in die heimische Sphäre[26] gedrängt und die Männer erho-

[26] Dieser Umstand wird heute noch häufig von Feministen und Feministinnen spöttisch als 3-K-Generation bezeichnet: Kinder, Küche, Kirche. Diese drei Ks sollte Frau erfüllen, um angesehen zu sein.

ben erneut das Ideal des Familienernährers. Wie zu Beginn des 19. Jahrhunderts wurde die Sexualität der Frau ambivalent betrachtet. Einerseits wurde ihr Passivität bei allen sexuellen Aktivitäten attestiert, andererseits gab es immer wieder Berichte von Frauen, die sexuell ausschweifend lebten und entweder ehebrecherischen Aktivitäten nachgingen oder gar sexuelle Dienstleistungen gegen Geld anboten. Wohlgemerkt waren damit nicht die durchaus bekannten Huren[27] gemeint, sondern bürgerliche Frauen und Mädchen, die sich nicht dem strengen bürgerlichen Geschlechterdiktat unterwarfen.

Diesen Frauen – männliche Prostitution wurde kaum beachtet und wenn, dann nur unter dem Aspekt der homosexuellen Handlung – wurde sogar in polizeilichen Kreisen ein Kürzel „hWG[28]" gewidmet. Für die HWG-Frauen war der Fall für die Experten klar, diese Frauen waren „anlagebedingte Asoziale". Das plötzliche stärker werdende Interesse an den HWG'lerinnen hatte vorrangig pragmatische Gründe. Nach Beendigung des Zweiten Weltkriegs stieg die Zahl der Geschlechtskrankheiten rapide an. Noch während des Kriegs verwiesen einige Ausführungen für die SS und SA darauf, dass der totale Krieg auch sexuelle Fesseln völlig lösen würde und daher vermehrt auf die Einhaltung der Sittengesetze zu achten sei. Die Verbreitung von sexuellen Krankheiten wurde interessanterweise schon seit der Kaiserzeit ausschließlich Frauen zur Last gelegt (vgl. Lindner 2004). Diese Bedrohung führte letztlich dazu, dass die Frauen und ihre Körper der totalen Überwachung durch staatliche Organe wie „Landesarbeitsgemeinschaft zur Bekämpfung der Geschlechtskrankheiten" ausgesetzt waren. Diese führte fortan den Kampf gegen die Prostitution mit allen juristischen, medizinischen und sozialpädagogischen Mitteln, was letztlich zur Ächtung und Bestrafung all jener Frauen führte, die sich nicht den strengen Sittenregeln dieser Zeit unterwarfen.

Die Alliierten trugen ihren Teil dazu bei, insofern sie strenge Regeln zur Gefahrenabwehr ihrer Soldaten erließen (vgl. Foitzik 1999). Diese Verordnungen zeigten allerdings keine Wirkung. Schätzungen gehen davon aus, dass 90 % der amerikanischen Soldaten regelmäßig die „Fräuleins" zum Schäferstündchen aufsuchten. Auch das Verbot der Eheschließung zwischen GIs und deutschen Frauen war effektlos, insofern nach dem Fall des Verbots 2 300 Ehen bis Mitte der 1950er-Jahre geschlossen wurden (vgl. Heinemann 2004; Henke 1996; Goedde 2003; Kleinschmidt 1954).

Die folgenden Jahre werden unter dem Motto „Vermessung der Sexualität" zusammengefasst. Es erschienen nun vorrangig Studien aus den USA, wo Kinsey das Sexualleben der Menschen in Bezug auf deren sexuelle Orientierung untersuchte. Masters und Johnson untersuchten die sexuellen Erregungsparameter von Männern und Frauen (s. Kap. 2.2).

27 An dieser Stelle sei darauf hingewiesen, dass der Begriff Hure hier nicht als abwertende Bezeichnung einer Sexarbeiterin oder eines Sexarbeiters zu verstehen ist. Vielmehr nutzen die meisten sexuellen Dienstleister/-innen dieses Wort zur Selbstbezeichnung. Was durchaus als Emanzipationsaspekt gewertet werden kann, da mit der Aneignung der Sprache auch eine eigene Identität hergeht. Dieses System findet sich bei fast allen Minderheiten wieder. So nennen sich People of color selbst häufig Nigger. Homosexuelle Männer verwenden heute selbstbewusst den Begriff schwul als Selbstbezeichnung.

28 hWG = Frauenpersonen mit häufig wechselnden Geschlechtspartnern (vgl. Schulte 1984; Hitzer 2006; Lisberg-Haag, I. 1999; Schaser 2006).

2.4.8 Sexuelle Sozialisation der heutigen älteren Gesellschaft

Drei gravierende Einschnitte prägten die **sexuelle Sozialisation der heutigen (heterosexuellen) älteren Gesellschaft**:
- die zweite und dritte Emanzipationsbewegung der Frauen
- die Geschichte der Beate Uhse
- die Einführung der Antibabypille

Die zweite und dritte Emanzipationsbewegung der Frauen

Die **Emanzipation der Frauen** ist eine lange und durchaus kontroverse Geschichte, die hier nur kurz skizziert wird. Sie ist für die (sexuelle) Befreiung von Frauen unerlässlich, da sie vorrangig männliche Machtansprüche in Vergangenheit und Gegenwart infrage gestellt hat und somit Frauen die Möglichkeit gibt, bestehende Ungleichheiten anzuprangern und zu beseitigen. Insgesamt lässt sich die Frauenbewegung in drei Wellen unterteilen:

▶ Erste Welle

Die **erste Phase der Frauenbewegung** nahm im 18. Jahrhundert ihren Anfang und war stark von dem Ziel der Französischen Revolution, der Gleichheit aller Menschen und den Ideen der Aufklärung geprägt.

Innerhalb dieser Zeit entwickelten sich zwei Strömungen: die bürgerliche und die proletarische Frauenbewegung.

Louise Otto-Peters (1819–1895) gilt mit ihrer im Jahr 1843 öffentlich formulierten Forderung: „Die Teilnahme der Frauen an den Interessen des Staates ist nicht ein Recht, sondern eine Pflicht“ als die **Gründerin der ersten Welle** der bürgerlichen deutschen Frauenbewegung, deren Mitglieder, Töchter und Frauen aus bürgerlichem Hause, sich aktiv für die Partizipation an formalen (Aus-)Bildungszusammenhängen und die Möglichkeit des Hochschulstudiums einsetzten.

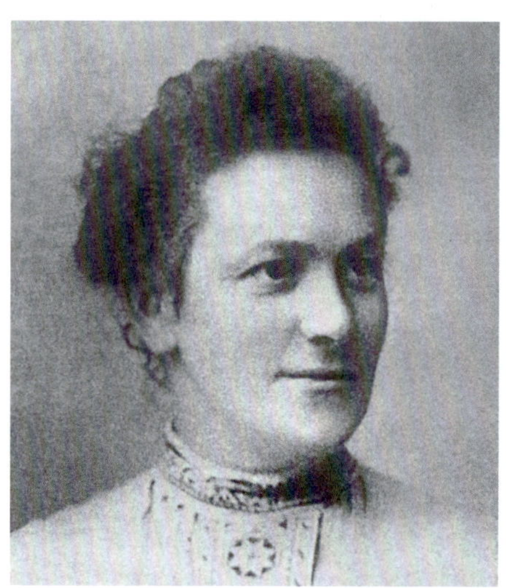

Abb. 2.6: *Louise Otto-Peters (1819–1895)*

1865 wurde der „**Allgemeine deutsche Frauenverein (ADF)**“ gegründet. Das vorrangige Ziel des Vereins war das Recht auf eine freie Wahl der Erwerbsarbeit, da für Frauen aus bürgerlichem Haus ausschließlich Berufe wie Lehrerin oder Gouvernante vorgesehen waren und gleicher Lohn für gleiche Arbeit. Ein Slogan, der bis in die Gegenwart immer noch Bestand hat, da Frauen bis heute für die gleiche Arbeit immer noch nicht den gleichen Lohn erhalten wie Männer (vgl. Zeit online 2014).

Die **proletarische Frauenbewegung**, die sich aus der Arbeiterschaft rekrutierte, ist vor allem mit dem Namen **Clara Zetkin** (1857–1933), einer sozialistischen Politikerin, verbunden. Sie trat vorrangig für eine Verbesserung der Lohnsituation, Arbeitszeitverkürzung und den Arbeits- und Mutterschutz ein.

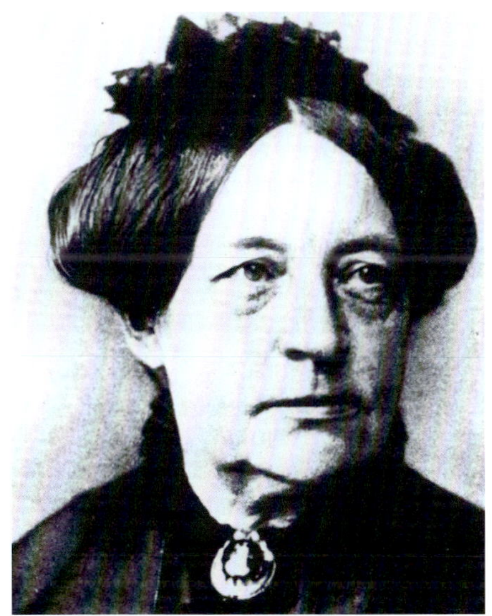

Abb. 2.7: *Clara Zetkin (1857–1933)*

Die wichtige Voraussetzung für die Erreichung dieser Ziele wurde in einer sozialistischen Gesellschaft gesehen. Trotz konzeptioneller Differenzen zwischen bürgerlicher und proletarischer Frauenbewegung existierte in ihrer Forderung nach Gleichberechtigung der Geschlechter auf politischer und wirtschaftlicher Ebene die wichtigste Gemeinsamkeit beider Strömungen.

Besondere Verdienste dieser Zeit sind z. B. das aktive und passive Wahlrecht der Frauen und der Abbau der Geschlechtsvormundschaft (Vormundschaft über mündige, unverheiratete Frauen und Vormundschaft des Ehemanns) (vgl. Universität Bielefeld 2014).

Zweite Welle

Gemeinhin wird unter Frauenbewegung vorrangig die **zweite Welle** bezeichnet. Diese zweite Welle speiste sich aus Studierenden der 1968er-Bewegung. Durch die Gründung diverser autonomer Frauengruppen und Netzwerke versuchten Frauen öffentlichkeitswirksam auf Benachteiligungen aufmerksam zu machen. Beteiligt an der Bewegung waren Frauen völlig unterschiedlicher politischer Richtungen, die sich in ihren Hauptforderungen – das Recht zur Selbstbestimmung, aktives Mitspracherecht in der Politik, den uneingeschränkten Zugang zu qualifizierten Tätigkeiten und die Abschaffung des § 218 (Schwangerschaftsabbruch) – überwiegend einig waren.

In der zweiten Welle konnten u. a. das neue Eherecht (1977), durch das die „Hausfrauenehe“ (Verpflichtung der Frau zur Haushaltsführung) abgeschafft wurde, die Reformierung des Scheidungsrechts (1977, Entfall des Schuldprinzips) und die Verabschiedung des Gesetzes zur „Gleichbehandlung von Frauen und Männern am Arbeitsplatz“ (1980) erwirkt werden.

Während dieser Phase entstand in Westberlin das erste Frauenhaus Deutschlands. Unterschiedliche Frauengruppen begannen, Beratungsleistungen und Unterstützung für Frauen, die Opfer (sexueller) Gewalt wurden, anzubieten. Auch im kulturellen Bereich gab es Innovationen: So wurden Frauentheatergruppen, -bands und -kabaretts sowie erste Frauenverlage, die feministische Literatur veröffentlichten, z. B. die Frauenoffensive in München, gegründet.

Seit den 1980er-Jahren differenzierte sich die Frauenbewegung zunehmend aus, da sich die verschiedenen (Interessen-)Gruppen wie Mütter, Migrantinnen, Lesben und Wissenschaftlerinnen in jeweils eigenen Vereinen organisierten, um sich für ihre spezifischen Anliegen einzusetzen (vgl. Universität Bielefeld 2014).

Dritte Welle

Die **Institutionalisierung der Frauenbewegung in Wissenschaft und auch Politik**, z. B. in Form von Frauen- bzw. Gleichstellungsbeauftragten, führte seit den 1990er-Jahren dazu, dass Themen wie Gewalt gegen Frauen und berufliche Qualifizierungs- und Aufstiegsmöglichkeiten vermehrt in diese Stellen verlegt wurden. In jüngerer Zeit machen vor allem die Feministinnen der Gruppe „Femen" durch sogenanntes „Blankziehen" auf sich aufmerksam (vgl. Spiegel online 2014). Gerade akademische Diskurse haben sich sichtlich weiterentwickelt. Waren in den Anfängen der zweiten Welle vorrangig Themen wie Frauenforschung im Fokus des Forschungsinteresses, so verschob sich nach und nach der Forschungsschwerpunkt hin zu Gender und Gender Mainstream. Aktuell werden gerade von queer-feministischen Autoren/-innen die Queer-Theorie von Judith Butler und die Vielschichtigkeit von Geschlechterkonstruktionen diskursiv verhandelt (Butler 1991; 1997; 2001; 2006; 2011; Connell 2013).

Tipp

Eine differenzierte Darstellung der Queer-Theorie gibt:
Jagose, A.: Queer Theory: Eine Einführung, Berlin Querverlag GmbH, 2001
Degele, N.: Gender/Queer Studies: Eine Einführung, Stuttgart: UTB GmbH, 2008

Die Geschichte der Beate Uhse

In der Bundesrepublik der Nachkriegszeit waren die Menschen vorrangig mit Wiederaufbau und Verdrängung der Kriegstraumata beschäftigt. Erst mit dem Aufkommen des **„Wirtschaftswunders"**, u. a. durch **Ludwig Erhard**, gewann auch wieder die öffentliche Beschäftigung mit Sexualität an Bedeutung.

Die Wirtschaftswunderzeit als Zeit des Kaufens und Besitzens rief nun abermals auch sexuelle Dienstleistungen auf den Plan. Die alten Traditionen des männlichen Ernährer-Modells hatten sich in der jungen Bundesrepublik weitläufig durchgesetzt.

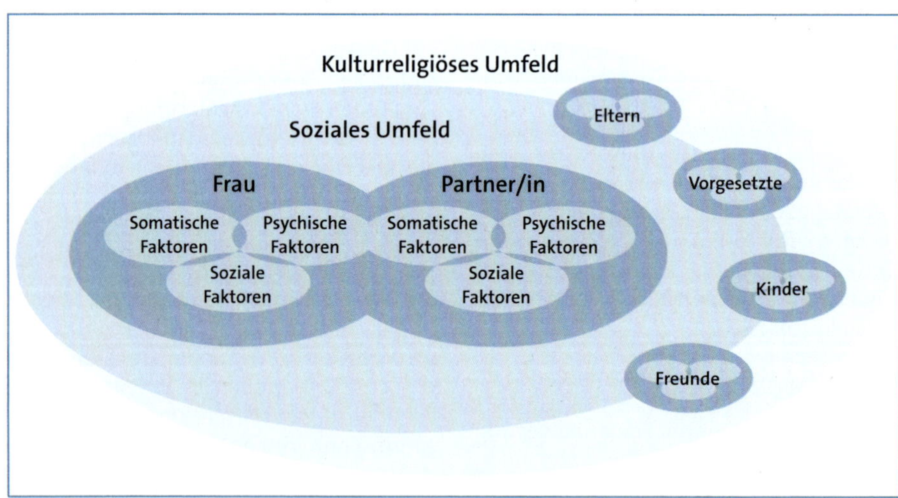

Abb. 2.8: *Beispiel für parallel laufende Einflussfaktoren auf die Sexualität*

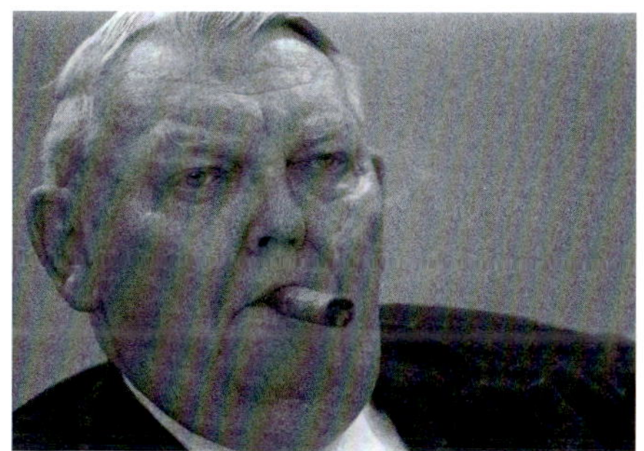

Abb. 2.9: *Ludwig Erhard (1897–1977)*

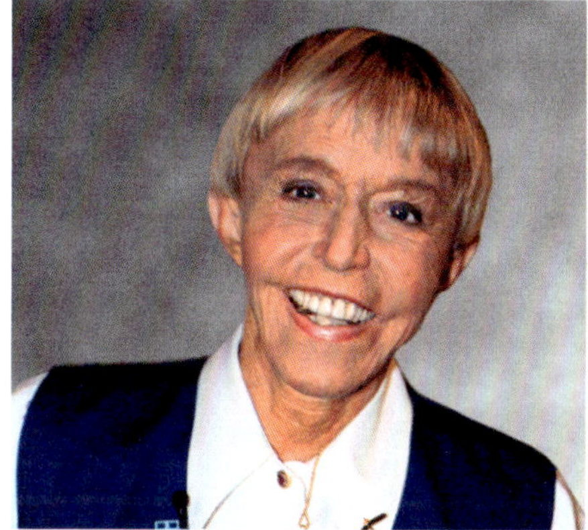

Abb. 2.10: *Beate Uhse (1919–2001)*

Beate Uhse, die im Oktober 1919 geboren wurde, war zunächst Mitglied der Luftwaffe im Dritten Reich, aber nie Mitglied der NSDAP. Nach Flucht vor dem „Endkampf" in Berlin geriet sie in englische Kriegsgefangenschaft. Nach der Entlassung verdiente sie sich als Landarbeiterin ihr Geld, was vorrangig aus Naturalien bestand. Auf dem Land zeigte sich das große Elend der Frauen, mit denen sie in Kontakt kam. Viele von ihnen waren ungewollt schwanger. Abtreibung fand aufgrund des § 218 illegal (5 Jahre Haft konnten verhängt werden) und geheim statt, mit teilweise tödlichen Folgen für die Frauen (vgl. Grossmann 1995; Usborne 2007). Die Zahlen waren beträchtlich. Alleine für Schleswig-Holstein wurden 1950, nach offiziellen Statistiken der Bundesärztekammer, auf 10 000 Einwohner 22 Abtreibungen vollzogen. Zum Vergleich: In den Kriegsjahren war es, bezogen auf Lübeck, von 20 000 Einwohnern eine Abtreibung (vgl. Bundesarztekammer 1956). Jährlich starben rund 10 000 Frauen an den Folgen von Abtreibungen (vgl. Bundesärztekammer 1954). Diese Umstände führten letztlich dazu, dass Beate Uhse sich entschied, sich im Bereich der „**Ehehygiene**" zu etablieren. Zunächst ließ sie eine Postwurfsendung der **Schrift X** erstellen. In Schrift X bezog sich Uhse auf die **Knaus-Ogino-Verhütungsmethode** (Kalendermethode)[29]. Die Methode war schon seit 1928 bekannt, aber durch die Naziverbote kaum in die Gesellschaft gedrungen. Uhse machte sich das zu eigen, kopierte diese Erkenntnisse in ihre Schrift und ließ diese an Haushalte in Husum, Heide und anderen großen Städte verteilen. Da Papier zu der Zeit noch streng limitiert war, „schmierte" sie die Drucker mit Lebensmittelmarken und Bargeld (vgl. Steinbacher 2011).

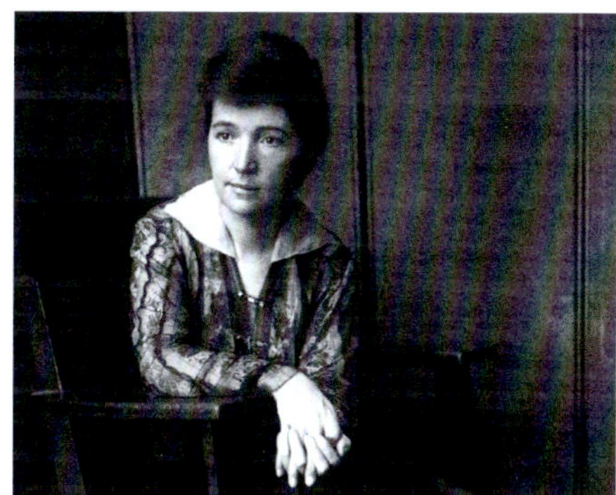

Abb. 2.11: *Margaret Sanger (1879–1966)*

[29] Eine recht ungenaue Verhütungsmethode, bei der die fruchtbaren bzw. unfruchtbaren Tage der Frau mittels Abzählen ermittelt werden (vgl. Sigusch 2009).

In der Schrift X bezog sich Uhse auf **Magaret Sanger**, die 1921 in den USA die Geburtenkontrollbewegung ins Leben rief (vgl. Gordon 2002; McCann 1994; Jütte 2003). Uhse formulierte in dieser Schrift ihre ureigenen Überzeugungen, dass die Menschen ein Anrecht darauf hätten, selbst zu entscheiden, in welchem Umfang und wie sie sich fortpflanzen wollen. Außerdem vertrat sie die Ansicht der Kameradschaftsehe, eine Idee aus der sozialistischen Jugendbewegung, wonach die Geschlechter gleichberechtigt eine Paarverbindung eingehen und diese so lange wie möglich unter dem Gleichberechtigungsparadigma[30] aufrechterhalten.

Ihre Schrift X war ein voller Erfolg und schon 1947 konnte Uhse den „Betu-Vertrieb" gründen, der die achtseitige Schrift X für 2 Mark weiter vermarktete (vgl. Uhse/Pramann 2001). Schon bald folgten Anfragen von Kunden nach sexualaufklärerischen Schriften, Aktfotos und Verhütungsmitteln. Nach der Hochzeit mit Ernst-Walter Rotermund baute Uhse ihre Firma „Versandhaus für Ehehygiene" nun systematisch in Flensburg aus. Trotz unzähliger gerichtlicher Auseinandersetzungen – die Sittenwächter sahen Uhse als Sittenbedrohung an – eröffnete sie schließlich 1962 in Flensburg den ersten Selbstbedienungsladen für Ehehygieneartikel. Aus heutiger Sicht war dies der erste Sex-Shop der Welt (ebd.).

Mit Uhse erfuhr die Bundesrepublik eine erste systematische Kommerzialisierung von Sexualität. Sie profitierte von den damaligen Zeiterscheinungen wie dem Kinsey-Report und betonte ihr Leben lang, anders als Kinsey, der sich auch für alternative Lebensmodelle aussprach, die Wichtigkeit einer erfüllten Sexualität.

[30] Der Paradigmabegriff stammt aus dem 18. Jahrhundert von Lichtenberg und bedeutet soviel wie Lehrmeinung/Weltanschauung (vgl. Toulmin 1978).

Die Einführung der Antibabypille

Neben der kommerziellen Verteilung von Sexualratschlägen und Ehehygieneartikeln sollte das Jahr 1961 die Bundesrepublik in Sachen Sexualität nachhaltig verändern. In diesem Jahr kam durch den **Pharmakonzern Schering** die **Antibabypille** auf den Markt. Als die Zeitschrift STERN darüber berichtete, kam es innerhalb der BRD zu vielfältigen Reaktionen.

Interessant ist vor allem die Reaktion des Pharmaunternehmens selbst. Schering hatte vor dem Zweiten Weltkrieg bereits an Hormonwirkstoffen geforscht und die Forschung nach dem Ende des Kriegs wieder aufgenommen (vgl. Wlasich 1997). „**Primolut N**" war ein oral wirksames Präparat, dessen schwangerschaftsverhütende Wirkung bekannt war, aber nicht zur Verhütung eingesetzt wurde. Schering wollte die Verhütungsmöglichkeit des Medikaments nicht öffentlich machen, da innergesellschaftlich die Sittenwächter zu stark gegen eine Markteinführung rebelliert hätten. Auf Anfrage verschiedener Universitätskliniken in Bezug auf die Verhütungsmöglichkeiten des Medikaments antwortete Schering nur zurückhaltend: „Bei einer Dosis von 10 bis 15 mg Primolut N pro Tag für die Dauer von etwa drei Wochen [...] kann man die Ovulation sicher unterdrücken. Man sollte es aber auf keinen Fall länger als zwei bis maximal drei Zyklen lang tun [...]" (Dietrich o. J.: 3). Erst der belgische Gynäkologe Peeters testete das Medikament nachhaltig und gab die Ergebnisse seiner Studie an Schering weiter. Dennoch wartete der Konzern mit der Markteinführung, da negative gesellschaftliche Sanktion befürchtet wurde: „Das [die Einführung des Präparates] war aber ein heißes Eisen, denn Ovulationsunterdrückung bedeutete ja Schwangerschaftsverhütung. Eine medikamentöse Verhütung von Schwangerschaften war in der Öffentlichkeit in Deutschland, aber auch in Medizinerkreisen bisher weitgehend ein Tabuthema und die katholische Kirche lehnte die Schwangerschaftsverhütung generell ab“ (Dietrich o.J.: 5–7). Daher entschied sich der Konzern, das Präparat zunächst in Australien auszugeben, was positive Resonanzen nach sich zog (vgl. Silies 2010).

Mit der Einführung von **Anovlar** am 20. Juni 1961 war der Schritt in Richtung Pille für alle getan. Dass Anovlar als Pille geeignet war, wurde der breiten Masse über die Berichterstattung durch den STERN bekannt, die in ihrer mehrteiligen Serie über das „Zusammenleben von Mann und Frau“ (vgl. Stern 1961) berichtete. **Anne-Marie Durand-Wever**, eine bekannte Ärztin, die bereits in der Weimarer Republik für Sexualberatung bekannt war und später Vorsitzende von Pro Familia wurde, klärte die Nation im STERN-Artikel über das Präparat auf und machte sich auch für das Verschreiben des Medikaments durch Ärzte stark. Allerdings verwies sie auch darauf, dass das Medikament Jugendliche dazu verführen könnte, promiskuitiven vorehelichen Geschlechtsverkehr zu haben (vgl. STERN 1961a). Schering war nicht erfreut über die ungewollte Aufmerksamkeit und verkündete in einem Rundschreiben an die Pharmavertreter, dass das Medikament nicht mit den im STERN beschriebenen Absichten auf den Markt gebracht wurde. Die Sorge des Unternehmens vor den Sittenwächtern jener Zeit war sehr groß (vgl. Silies 2010). Die befürchteten Anfeindungen durch die (katholischen) Kirchenvertreter kamen auf das Unternehmen zu, das sich stark distanzierte und sich auch öffentlich nur insofern zur gesellschaftlichen Pillendebatte äußerte, als das man sich als Pharmaunternehmen ausschließlich wissenschaftlichen Erkenntnissen verpflichtet sähe (ebd.).

Die Diskussionen um die Pille fanden vorrangig im „Blätterwald“ statt, dort aber genau an den „befürchteten Grenzlinien“. Einerseits wurden die positiven Effekte für verheiratete Menschen mit Kindern erörtert, andererseits aber auch die Sorge vor gesundheitlichen Risiken diskutiert. Einige vorrangig christliche Vertreter/-innen sorgten sich um den einsetzenden Sittenverfall, sofern die Pille auch jugendlichen unverheirateten Paaren zugänglich gemacht werden würde. Andere prangerten den Schwarzmarkthandel an, der nur entstünde, da einige Gruppen von Frauen und Männern ausgeschlossen waren von der Verschreibungsmöglichkeit der Pille.

Eva-Maria Silies kommt in ihrer Dissertation[31] „Liebe, Lust und Last. Die Pille als weibliche Generationserfahrung in der Bundesrepublik 1960-1980“ bei der Analyse von Presseberichten und Leserbriefen, die sich um das Thema der Pille drehten, zu dem Schluss: „Die ausgewerteten Presseberichte belegen die zentrale Bedeutung der Frage, ob die Pille für junge Mädchen und unverheiratete Frauen verfügbar sein soll. Es wurde ein Konflikt offensichtlich, der sich zwischen der Elterngeneration und der jüngeren [...] anbahnte. [...], der Konflikt um die Pille [fand] trotz einer wachsenden medialen Berichterstattung eher „im Stillen“ statt, denn die Kommunikation der jungen Generation mit der älteren gestaltete sich weiterhin schwierig. [...]. Statt mit den Müttern sprachen Mädchen und junge Frauen eher mit Gleichaltrigen, besonders Freundinnen, über die Pille und ihr Privat- und Intimleben im Allgemeinen“ (Silies 2010: 181).

Dies von Sillies gezeigte Bild kann, unabhängig von der Frage der Pille, für die meisten heute älteren Menschen gelten.

[31] Dissertation = Doktorarbeit

Eine wirkliche Auseinandersetzung und Diskussion über das Sexuelle werden die wenigsten in ihrer Kindheit und Jugend erlebt haben. Jene, die im Epizentrum der 1968er-Revolution gelebt haben, werden zu ihren späteren Erfahrungen neue Denk-, und Lebensentwürfe zu ihrem bis dato Erlebten dazubekommen haben. Ungeachtet dessen, muss der moderne Pflegende davon ausgehen, dass Sexualität nicht zu den Hauptgesprächsthemen seiner Klientel zählen wird.

Zusammenfassend kann folgende Begriffsannäherung unternommen werden:

Definition

Sexualität ist eine humane Triebenergie, die

- lebenslang bei fast allen Menschen (mit Ausnahme von Asexuellen) besteht,
- kulturell, historisch, biografisch geschlechts- und schichtspezifisch geprägt ist,
- verschiedenartige sexuelle Ausdrucksformen annehmen kann (Homosexualität, Bisexualität, Heterosexualität),
- sowohl körperlich als auch seelische Aspekte umfasst,
- unterschiedliche Geschlechterkomponenten annehmen kann (Inter- und Transsexualität) und
- gesellschafts-historischen und religiös-weltanschaulichen Zuschreibungen unterworfen ist, die wandelbar sind.

Literaturverzeichnis

ALBERS, W., ZOTMANN, A.: Handwörterbuch der Wirtschaftswissenschaft (HdWW), Band 9, Göttingen: Vandenhoeck & Ruprecht, 1982

AMMERER, G.: „... als eine liederliche Vettel mit einem ströhenen Kranz zweymahl ofentlich herum geführet ...“ Zur pönalisierten Sexualität in der zweiten Hälfte des 18. Jahrhunderts anhand Salzburger Kriminalrechtsquellen. In: Erlach, D. et al.: Privatisierung der Triebe. Sexualität in der frühen Neuzeit, Peter Lang International Academic Publishers, 1994

BECKER, P.: Leben und Lieben in einem kalten Land. Sexualität im Spannungsfeld von Ökonomie und Demographie. Das Beispiel St. Lamprecht 1600–1850, Frankfurt/M.: Campus Verlag GmbH, 1990

BORNEMANN, E.: Reifungsphasen der Kindheit. Sexuelle Entwicklungspsychologie. Band 1, Jugend und Volk Verlagsgesellschaft, 1981

BUNDESÄRZTEKAMMER: Legale Schwangerschaftsunterbrechung und Mütterhilfe. In: Schleswig- Holsteinisches Ärzteblatt vom Mai 1954

BUNDESÄRZTEKAMMER: Schwangerschaftsunterbrechung und Geburtenregelung. Eine Arbeitstagung der Ärztekammer Schleswig-Holstein in der Grenzakademie Sankelmark 1.-2.1956. In: Schleswig- Holsteinisches Ärzteblatt, 1956

BUTLER, J.: Das Unbehagen der Geschlechter, Berlin: Suhrkamp Verlag, 1991

BUTLER, J.: Körper von Gewicht: Die diskursiven Grenzen des Geschlechts, Berlin: Suhrkamp Verlag, 1997

BUTLER, J.: Psyche der Macht: Das Subjekt der Unterwerfung, Berlin: Suhrkamp Verlag, 2001

BUTLER, J.: Haß spricht: Zur Politik des Performativen, Berlin: Suhrkamp Verlag, 2006

BUTLER, J.: Die Macht der Geschlechternormen und die Grenzen des Menschlichen, Berlin: Suhrkamp Verlag, 2011

CONNELL, R.W.: Der gemachte Mann: Konstruktion und Krise von Männlichkeiten, Heidelberg: Springer-Verlag, 2013

DIETRICH, W. (o.J.): Zur Geschichte der oralen Kontrazeption oder – wie der Volksmund sagt – der Pille, aus Schering- Archiv B 1-285.

DUDEN, B.: Geschichte unter der Haut. Ein Eisenacher Arzt und seine Patientinnen um 1730, Stuttgart: Klett-Cotta Verlag, 1987

EDER, F. X.: Ein Geheimnis, über das jeder spricht. „Sexualität“ im medizinischen Diskurs des 19. und frühen 20. Jahrhunderts. In: Zeitgeschichte (1987) Nr. 11/12, 1987

EDER, F. X.: Kultur der Begierde. Eine Geschichte der Sexualität. München: Verlag C. H. Beck, 2002

EHMER, J.: Heiratsverhalten, Sozialstruktur, Ökonomischer Wandel. England und Mitteleuropa in der Formationsperiode des Kapitalismus, Göttingen: Vandenhoeck & Ruprecht, 1980

EHMER, J.: Die Geschichte der Familie. Wandel der Ideale-Vielfalt der Wirklichkeit. In: Vara, E. (Hrsg.): Familie. Ideal und Realität. Katalog zur Niederösterreichischen Landesausstellung 1992 in Horn, 1993

FIEDLER, P.: Sexuelle Orientierung und sexuelle Abweichung : Heterosexualität – Homosexualität – Transgenderismus und Paraphilien – sexueller Missbrauch – sexuelle Gewalt. Weinheim: Beltz, 2004

FOITZIK, D.: Sittlich verwahrlost. Disziplinierung und Diskriminierung geschlechtskranker Mädchen in der Nachkriegszeit am Beispiel Hamburg. In Zeitschrift für die Sozialgeschichte des 20. und 21. Jahrhunderts 12,1, 1999

GENAUST, H.: Etymologisches Wörterbuch der botanischen Pflanzennamen, Hamburg: Nikol Verlag, 2005

GOEDDE, P.: Gis and Germans: Culture, Gender, and Foreign Relations, 1945–1949. Yale University Press, 2003

GORDON, L.: The Moral Property of Women. A History of Birth Control Politics in America. University of Illinois Press, 2002

GROSSMANN, A.: Reforming Sex. The German Movement for Birth Control and Abortion Reform, 1920-1950. Oxford University Press, 1995

HEINEMANN, R.: Familie zwischen Tradition und Emanzipation. Katholische und sozialdemokratische Familienkonzeptionen in der Weimarer Republik, Berlin: Oldenbourg Verlag, 2004

HEKMA, G.: A History of Sexology. Social and Historical Aspects of Sexuality. In: Bremmer, J.: From Sappho to de Sade. Moments in the History of Sexuality. Routledge, 1989

HENKE, K.-D.: Die amerikanische Besetzung Deutschlands, Berlin: Oldenbourg Verlag, 1996

HERZOG, D.: Die Politisierung der Lust. Sexualität in der deutschen Geschichte des zwanzigsten Jahrhunderts, München: Siedler Verlag, 2005

HIERHOLZER, S. u. a.: Gleichgeschlechtliche Lebensweisen im Kontext der Gesellschaft. Chancen einer Emanzipation durch ein erweitertes Verständnis einer Pädagogik der Vielfalt in der Fachschule für Sozialpädagogik in Niedersachsen. Eigendruck Lüneburg, 2009

HITLER, A.: Mein Kampf, 1925

HITZER, B.: Im Netz der Liebe. Die Protestantische Kirche und ihre Zuwanderer in der Metropole Berlin (1849-1914). Wien: Böhlau, 2006

HULL, I.V.: Sexuality, State, and Civil Society in Germany, 1700–1815. Cornell University Press, 1996

IORDANOVA, L.: Sexual Visions. Images of Gender in Science and Medicine between the Eighteenth and Twentieth Centuries. Univ of Wisconsin Press, 1989

JÜTTE, R.: Lust ohne Last. Geschichte der Empfängnisverhütung von der Antike bis zur Gegenwart, München: Verlag C.H. Beck, 2003

KINSEY, A. C.: Homosexuality: Criteria for a hormonal explanation of the homosexual. J. Clin. Endocrinol. 1: 424–428, 1941

KLEINAU, E.: Lust und Last der „Freien Liebe". Sexualität in den Theorien des frühen Sozialismus. In: Interdisziplinäre Forschungsgruppe Frauenforschung: Liebes- und Lebensverhältnisse. Sexualität in der feministischen Diskussion, Frankfurt/M.: Campus Verlag GmbH, 1990

KLEINSCHMIDT, K.: Jugend in Gefahr, Berlin: Kongress Verlag, 1954

KLUGE, N.: Sexualverhalten jugendlicher heute: Ergebnisse einer repräsentativen Jugend- und Elternstudie über Verhalten und Einstellungen zur Sexualität, Weinheim: Beltz Juventa, 1998

KRAUSE, C.: „Hetärismus" und „Freie Liebe" gegen „Bürgerliche Verbesserung". Franziska zu Reventlow in den „Züricher Diskussionen". In: Roebling, I.: Lulu, Lilith, Mona Lisa ... Frauenbilder der Jahrhundertwende, Freiburg: Centaurus Verlag, 1989

KUHN, A.: Die proletarische Familie. Wie Arbeiter in ihren Lebenserinnerungen über den Ehealltag berichten. In: Haumann, H.: Arbeitsalltag in Stadt und Land. Neue Wege der Geschichtsschreibung, 1982

LAUTMANN, R. et al.: Männerliebe im alten Deutschland. Sozialgeschichtliche Abhandlungen. Hamburg: Männerschwarm Verlag GmbH/Rosa Winkel, 1992

LAUTMANN, R.: Soziologie der Sexualität. Erotische Körper, intimes Handeln und Sexualkultur, Weinheim: Beltz Juventa, 2002

LIPP, C.: Die Innenseite der Arbeiterkultur. Sexualität im Arbeitermilieu des 19. und frühen 20. Jahrhunderts. In: van Dülmen, R.: Arbeit, Frömmigkeit, Eigensinn, Frankfurt/M.: S. Fischer Verlag, 1990

LIPP, C.: Dörfliche Formen generativer und sozialer Reproduktion. In: Kuschuba, W. et al.: Dörfliches Überleben. Zur Geschichte materieller und sozialer Reproduktion ländlicher Gesellschaften im 19. und frühen 20. Jahrhundert, Tübinger Vereinigung für Volkskunde, 1982

LIPP, C.: Sexualität und Heirat. In: Ruppert, W.: Die Arbeiter. Lebensformen, Alltag und Kultur von der Frühindustrialisierung bis zum „Wirtschaftswunder", Frankfurt/M.: Büchergilde Gutenberg, 1986

LINDNER, U.: Gesundheitspolitik in der Nachkriegszeit. Großbritannien und die Bundesrepublik Deutschland im Vergleich, Berlin: Oldenbourg Verlag, 2004

LINSE, U.: Arbeiterschaft und Geburtenentwicklung im deutschen Kaiserreich von 1871. In: Archiv für Sozialgeschichte 12, 1972

LINSE, U.: Über den Prozeß der Syphilisation. Körper und Sexualität um 1900 aus ärztlicher Sicht. In: Schuller, A. et al.: Vermessene Sexualität. Heidelberg: Springer-Verlag, 1987

LISBERG-HAAG, I.: Die Unzucht – das Grab der Völker. Die Evangelische Sittlichkeitsbewegung und die „sexuelle Moderne" (1870–1918), Münster: Lit-Verlag, 1999

MARTIN, B.; NIEMANN, B.: Die anderen Gesichter der Sexualität. In: Sielert, U., Valtl, K.: Sexualpädagogik lehren. Didaktische Grundlagen und Materialien für die Aus- und Fortbildung, Weinheim: Beltz, 2000

Masters, W.H., Johnson, V.E.: Human sexual response. Little Brown, 1966

MASTERS, W., JOHNSON, V.: Die sexuelle Reaktion, Reinbek: Rororo, 1967

MATZ, K. J.: Pauperismus und Bevölkerung . Die gesetzlichen Ehebeschränkungen in den süddeutschen Staaten während des 19. Jahrhunderts. J.-P. Kintz, 1980

MC CANN, C.R.: Birth Control Politics in the United States 1916-1945. Cornell University Press, 1994

MERTENS, W.: Entwicklung der Psychosexualität und der Geschlechtsidentität. Band 1 Geburt bis 4. Lebensjahr. Stuttgart: Kohlhammer, 1997

MIDDENDORF, S.: Massenkultur, Göttingen: Wallstein Verlag, 2009

NEUMANN, R. P.: Working-Class Birth Control in Wilhelmine Germany. In: Comerative Studies in Society and History 20, 1978

OFFIT, A.: Das sexuelle Ich, Berlin: Ullstein Verlag, 1979

OOSTERHUIS, H.: Stepchildren of Nature. Krafft-Ebing, Psychiatry and the Making of Sexual Identity. Univ of Chicago Press, 2000

PFISTER, U.: Globalisierung und Industrialisierung im 18. und 19. Jahrhundert, 2008, Abgerufen unter: www.wiwi.uni-muenster.de/wisoge/md/studium/ss08/s07landwirtschaftpi.pdf (27.10.2015)

RITTER, G.A.; TENFELDE, K.: Arbeiter im Deutschen Kaiserreich 1871 bis 1914, Bonn: Verlag J.H.W. Dietz Nachf., 1992

ROLF, M.: Rausch und Diktatur. Inszenierung, Mobilisierung und Kontrolle in totalitären Systemen, Frankfurt/M.: Campus Verlag GmbH, 2006

ROSENBAUM, H.: Formen der Familie. Untersuchung zum Zusammenhang von Familienverhältnissen, Sozialstruktur und sozialem Wandel in der deutschen Gesellschaft des 19. Jahrhunderts, Berlin: Suhrkamp Verlag, 1982

ROSENBAUM, H.: Proletarische Familien. Arbeiterfamilien und Arbeiterväter im frühen 20. Jahrhundert zwischen traditioneller, sozialdemokratischer und kleinbürgerliche Orientierung. Berlin: Suhrkamp Verlag, 1990

ROTH, P. W.: Beiträge zur Handels- und Verkehrsgeschichte. Selbstverlag, 1978

SCHASER, A.: Frauenbewegung in Deutschland 1848–1933, WBG, 2006

SCHIEDER, E.A.M.: Das Haberfeldtreiben. Ursprung, Wesen, Deutung, München: Herbert Utz Verlag, 1983

SCHILLING, H.: Frühzeitliche Formierung und Disziplinierung von Ehe, Familie und Erziehung im Spiegel calvinistischer Kirchenratsprotokolle. In: Prodi, P et al.: Glaube und Eid. Treueformeln, Glaubensbekenntnisse und Sozialdisziplinierung zwischen Mittelalter und Neuzeit. Berlin: Oldenbourg Verlag, 1993

SCHLUMBOHM, J.: Gesetze, die nicht durchgesetzt werden- ein Strukturmerkmal des frühzeitlichen Staates? In: Geschichte und Gesellschaft 23, 1997

SCHMIDT, G.: Sexuelle Motivation und Kontrolle. In: Schorsch, E. et al. Ergebnisse zur Sexualforschung-Arbeiten aus dem Hamburger Institut für Sexualforschung. Köln 1975, S. 30–47, 1975

SCHMIDT, R.B.; SIELERT, U.: Sexualpädagogik in beruflichen Handlungsfeldern, Köln: Bildungsverlag Eins, 2012

SCHULTE, R.: Sperrbezirke. Tugendhaftigkeit und Prostitution in der bürgerlichen Welt, Frankfurt/M.: Syndikat Verlag, 1984

SCHWERHOFF, G.: Verordnete Schande? Spätmittelalterliche und frühneuzeitliche Ehrenstrafen zwischen Rechtsakt und sozialer Sanktion. In: Blauert, A. et al.: Mit den Waffen der Justiz. Zur Kriminalgeschichte des Spätmittelalters und der Frühen Neuzeit, Frankfurt/M.: S. Fischer Verlag, 1993

SEYFRATH-STUBENRAUCH, M.: Erziehung und Sozialisation in Arbeiterfamilien im Zeitraum 1870 bis 1914 in Deutschland. Ein Beitrag historisch-pädagogischer Sozialisationsforschung zur Sozialgeschichte der Erziehung. Lang, 1985

SHORTER, E.: Bäuerliches Heiratsverhalten und Ehebeziehungen in der vorindustriellen Gesellschaft. In: Rosenbaum, H. (Hrsg.): Seminar Familie und Gesellschaftsstruktur, Berlin: Suhrkamp Verlag, 1978

SIELERT, U.: Sexualpädagogik. Konzeption und didaktische Anregungen, Weinheim: Beltz, 1993

SIGUSCH, V.: Geschichte der Sexualwissenschaft, Frankfurt/M.: Campus Verlag GmbH, 2008

SIGUSCH, V.: Personenlexikon der Sexualforschung, Frankfurt/M.: Campus Verlag GmbH, 2009

SILIES, E. M.: Liebe, Lust und Last. Die Pille als weibliche Generationserfahrung in der Bundesrepublik 1960–1980. Wallstein, 2010

SPIEGEL ONLINE: Femen-Demonstration in Madrid: Aktivistinnen bewerfen Erzbischof mit Slips. Erschienen am 03.02.2014. Abgerufen unter: www.spiegel.de/panorama/femen-demonstration-in-madrid-erzbischof-mit-slips-beworfen-a-950810.html (15.10.2015).

SPREE, R: Geburtenrückgang in Deutschland vor 1939. Verlauf und schichtspezifische Ausprägung. In: Demografische Informationen, 1984

STEINBACHER, S.: Wie der Sex nach Deutschland kam. Der Kampf um Sittlichkeit und Anstand in der frühen Bundesrepublik. Siedlerverlag, 2011

STERN: Ungewissheit führt ins Verhängnis. STERN 26/1961.

STERN (1961a): Eine Pille reguliert die Fruchtbarkeit. STERN 26/1961.

SÜDDEUTSCHE ZEITUNG: Streifchen. vom 12.12.1949

TOULMIN, S. E.: Menschliches Erkennen, I: Kritik der kollektiven Vernunft, Berlin: Suhrkamp Verlag, 1978

UHSE, B., PRAMANN, U.: Ich will Freiheit für die Liebe, Berlin: List Taschenbuch, 2001

UNIVERSITÄT BIELEFELD: Geschichte der Frauenbewegung im bundesdeutschen Kontext, 2014 Abgerufen unter. www.uni bielefeld.de/gendertexte/geschichte_der_frauenbewegung.html (15.10.2015)

USBORNE, C.: Cultures of Abortion in Weimar Germany, Berghahn Books, 2007

VENETTE, N.: Abhandlungen von Erzeugung des Menschen, Nabu Press, 1738

WAWERZONNEK; M.: Implizite Sexualpädagogik in der Sexualwissenschaft 1886-1933, Bonn: Pahl-Rugenstein, 1984

WESLEY, A.; LEIBBRAND, W.: Von der „Psyhopathia sexualis" zur Sexualwissenschaft, Stuttgart: Enke, 1959

WINKELBAUER, T.: Grundherrschaft, Sozialdisziplinierung und Konfessionalisierung in Böhmen, Mähren, und Österreich unter der Enns im 16. und 17. Jahrhundert. In: Bahlcke, J. et al.: Konfessionalisierung in Ostmitteleuropa. Wirkungen des religiösen Wandels im 16. und 17. Jahrhundert in Staat, Gesellschaft und Kultur, Stuttgart: Franz Steiner Verlag, 1999

WLASICH, G. J.: Von der grünen Apotheke zum Weltunternehmen. Historischer Jahresstrang Schering, Schering Aktiengesellschaft, 1997

ZEIT ONLINE (2014): Gehaltsunterschied Frauen bekommen 22 Prozent weniger Lohn als Männer. Abgerufen unter: www.zeit.de/karriere/beruf/2014-03/lohnunterschied-gender-pay-gap-bezahlung (15.10.2015).

ZÖTTLEIN, H.: Unzüchtige Frauen – Unzüchtige Männer. Nichteheliche Paarbeziehungen in der kurhessischen Landstadt Zierberg im Vormärz. In: Archiv für Sozialgeschichte 38, 1998

3 Sexuelle Entwicklung und Biografie des Menschen

Aus den vorangegangenen Kapiteln wurde deutlich, dass die Vorstellung, was Sexualität ist, kulturellen und historischen Wandlungen unterworfen ist. Selbiges gilt auch für die psychosexuelle Entwicklung des Menschen, was im Folgenden von der Geburt bis zum Tode dargestellt wird.

Sexualität wird wie alle anderen Lebensbereiche erlernt. In der Psychologie spricht man von **sexuellen Skripten**, die durch Sozialisation erworben werden (vgl. Gagnon 1977). Dabei ist zu bedenken, dass die Sexualität ein **lebenslanger Prozess** ist. Schon vor der Geburt ist der Mensch ein sexuelles Wesen. Neuere Aufnahmen aus der Gebärmutter zeigen, dass schon Kinder im Mutterleib an ihren Genitalien spielen (vgl. Nilsson 2003).

Beim Betrachten der Forschungsliteratur zur sexuellen Entwicklung des Menschen fällt auf, dass die Forschungslage unterschiedlich weit vorangeschritten ist. So ist die Erforschung der kindlichen Sexualität weniger ausgereift als die der Jugendsexualität. Die **Alterssexualität** ist erst in jüngster Zeit im Fokus der Forschung (vgl. Lautmann 2002). Wie bei allen Entwicklungsverläufen gilt auch für die sexuelle Entwicklung, dass diese nicht statisch ist, sondern dass die Menschen sich individuell entwickeln. Daraus folgt, dass Altersangaben ausschließlich als Orientierungshilfen dienen können. Da dieses Buch den Anspruch hat, Sexualität in seiner Breite darzustellen, ist es unumgänglich, die sexuelle Entwicklung des Menschen von Anbeginn bis zum Tode darzustellen. Auch wenn es für die Fachkräfte der Altenpflege komisch anmuten mag, sich zunächst mit den sexuellen Entwicklungsstadien der Kleinstkinder zu befassen, so macht dies dennoch Sinn, da alle ihre Klienten diesen Prozess der sexuellen Sozialisation durchlebt haben und im hohen Alter teilweise wieder in diese Entwicklungsstadien zurückfallen.

Merke

Sexualität ist erlernbar. Grundsätzlich ist **sexuelle Entwicklung** individuell unterschiedlich. Entwicklungsalter sind daher bestenfalls eine Orientierungshilfe. Nicht alle Entwicklungsstadien müssen von allen Menschen zwangsläufig durchlaufen werden.

3.1 Das erste Lebensjahr

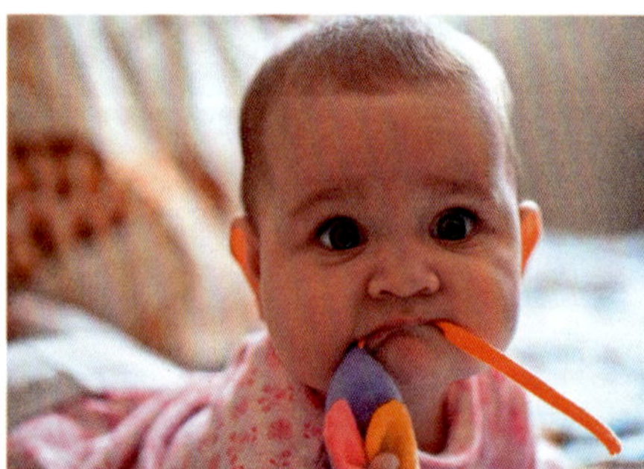

Abb. 3.1: *Orale Phase*

Das erste Lebensjahr ist das Jahr des Mundes. Kleine Kinder erfahren ihre Umwelt über die Haut und den Mund. Sigmund Freud nannte diese Phase **orale Phase** (vgl. Freud 2010). In dieser Phase sind sinnliche Erfahrungen elementar für die Kinder. Löbner (1998) bezeichnet den Mund als Lust- und Erkundungsorgan.

Neben der Erkundung der Umwelt durch den Mund ist eine weitere wichtige Entwicklungsaufgabe des Kinds, ein **Urvertrauen** zu seinen Bezugspersonen aufzubauen. Dieses Urvertrauen entsteht vor allem durch körperlich-emotionale Zuwendung wie Streicheln beim Wickeln oder durch Liebkosungen. Mertens merkt dazu an: „Im Falle eines glücklichen Dialogs führt dies zu der Erfahrung von Urvertrauen und bei Erwachsenen zu einem Harmonieren der Körper, einer großen sinnlichen Freude in allen Arten des gegenseitigen Streichelns, Schaukelns und Wiegens und im psychischen Sinn zu einem Sich-aufgehoben-Fühlen in der Beziehung“ (Mertens 1997: 57). Mit Ende des ersten Lebensjahrs, können viele Kinder sich schon fortbewegen (krabbeln, laufen) und haben damit die Chance, sich ihre Interaktionspartner selbst auszusuchen. Dieser Umstand ermöglicht es ihnen, „Nähe und Getrenntsein, zwischen Loslassen und Festhalten und zwischen sich selbst und den anderen [zu] beherrschen“ (Löbner 1998).

Merke

Das **erste Lebensjahr** ist durch das Erkunden der Welt durch den Mund (orale Phase) gekennzeichnet. Die Kinder sind auf viel emotional-körperliche Zuwendung angewiesen, damit sie ein Urvertrauen entwickeln können.

3.2 Das zweite Lebensjahr

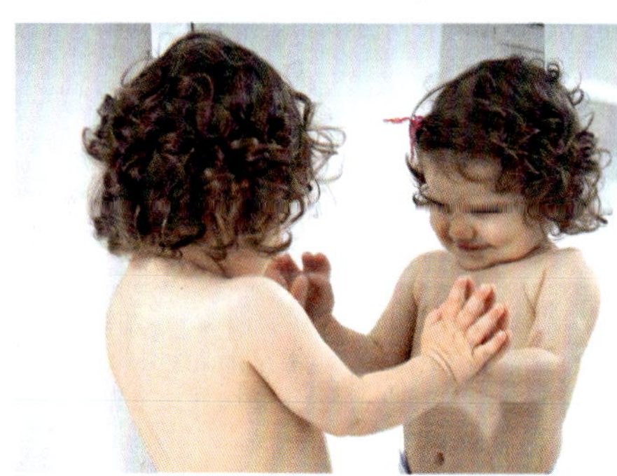

Abb. 3.2: *Das Kind entdeckt sich und seine Körperteile.*

Im zweiten Lebensjahr stehen die Genitalien im Fokus der Aufmerksamkeit des Kindes. **Freud** nennt diese Phase „**Phallische Phase**“, verortet diese jedoch in das vierte Lebensjahr (vgl. Freud 2010). In dieser Phase berühren die Kinder häufig ihre Genitalien und empfinden dies als lustvoll. **Schuhrke** nennt diesen Umstand „Körperentdeckung“ und betont die Wichtigkeit dieser Phase „[...] schon deshalb, weil hier notwendige Informationen über den Körper erstmals aufgenommen und organisiert werden“ (Schuhrke 1997).

Schuhrke untersuchte 26 Kinder in 25 Familien. Aus den Aufzeichnungen der Sorgeberechtigten ließ sich folgendes Muster bei der Beschäftigung mit den Genitalien ableiten: visuelle Beschäftigung, Manipulation, Versuch der Kinder, Genitalien bloßzulegen, Körperpflege, Benennung der Geschlechtsorgane, Kommentare zur Geschlechtsregion und Aufforderung Dritter zur Manipulation der Genitalregion (vgl. ebd.). Neben der eigenen Erkundung ist auch die Erkundung der Genitalien der Sorgeberechtigten für diese Altersgruppe von Bedeutung. Häufig beobachten Kinder ihre Sorgeberechtigten bei der Morgentoilette oder beim Baden (vgl. Schuhrke 1994). Neben dem Erkundungsverhalten begreifen die Kinder nach und nach, dass es verschiedene Geschlechter gibt, und ordnen sich ihrem Geschlecht zu.

> **Merke**
>
> Im **zweiten Lebensjahr** ist die Aufmerksamkeit der Kinder auf ihre Genitalien gelegt. In dieser Phase werden die Grundlagen der Geschlechtsidentität erworben.

3.3 Das dritte Lebensjahr

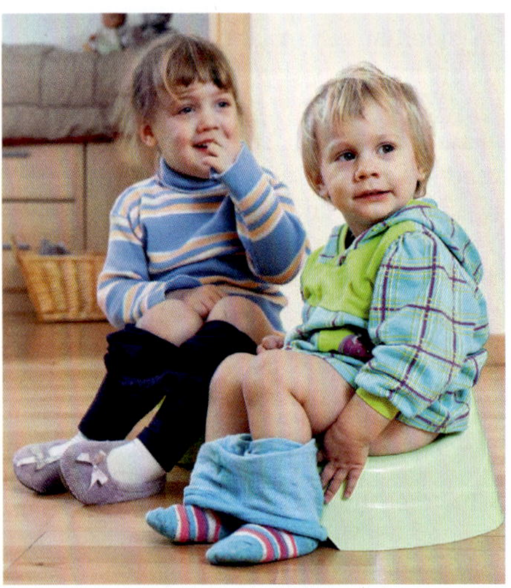

Abb. 3.3: *Anale Phase – Sauberkeitserziehungsversuche*

Zentrales Thema des **dritten Lebensjahrs** ist die Sauberkeitserziehung (vgl. Löbner 1998). **Freud** bezeichnet diese Phase als „**anale Phase**" (vgl. Freud 2010). Dem Kind ist es anatomisch nun das erste Mal möglich, seinen Schließmuskel zu kontrollieren. Ausscheidungsvorgänge werden als lustvoll erlebt. Das Ausscheiden fördert ein Bewusstsein der Selbstwirksamkeit: ‚In dem Moment, wo ich mich anstrenge, kommt etwas aus mir heraus.' Dieses Aus-sich-Herausproduzieren ist für Kinder dieses Alters ein identitätsstiftender Moment. Oftmals wird auch mit dem ausgeschiedenen Kot gespielt. Hier ist darauf zu achten, dass dies aus hygienischen Gründen nicht geschieht. Stattdessen können Knete und Ton bzw. Sand und Matsch angeboten werden.

Auch sprachlich ist das Kind nun in der Lage, seine Bedürfnisse zu äußern. Die Kinder befinden sich in der „Ich-Phase"/„Phase der Willensbildung" und verbalisieren ihre Bedürfnisse mit Nachdruck. Daher ist es gerade in dieser Phase wichtig, ein „Nein" der Kinder insbesondere in Bezug auf sexuellen Missbrauch zu respektieren. Das dritte Lebensjahr, in dem die Jungen und Mädchen, inter- und transsexuellen Menschen die Erfahrung machen, dass sie über ein „Nein" Dinge abwenden können, muss genutzt werden. Nur so sind sie in der Lage, bei Grenzverletzungen ihren Standpunkt klarzumachen. Dies gilt natürlich auch für alle weiteren Lebensphasen.

Im Spiel der Kinder ist nun stärker das Rollenspiel zu beobachten. Die Kinder erproben mit ihren Peers (Gleichaltrigen) oder mit Erwachsenen ihre Geschlechtsrolle im Spiel. Es kann davon ausgegangen werden, dass bereits in dieser Phase die Geschlechtsrolle verinnerlicht wird (vgl. Milhofer 1998). **Oerter** konnte nachweisen, dass Kinder dieses Alters geschlechtsspezifische Spielsachen zuordnen können (vgl. Oerter 1998). Auch das Interesse an sexuellen Vorgängen ist bei den Kindern dieses Alters zu beobachten.

Merke

Das **dritte Lebensjahr** (anale Phase) ist gekennzeichnet durch die Freude an Ausscheidungsvorgängen. Hier lernen die Kinder, ihren Schließmuskel zu beherrschen. Die sprachliche Entwicklung ist so weit vorangeschritten, dass das Kind nun klar seine Grenzen verbalisieren kann. Kinder mit sprachlichen Einschränkungen müssen besonders sensibel beobachtet werden, um ihre Grenzen zu erkennen und zu respektieren.

3.4 Das vierte Lebensjahr

Im **vierten Lebensjahr** sind **soziale Regeln** und die **Entwicklung von Körperscham** zentrale Entwicklungsschritte des Kindes. Nun verlieben sich Kinder häufig in den gegengeschlechtlichen Elternteil. Durch die immer größer werdende Eigenständigkeit des Kindes erhöht sich auch dessen Bedürfnis nach eigenständigen sozialen Kontakten zu anderen Kindern. Gerade der Besuch von Kindertageseinrichtungen kommt den Kindern in diesem Bedürfnis entgegen.

Interessant ist, dass schon die Kleinsten heteronormative Paarungsmuster verfolgen und wenig gleichgeschlechtliche Liebesbeziehungen bekundet werden (vgl. Milhofer 1998). Dieser Umstand hängt stark damit zusammen, dass Kinder Sexualität erlernen. So belohnen besonders Mütter geschlechtstypisches Verhalten von Mädchen und Väter geschlechtstypisches Verhalten von Jungen. Gleichzeitig wird geschlechtsuntypisches Verhalten bestraft (vgl. Langlois/Downs 1980).

Auch die Spielzeugindustrie nutzt dieses Junge- vs. -Mädchen-Schema und stellt spezifische Spielzeuge her, die eher von Jungen bzw. von Mädchen bevorzugt werden sollen. Neben den Rollenspielen wird auch der Körper desselben und des anderen Geschlechts interessant. Oftmals kann man Kinder bei gemeinsamen Toilettengängen beobachten, wie sie ihre Geschlechtsteile miteinander vergleichen. Hierbei ist zu bedenken, dass Kinder auch in diesem Bereich kleine Forscher sind, die die Welt aktiv erkunden. Allerdings muss hier einschränkend bemerkt werden, dass Kinder zwischen dem vierten und siebten Lebensjahr auch ein natürliches Schamgefühl entwickeln. Je nach Persönlichkeit des Kindes, sind diese in diesem Alter noch mehr am Erkunden interessiert oder aber am Verbergen ihrer Geschlechts- und Ausscheidungsvorgänge (vgl. Schuhrke 1999).

Merke

Das **vierte Lebensjahr** ist durch eine Ambivalenz zwischen Körpererkundung und einsetzender Körperscham gekennzeichnet. Das Rollenspiel (besonders Vater-Mutter-Kind-Spiele) wird von den Kindern häufig durchgeführt, um ihre Geschlechtsrolle zu erproben. Hierbei werden die Kinder durch ihre Bezugspersonen für geschlechtstypisches Verhalten belohnt. Geschlechtstypisches Verhalten wird nicht nur durch die Bezugspersonen präferiert, sondern auch durch Spielzeug verstärkt.

3.5 Das fünfte Lebensjahr

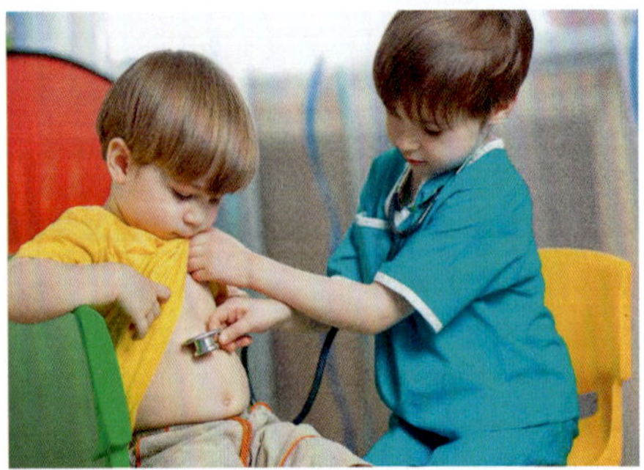

Abb. 3.4: *Doktorspiele*

Das **Rollenspiel** verliert auch im **fünften Lebensjahr** nicht an Bedeutung für die Kinder. Das Vater-Mutter-Kind-Spiel wird nun häufig durch „Doktorspiele" ersetzt, bei denen der Patient/die Patientin auch im Genital-/Analbereich untersucht wird (vgl. Löbner 1998). Hier ist es wichtig, dass darauf geachtet wird, dass Kinder Rückzugsräume für Doktorspiele bekommen. Mit den Kindern müssen klare Regeln vereinbart werden wie, dass ein „Nein" eines anderen Kinds auch „Nein" bedeutet und nicht übergangen werden darf. Auch sollte darauf geachtet werden, dass in den Rückzugsräumen keine spitzen Gegenstände vorzufinden sind. Grundsätzlich gilt, dass Doktorspiele nicht sanktioniert oder verboten werden sollten, da diese eine sehr sensible Phase innerhalb des Sexuallernens darstellen.

Im Rollenspiel ist häufig zu beobachten, wie Kinder nun Hochzeit spielen und erste „Liebesbeziehungen" eingehen. In diesen Beziehungen werden erste wichtige Erfahrungen hinsichtlich der Emotionsregulation erlernt. So kommt es häufig vor, dass die Kinder bei Streitereien die Aufhebung der zuvor geschlossenen Ehe verkünden „Du bist nicht mehr mein Freund" oder „Jetzt heirate ich einen anderen" (vgl. Löbner 1998).

> **Merke**
>
> Das **fünfte Lebensjahr** steht im Zeichen der Doktorspiele. Der Körper des anderen und desselben Geschlechts werden intensiv erforscht.

3.6 Das sechste Lebensjahr

„Mädchen sind doof, Jungen auch", so könnte das **sechste Lebensjahr** am treffendsten beschrieben werden. In dieser Phase konzentrieren sich die Geschlechter auf ihr jeweiliges Geschlecht. Jungen finden Mädchen plötzlich doof und zickig und umgekehrt. In dieser Phase sind die Kinder stark darauf bedacht, dass sie sich geschlechtsrollenkonform verhalten. Wurde die Jahre zuvor durch die Bezugspersonen geschlechtsuntypisches Verhalten bestraft, erfolgt dies nun durch die Peers (Gruppe der Gleichaltrigen). Ein Junge, der sich nicht geschlechtsrollenkonform verhält, wird dafür von seinen Geschlechtsgenossen schnell als „Mädchen" bezeichnet, was als schwerwiegender Ausschluss aus der Geschlechtergruppe empfunden werden kann. Mädchen neigen in dieser Phase häufig dazu, sich sehr mädchenhaft zu geben. Auch Kleidung, die scheinbar mädchenhaft ist (besonders Rosa), wird nun durch die Mädchen bevorzugt getragen. Für die Kinder ist es besonders wichtig, dazuzugehören. Es gibt nichts Schlimmeres, als von den gleichgeschlechtlichen Peers nicht als geschlechtsangemessen angesehen zu werden. „[...] Die Kinder [suchen] jeweils die Selbstvergewisserung als Mädchen bzw. Junge [...], das ausschließliche Zusammensein mit ihresgleichen dient der Identitätssicherung" (Philipps 2000).

Alter	Psychosoziale Krisen nach Erikson	Psychosexuelle Entwicklung in Anlehnung an Freud	Ausdrucksformen kindlicher Sexualität	Kindliches Sexualwissen in Anlehnung an Volbert
1. Lebensjahr	Vertrauen vs. Misstrauen; erste psychosomatische Eigenleistung: saugen, verdauen, schlafen; die erste psychische Leistung ist es, zu erkennen, dass die Mutter eine andere Person ist; durch die Art der Versorgung entsteht Urvertrauen oder Misstrauen	Orale Phase; die Welt mit dem Mund begreifen; Feuchtwerden der Vagina bei Mädchen; Erektion bei Jungen	Saugen an der Brust oder Flasche; Berührung bewirkt Körpererfahrung, Nähe, Vertrauen, Wohlgefühl, besonders beim Nacktsein; ausgeprägter Tast-Fühl-Sinn der Haut; lustvolles Erleben durch Berührung der Geschlechts- und Sinnesorgane	Kind nimmt Berührungen, Körperkontakt, Nähe, Wärme, Geborgenheit, Zärtlichkeit wahr
2. Lebensjahr	Autonomie vs. Scham, Zweifel; Entstehung von ersten „Machtkämpfen"; das Kind entdeckt die Macht über seinen Körper, verbunden mit dem Zweifel, ob es in Ordnung ist, sich gegen die Eltern zu wehren; Gefühle von Scham entstehen	Anale Phase; Beherrschung des Schließmuskels; Beginn der Sauberkeitserziehung; bei Mädchen kann ein „Penisneid" entstehen	Genitalien erforschen; die Afterzone wird als Quelle der Lust entdeckt (bewusst Loslassen und Festhalten des Stuhlgangs); Selbstbefriedigung; Erlernen der Prinzipien männlich – weiblich; Interesse an den Genitalien anderer, auch der Erwachsenen	Kind stellt Fragen zu Geschlechtsunterschieden; Geschlechtszuordnungen werden richtig vorgenommen, ohne dass diese begründet werden können; Kind kennt Begriffe für die Geschlechtsorgane
3. Lebensjahr	Autonomie vs. Scham; Zweifel; Größenwahn-Fantasien; geschlechtsspezifische Unterschiede werden im Spiel deutlicher; sexuelle Neugier als Wettkampf	Anale Phase; Erkennen und Festlegung der Geschlechtsidentität; Stolz auf Eigenleistung (Kot und Urin); Sauberkeitserziehung; Trotzphase; Einsetzen des Schamgefühls; Wunsch, den Vater oder die Mutter zu heiraten, verbunden mit Eifersucht (ödipale Phase)	Schau- und Zeigelust; „bewusste" Selbstbefriedigung mit Orgasmusfähigkeit; Warum-Fragen; Neugier-Verhalten und Ausprobieren; Interesse an Sprache und Büchern; Verfestigung der Geschlechterrolle; Vater-Mutter-Kind-Spiele	Geschlechtszuordnungen werden mit äußeren Merkmalen begründet

Alter	Psychosoziale Krisen nach Erikson	Psychosexuelle Entwicklung in Anlehnung an Freud	Ausdrucksformen kindlicher Sexualität	Kindliches Sexualwissen in Anlehnung an Volbert
4. Lebensjahr	Initiative vs. Schuldgefühl; das Kind beherrscht seinen Körper und kann ihn kontrollieren; es entsteht ein Drang, die Welt zu erobern; das Kind entdeckt den Geschlechtsunterschied	Phallisch-genitale Phase; Wissbegier; ödipale Phase s. o.	Schau- und Zeigelust; sexuelle Neugier im Forschen (Doktorspiele), im Ausprobieren (Geschlechtsverkehr spielen), im Wissen (Warum-Fragen); Wunsch, den gegengeschlechtlichen Elternteil zu heiraten	Kind stellt Fragen zu Schwangerschaft und Geburt; Kind hat vages Wissen über intrauterines Wachstum und den Geburtsweg
5. Lebensjahr	Initiative vs. Schuldgefühl	Phallisch-genitale Phase; Wissbegier; ödipale Phase s. o.; Bewusstsein über Geschlechtsidentität; verstärkte Identitätsentwicklung; Beginn des „ersten Ablösungsprozesses"; stark ausgeprägtes Schamgefühl	Ausprobieren; natürliches Neugierverhalten, z. B.: Doktorspiele, Rollen ausprobieren, den eigenen Körper und den der anderen erforschen; Entstehung inniger Freundschaften, die mit Liebesgefühlen und dem Bedürfnis nach Wärme und Geborgenheit verbunden sein können	Geschlechtszuordnungen werden (in Abhängigkeit vom Stimulationsmaterial) mit genitalen Unterschieden begründet; Kind hat Kenntnis über den Geburtsweg via Vagina oder via Sectio
6. Lebensjahr	Werksinn/Leistung vs. Minderwertigkeitsgefühl; die spielerische Phase des Erkundens der Welt wird beendet; der „Ernst des Lebens" (Schulzeit) beginnt; Erlernen von Kulturtechniken; Abnabelung von der Familie	Latenzzeit; Kind erkennt Regeln und Grenzen; weiterhin Interesse an Körperlichkeit; Verfestigung der Geschlechtsidentität, meist verknüpft mit der Ablehnung des anderen Geschlechts; Wechsel der Freundschaften	Provokation, besonders verbal durch sexualisierte Sprache, Ausprobieren von Rollen und Extremen, z. B.: Kleidung, Verkleiden	Weiterführende Fragen zur Geburt, aber auch zu Empfängnis und Zeugung sowie über sexuelle Verhaltensweisen der Erwachsenen

Tab. 3.1: *Die sexuelle Entwicklung im Zeitraum vom 1.–6. Lebensjahr (vgl. Amann/Zinser 2003:21)*

3.7 Die Latenzphase – siebtes Lebensjahr bis zur Pubertät

Die Phase zwischen dem **siebten Lebensjahr und dem Beginn der Pubertät** wird in der Psychoanalyse als **Latenzphase** bezeichnet. Die Kinder haben grundlegende Erfahrungen mit ihrer Geschlechtsrolle gemacht und wissen implizit, was von ihnen als Junge bzw. Mädchen gesellschaftlich erwartet wird. Mittlerweile können die Kinder sich klar ihrem jeweiligen Geschlecht zuordnen.

„Die Sexualisierung der Beziehung, wie sie bei vier- bis fünfjährigen Kindern anzutreffen ist, verringert sich deutlich und zärtliche Impulse gewinnen die Oberhand" (Mertens 1996: 117). Diese Phase wird von den Kindern genutzt, um weitere Erfahrungen in Bezug auf ihre Geschlechtsrolle zu sammeln. Dabei unterscheiden sich die Geschlechter insofern, als dass Mädchen verstärkt nach Anerkennung bei den Erwachsenen suchen. Jungen benötigen hingegen stärker die Anerkennung der Peers (vgl. Milhofer 1998). Das bis dahin negative Verhältnis zum anderen Geschlecht verbessert sich zusehends. Plötzlich sind Jungen nicht mehr doof und Mädchen nicht mehr zickig. „Die Kinder spüren, dass körperlich-sexuelle Nähe sehr lustvoll sein kann [...]. Andererseits ist ihnen diese Form von Nähe und Beziehung auch noch fremd und unheimlich" (Gnielka o. J.: 19).

Die Kinder beginnen nun auch verstärkt, sich selbst zu befriedigen. Durch das mittlerweile entwickelte Schamgefühl werden diese Aktivitäten vor den Erwachsenen versteckt. Auch gegenseitige Doktorspiele finden heimlich statt. „Auffällig ist, dass Selbstbefriedigung für Jungen und Männer eine viel selbstverständlichere Angelegenheit ist als für Mädchen und Frauen" (Gnielka o. J.: 29). Die Latenzphase ist für Jungen häufig problematischer als für Mädchen. Da der gesamte Elementar- und Grundschulbereich von Frauen dominiert wird, sind Jungen in einer „permanenten Beweispflicht (ihrer) Männlichkeit, vor allem in der männlichen Peergroup" (Milhofer 1998: 97). Dies lässt sich gut auf Schulhöfen beobachten, auf denen Jungen häufig ihre Kräfte in Kampfspielen und Rangeleien erproben.

Mit zunehmendem Alter erfolgt auch kognitiv ein Entwicklungsschub. Die Kinder können nun auch komplexere Sozialbeziehungen besser verstehen. „Erst im Laufe der Grundschulzeit können sie [die Kinder] verstehen, dass ein Kind nicht deshalb entsteht, weil Mama und Papa sich lieb haben oder verheiratet sind, sondern weil nach dem Geschlechtsverkehr im Körper der Mutter eine Befruchtung von Samen und Eizelle stattfindet" (Gnielka o. J.: 25). Grundsätzlich sind Kinder jetzt auch in der Lage, den Lustaspekt der Sexualität zu verstehen. Dieser wird aber von den Erwachsenen häufig ausgespart, aus Sorge, die Kinder damit zu überfordern. Dabei sind Kinder in diesem Alter häufig noch unbefangen und stellen viele Fragen rund um das Thema Liebe, Sexualität und Lust.

Merke

Die **Latenzphase** ist durch einen grundsätzlichen Rückgang der sichtbaren Sexualität gekennzeichnet. Sexuelle Erfahrungen zwischen den Kindern finden zwar dennoch statt, nun aber heimlich, aufgrund ihres entwickelten Schamgefühls. Die Beziehungen zum anderen Geschlecht entspannen sich und erste Annäherungsversuche sind sichtbar, aber noch mit starken Unsicherheiten und Ängsten besetzt.

3.8 Sexuelle Entwicklungen im Jugendalter

Das Jugendalter ist von verschiedenen Entwicklungsaufgaben gekennzeichnet, die **Havighurst** bereits 1972 zusammengestellt hat. Trotz der langen Zeitspanne zwischen 1972 und heute sind die meisten Entwicklungsaufgaben gleich geblieben.

Dreher/Dreher (1985) haben die **Entwicklungsaufgaben für das Jugendalter** zusammengefasst:
- Reifere Beziehungen zu Altersgenossen beiderlei Geschlechts aufbauen und erhalten
- Übernahme der männlichen bzw. weiblichen Geschlechtsrolle
- Akzeptanz des eigenen (veränderten) Körpers
- Emotionale Unabhängigkeit von Bezugspersonen erreichen
- Vorbereitung auf Ehe/eingetragene Lebenspartnerschaft und Familienleben
- Vorbereitung und Ausbau der beruflichen Karriere
- Sozial verantwortliches Verhalten anstreben

Aus den Erkenntnissen von Havighurst und Dreher/Dreher, entwickelte Fend (2003) einen erweiterten handlungsorientierten Ansatz. Fend geht davon aus, dass Jugendliche in eine Gesellschaft eingebunden sind, diese aber auch beeinflussen können. Somit ist die sexuelle Entwicklung des Jugendalters durch eine Wechselwirkung zwischen ihm und der Gesellschaft gekennzeichnet.

Fend macht dafür **zwei Aspekte bzw. Entwicklungsaufgaben** fest:
- Den Körper bewohnen lernen
- Umgang mit Sexualität lernen

Unter der Überschrift „**Den Körper bewohnen lernen**" versteht Fend vor allem ein durch die Gesellschaft vorgegebenes Körperideal. Durch Werbung, Kosmetik- und Textilindustrie wird Jugendlichen suggeriert, wie ein idealer Mann/eine ideale Frau auszusehen, sich zu kleiden und zu schminken hat. Die wenigsten Jugendlichen und auch Erwachsenen können diesem, häufig durch Bildbearbeitung nachgeholfenem Schönheitsideal standhalten. Die einsetzenden körperlichen Veränderungen erschweren es den Jugendlichen zusätzlich, sich anzunehmen. Gerade Mädchen zwischen dem neunten und zwölften Lebensjahr, deren Brüste anfangen zu wachsen, können darauf verunsichert reagieren, wenn ihre Brüste anscheinend zu klein oder zu groß sind. Auch das Einsetzen der Menarche (erste Regelblutung) zwischen dem elften und dreizehnten Lebensjahr, kann zu Verunsicherung bei den Mädchen führen. Die körperliche Entwicklung der Jungen setzt in der Regel später ein, zwischen dem zwölften und sechzehnten Lebensjahr. Die Ejakularche (erste Ejakulation) findet zwischen dem zwölften und siebzehnten Lebensjahr statt (vgl. Kluge 1998). Neuere Forschungen konnten zeigen, dass nicht nur Hormone Gefühlsschwankungen bei den Jugendlichen hervorrufen, sondern dass auch die Jugendlichen Einfluss auf das Hormonsystem haben (vgl. Fend 2003).

Merke

Die **Pubertät** ist kein einheitliches Vorkommnis bei allen Jugendlichen. Wie alle Lebensprozesse ist auch die Pubertät sowohl im Erleben als auch in ihrer Dauer individuell verschieden.

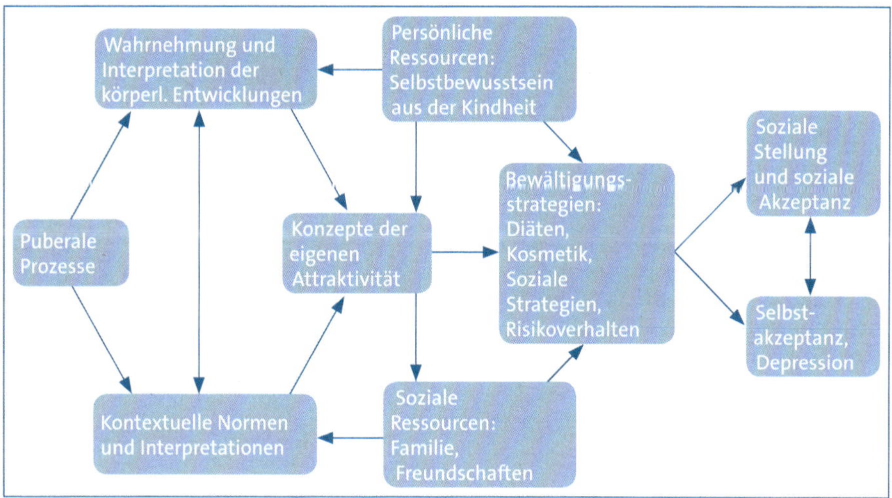

Abb. 3.5: *Modell der Verarbeitungsprozesse der Pubertät (Fend 2003: 229 in Ortland 2008)*

Fend befragte Jugendliche zu ihrem pubertären Prozess und konnte feststellen, dass grundsätzlich die Frage der „Normalität" entscheidende Fragestellungen für Jugendliche aufwirft. Es dreht sich fast alles darum, ob der Junge/das Mädchen normal im Sinne von angemessen für die Peers und das Alter ist. Das Dazuzugehören zur Gruppe ist von größter Wichtigkeit. Das Tragen gleicher Klamotten, das Hören der gleichen Musik sind Ausdruck von Zugehörigkeit und damit ein Indikator für Normalität. Fend befragte Mädchen in der Schweiz und fand heraus, dass für sie vor allem das industriell geprägte Schlankheitsideal maßgebend für Normalität war. Die wenigsten Mädchen können jedoch aufgrund der hormonellen und körperlichen Veränderung in diesem Zeitabschnitt diesem Ideal überhaupt entsprechen. Daraus folgt auch, dass Mädchen ihr Aussehen grundsätzlich negativer bewerten als Jungen (vgl. Mrazek 1987). Auch das Körpergewicht ist ein entscheidender Indikator für Normalität. Zu dick oder zu dünn zu sein, ist eine große Sorge beider Geschlechter. Jungen haben darüber hinaus häufig Probleme mit Akne und ihrem Stimmbruch. Problematisch ist in diesem Zusammenhang besonders, dass Jugendliche, die glauben, unattraktiv zu sein, auch glauben, nicht beliebt zu sein. Dies führt mitunter zu schweren pubertären Krisen. „Mädchen scheinen insgesamt eher Depressionsphänomene zu erleben, Jungen bringen ihre Unausgeglichenheit durch Verhaltensauffälligkeiten zum Ausdruck" (Fend 2003: 251).

Merke

Insgesamt ist die Entwicklungsaufgabe „Den Körper bewohnen lernen" für Jugendliche mit erhöhtem Druck von außen (durch Werbung und Medien) und innerer Anspannung gekennzeichnet. Der Wunsch, dazuzugehören und „normal" zu sein, ist für alle Jugendlichen allgegenwärtig.

3.8.1 Umgang mit Sexualität lernen

Durch das Einsetzen der Geschlechtsreife sind Jugendliche gezwungen, ihre genitale Sexualität mit in ihre Gesamtpersönlichkeit zu integrieren (vgl. Kluge 1998). Sie lernen den **Umgang mit Sexualität**.

Fend beschreibt in diesem Zusammenhang vor allem **zwei Entwicklungsanforderungen**:
- sexuelle Authentizität: „Sexualität muss in das eingebettet sein, was eine Person für sich als gut und ihr gemäß empfinden kann." (Fend 2003: 257)
- Verknüpfung von Sexualität und sozialer Bindung

In Frühformen haben schon kleine Kinder erste „Liebesbeziehungen", in denen verschiedene Gefühlsregungen erlernt werden. Während der Pubertät werden diese Beziehungen intensiviert und um den Geschlechtsakt bzw. Vorstufen wie Petting erweitert. „Zu lernen, Liebesbeziehungen einzugehen und zu lösen, könnte deshalb mit Fug und Recht als die übergeordnete Aufgabe angesehen werden. Die Bewältigung der Sexualität wird damit ein Kernaspekt der sozialen Entwicklungsaufgabe im Jugendalter" (Fend 2003: 258). Für die meisten Jugendlichen stellt die zweite Entwicklungsanforderung eine hohe Herausforderung dar. Das Eingehen dauerhafter Beziehungen ist schwierig, da noch keine Vorerfahrungen bestehen, wie in einer Beziehung kommuniziert werden kann. So haben die meisten Jugendlichen Fragen in Bezug auf das Ansprechen von Problemsituationen innerhalb der Partnerschaft. Häufig zerbrechen erste Beziehungen schnell, da in ihnen erste Schritte zur gemeinsamen Paarbeziehung erlernt werden (vgl. Plies/Nickel/Schmidt 1999).

3.9 Sexuelle Entwicklung zwischen Jugend und Alter bei Frauen

In diesem Abschnitt werden die sexuellen Entwicklungsschritte von Frauen nach Beendigung der Pubertät thematisiert.

Dies geschieht daher, da gegenwärtig weibliche Sexualität immer in Abhängigkeit zu männlicher Sexualität gedacht, erlebt und konstruiert wird (vgl. Connell 1999, Butler 1991). Diese „hegemoniale Männlichkeit" führt dazu, dass Weiblichkeit immer in Abhängigkeit zu männlichen Vorstellungs- und Deutungsmustern geschieht. Auch wenn nicht alle Männer den Typus des Machos verkörpern, so profitieren sie von der „patriarchalen Dividende", also dem Umstand, dass sich alles den männlichen Maßstäben unterwirft. Dieser Umstand ist durchaus nicht für alle Männer vorteilhaft. So leiden durchaus Gruppen wie Homo-, inter- und transsexuelle Männer/Menschen unter geltenden Männlichkeitsnormen. Heterosexuelle leiden, sobald sie sich aktiv gegen dieses Bild wenden und dieses infrage stellen. Aufgrund dessen wird an dieser Stelle lediglich die weibliche Entwicklung thematisiert, da sich die männliche aus den Ausführungen herleitet.

Merke

Gegenwärtig gibt es noch keine Grundlagenforschung bezüglich anderer Geschlechterkonstruktionen. Ausführungen, die sich auf inter- und transsexuelle Menschen beziehen, existieren noch nicht, da diese Gruppe bislang noch nicht im Fokus sexualwissenschaftlicher Betrachtungsweisen stand.

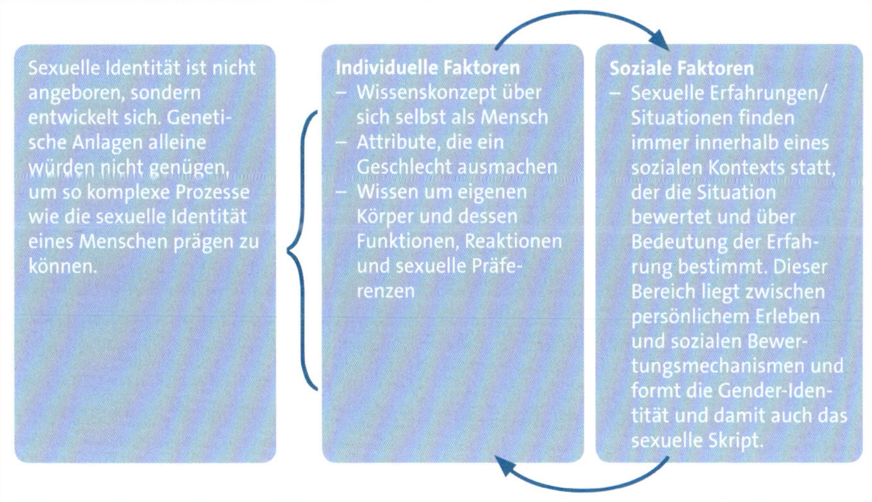

Abb. 3.6: *Sexuelle Skripte (vgl. Laws/Schwartz 1977)*

Die bisherigen Ausführungen suggerieren, dass die sexuelle Entwicklung mit der Beendigung der Pubertät abgeschlossen ist. Dies ist **nicht** der Fall. **Laws/Schwartz** verweisen auf die **Skripttheorie** und differenzieren diese aus. Demnach ist Sexualität ein lebenslanger sich immer wieder neu herstellbarer Prozess, der niemals bzw. erst mit dem Tod des Individuums seinen Abschluss findet (vgl. Laws/Schwartz 1977). Demnach formen sexuelle Skripts: „sexuelles Erleben, Verhalten und Handeln, sexuelle Interaktion und Kommunikation. Sexuelle Skripts entstehen innerhalb sozialer Interaktionen und werden durch diese weitergegeben" (Bamler 2008: 58f.).

Dabei entstehen sexuelle Skripte nicht im luftleeren Raum, sondern sind Aushandlungsprozesse zwischen individuellen Erfahrungen und Bedürfnissen und kulturell-religiös-gesellschaftlichen Normen, Werten und Erwartungen.

Die eingangs betonte soziale Einbettung der Skripte in soziale Kontexte erklärt auch, warum abweichende Skripte (andere Geschlechtsidentitäten oder sexuelle Identitäten/Orientierungen) grundsätzlich inakzeptabel sind. „Eine Hauptkomponente sexueller Skripts sind soziokulturell formulierte sexuelle Standards. Diese beinhalten, welches Verhalten für welche Akteure und in Bezug auf die jeweiligen Partner/-innen als angemessen oder nicht akzeptabel betrachtet werden" (Bamler 2008:60). Diese sexuellen Standards können je nach Kultur und Epoche von liberalen Ansichten bis hin zu restriktiven Moralvorstellungen reichen (vgl. Laws 1979).

Goffman konnte zeigen, dass für die westliche Kultur weiße, heterosexuelle mittelschichtsorientierte Gesellschaftsgruppen tonangebend sind in Bezug auf die Ausgestaltung von sexuellen Skripten. Neben der Schichtzugehörigkeit stellt Goffman auch die Kategorien Alter, ethnische Zugehörigkeit und Geschlecht als wichtige Determinanten zur Aufrechterhaltung geltender sexueller Skripte heraus. Am

Beispiel von Kennenlern- und Flirtritualen – er bezeichnet es als „Hofieren" – erörtert Goffman seine Thesen. Demnach machen sich Frauen dem gegenwärtig geltenden Schönheitsideal entsprechend für Männer attraktiv. Es gibt Hinweise darauf, dass Frauen durch ihre nonverbale Kommunikation Männern Signale geben, ab wann sie bereit sind, angesprochen zu werden. Grundsätzlich ist wichtig, dass das Hofierverhalten nach festen, wenn auch (meist) unbewussten Regeln abläuft: „Sowohl der Mann als auch die Frau handeln so, als ob sie nicht wüssten, dass sie sich einer Begutachtung ausgesetzt hat" (Goffman 2001: 120f.). Dabei sind die Einsatzverteilungen in diesem Spiel durchaus ungleich, während sich die Frau eher passiv geben muss und sich auf ihre Attraktivität zurückzieht, kann der Mann aus dem Spiel aussteigen, indem er sein Desinteresse signalisiert. Hat er aber Interesse, so fällt ihm der Part des aktiv Gestaltenden zu. Im Gegensatz zur Frau sind für den Mann Attribution wie sozialer Status und Macht weit wichtiger als Aussehen.

Laws/Schwarz verweisen darauf, dass das Grundskript der heterosexuellen Frau dabei allzu oft auf dauerhafte heterosexuelle, monogame Beziehungsgestaltung ausgerichtet ist, die letztlich in Ehe und Reproduktion mündet (vgl. Laws/Schwartz 1977).

Aus dieser Skriptthese heraus ergeben sich **zwei weitere Skripte**, die durch heterosexuelle Frauen häufig gespielt werden (müssen):
– Dating Skript
– Courtship Skript

Dabei sind die beiden Skriptformen stark miteinander verflochten. Das **Dating Skript** geht dabei häufig der Paarbindung voraus, das **Courtship Skript** entspricht der Verlobung (vgl. Lenz 1998, 2003). Laws/Schwartz betonen allerdings im Gegensatz zu Goffman, dass Frauen durchaus, auch wenn ihnen der soziale Status häufig fehlt, sehr wohl einen großen Einfluss auf die Aufrechterhaltung tradierter Skripte zukommt, indem sie auf freundschaftliche Beziehungsratschläge eingehen, setzen sie innerhalb ihrer Peergroup klare Grenzen für attraktive bzw. weniger attraktive männliche Anwärter.

Trotz aller Veränderungen in den Paarbeziehungen der vergangenen Jahre und der Erweiterung von heterosexuellen Lebensmodellen, verweisen Laws/Schwartz darauf, dass die Orientierung hin zur Ehe in weiten Teilen der Bevölkerung dennoch dominant bleibt, auch wenn mittlerweile jede dritte Ehe in Deutschland geschieden wird (vgl. Laws/Schwartz 1977; Statistisches Bundesamt 2014).

3.9.1 Sexuelle Identitätsentwicklung von Frauen nach Laws

Sind die vorausgegangenen Entwicklungen vorrangig physiologischer Natur gewesen (Wachstum sekundärer Geschlechtsmerkmale, Einsetzen der Periode), so verlagert sich das sexuelle Interesse im Kontext der Spät-Pubertät hin zum Ausprobieren erster Paarbeziehungen mit dem anderen Geschlecht[32] und dem Erwerben der oben beschriebenen Skripte. Je länger der Erfahrungszeitraum im Lebenslauf wird, indem diese Skripte erworben, ausprobiert und evaluiert werden können, je differenzierter werden auch die Vorstellungen des eigenen sexuellen Skripts. „Das Individuum wird

[32] Die Paaranbahnungsversuche homo-, bi-, trans- und intersexueller Menschen sind bislang wenig untersucht. Über spezifische Bedingungen dieser Gruppe von Menschen wird im weiteren Verlauf des Buchs berichtet.

sich bewusst darüber, welche sexuellen Merkmale und Eigenschaften weibliche und männliche Identität ausmachen. Der Übergang des Individuums von einer zur nächstfolgenden Stufe, d. h. der Entwicklungsprozess, wird immer von biologisch-physischen Ereignissen begleitet und markiert, die jedoch durch ihre soziokulturelle Umwelt soziale Bedeutung erhalten" (Bamler 2008:65).

Laws (1977; 1980) führt aus, dass in der **ersten Stufe** vorgeburtliche Gender-Zuschreibungen zustande kommen. Dabei wird das Geschlecht mittels Geburt dem jungen Menschen durch seine Umwelt zugeschrieben („Es ist ein ...").

In der **zweiten Stufe** erleben die Kinder selbst, was und wie Frauen bzw. Männer sind, und orientieren sich daran. Bandura nannte dieses Verhalten **Modelllernen** (vgl. Bandura 1994). Damit ist die Geschlechtsidentität nicht mehr persönliche Sache, sondern wird aktiv durch Abschauen und Nachahmung anhand sozialer Vorbilder erworben.

Für die **Pubertätsphase** formuliert Laws (1977) zwei atypische Verlaufsformen für Mädchen, die sich auch auf Jungen übertragen lassen. Demnach überspringen Mädchen, die keine weiblichen Rollenvorbilder haben oder aber physiologisch ihrer Zeit weit voraus sind, einzelne Entwicklungsschritte und müssen sich daher schon viel früher mit Dating, ggf. Paarbeziehung, Schwangerschaft und Heirat auseinandersetzen. Häufig wird dies von den Frauen als anstrengend erlebt, da sie einzelne Phasen im Gegensatz zu ihren Geschlechtsgenossinnen nicht füllen konnten und diese Zeit zur Entwicklung „fehlt".

In **Stufe Drei** stehen körperliche Veränderungen im Vordergrund. Die **vierte Stufe** ist vorrangig mit dem Dating gekoppelt. In der **fünften Stufe** werden Ehe, Familie und Schwangerschaft bedeutend. Auch wenn nach der Frauenbewegung die Geburtensteuerung den Paaren überlassen wird, ist dennoch die Auseinandersetzung, ob eine Familienerweiterung gewünscht ist oder nicht, geblieben.

In der **sechsten Stufe** wird den Frauen nach Laws mit dem Eintritt in das Klimakterium[33] jedwede Sexualität abgesprochen, da diese nun nicht mehr zeugungsfähig seien und somit für Männer uninteressant (vgl. Laws 1980).

Zusammenfassend kann gesagt werden, dass Laws Entwicklungsmodell sexueller Identität von individuellen Erfahrungen, Ereignissen und Situationen ausgeht, die sowohl auf persönlicher als auch auf sozialer Ebene bedeutsam sind. Das bedeutet im Umkehrschluss, dass die sexuelle Identitätsentwicklung auch im Alter aus einem Wechselspiel zwischen individuellen und sozialen Einflüssen stattfindet.

Merke

Das von Laws entwickelte Modell der sexuellen Identität ist aus gegenwärtiger Sicht in seiner Originalität so nicht mehr zu halten, es muss aus seiner Zeit heraus gelesen werden und in die Gegenwart und an gegenwärtig geltende sozial-kulturelle Deutungshoheiten angepasst werden. Dessen ungeachtet gibt Laws einen Anhaltspunkt dafür, dass sexuelle Erfahrungen bis ins hohe Alter die Haltung und Einstellung zum Sexuellen selbst verändern.

[33] Klimakterium = griechisch klimaktér „Stufenleiter", kritischer Zeitpunkt im Leben. Bezeichnet den Umstand, dass Frauen im höheren Lebensalter mit einer Hormonumstellung konfrontiert sind. Umgangssprachlich wird dieser Zeitabschnitt auch als Wechseljahre bezeichnet.

3.9.2 Sexuelle Identitätsentwicklung von Frauen nach von Sydow

Ein auf Laws Modell aufbauendes Modell, das an deutsche Verhältnisse angepasst wurde, stammt von **Kirsten von Sydow**. Sydow befragte 91 Frauen im Alter von 50 bis 91 Jahren zu ihrem Sexualverhalten und leitete daraus 40 Themen der sexuellen Entwicklung ab.

Die Ergebnisse Sydows decken sich in weiten Teilen mit den historischen Rekonstruktionen zu Beginn dieses Buches. So berichtet die Mehrzahl von Sydows befragten Frauen, dass sie sich von den Eltern geliebt gefühlt hätten, aber auch sehr streng und wertekonservativ erzogen worden wären, was auch körperliche Züchtigung beinhaltete. Auch fand keine bzw. kaum sexuelle Aufklärung statt und es wurde auf starre Weiblichkeitskonstrukte in der Erziehung zurückgegriffen. Erste sexuelle Erfahrungen machten die meisten mit Peers bzw. bei der Masturbation, die im Geheimen stattfand (vgl. Sydow 1991). Die unzulängliche sexuelle Aufklärung war für die Mädchen spätestens mit Eintritt der Menarche (erste Regelblutung) negativ konnotiert, da diese Blutung für die meisten traumatisch war und zunächst nicht adäquat eingeordnet werden konnte. Das Konzept der Jungfräulichkeit schlug in dieser Generationsfolge voll durch (vgl. Laws 1980). Auch die Hochzeit als wichtiger Moment in der weiblichen Biografie wurde von den befragten Frauen als gegeben hingenommen und auch in weiten Strecken als schön erlebt, wenngleich die Dominanz der Ehemänner immer wieder Erwähnung fand.

Bereich der psycho-sexuellen Entwicklung	Lebenslauf
1. Kindheit	
Emotionale und soziale Entwicklung	– familiäre Beziehungserfahrungen (Vollständigkeit der Familie, Geschwisterkonstellation, emotionale Wärme, Zärtlichkeit, Bezugspersonen, Strenge, körperliche Gewalt) – sozioökonomischer Status der Herkunftsfamilie – Religion
Entwicklung von Körperlichkeit und Weiblichkeit	– Geschlechtsidentität und Geschlechtsrollenlernen – Aufklärung
Sexuelle Entwicklung im engeren Sinne	– Sex, Erkundung: „genital play"/Selbstbefriedigung – sexueller Missbrauch durch Erwachsene
2. Jugendalter	
Emotionale und soziale Entwicklung	– Schwärmereien – Bildungsstand
Entwicklung von Körperlichkeit und Weiblichkeit	– Menarche und Menstruation – Geschlechtsidentität und Geschlechtsrollenlernen – Aussehen/Attraktivität
3. Sexuelle Initiation	
Sexuelle Entwicklung im engeren Sinne	– Moral und heterosexuelle Initiation – nichtkoitale heterosexuelle Erfahrungen (Flirt, Kuss, Liebesspiel, „Petting") – Geschlechtsverkehr – Selbstbefriedigung – lesbische Erfahrungen – Orgasmus – Sexualität im frühen Erwachsenenalter – Vergewaltigung

Bereich der psycho-sexuellen Entwicklung	Lebenslauf
4. Partnerschaft und Ehe	
Emotionale und soziale Entwicklung	– voreheliche Partnerschaft – Thema „Ehe" – Selektion des Partners – Ehe (die ersten Jahre) – Scheidung/Trennung
Sexuelle Entwicklung im engeren Sinne	– voreheliche Partnerschaft – Ehe (die ersten Jahre) – außereheliche Sexualität
5. Fruchtbarkeit	
Entwicklung von Körperlichkeit und Weiblichkeit	– Kinderwunsch – Geburtenkontrolle: Verhütung und Schwangerschaftsabbruch – Schwangerschaft, Geburt, Stillen
Sexuelle Entwicklung im engeren Sinne	– Sexualität und Mutterschaft
6. Mittlere Jahre	
Emotionale und soziale Entwicklung	– Ehe (in mittleren Jahren)
Entwicklung von Körperlichkeit und Weiblichkeit	– Menopause – Auseinandersetzung mit dem Älterwerden
Sexuelle Entwicklung im engeren Sinne	– Ehe (in mittleren Jahren)
7. Höheres Lebensalter	
Emotionale und soziale Entwicklung	– Verwitwung und Partnerlosigkeit – neue Liebe
Sexuelle Entwicklung im engeren Sinne	– Partnerlosigkeit, neue Liebe
Globale Variablen	
Sexuelle Entwicklung im engeren Sinne	– Anzahl der Sexualpartner – Beendigung der sexuellen bzw. koitalen Aktivität – Offenheit bei der Thematisierung von Sexualität

Tab. 3.2: *Weiblicher Lebenslauf (vgl. Bamler 2008)*

Der Geschlechtsverkehr wird eher als eheliche Pflicht, anstatt als sexuelle Erfüllung angesehen, was auch mit der Nichtthematisierung von sexuellen Problemlagen häufig einhergeht (vgl. Sydow 1991). Auch die Fortpflanzungsfunktion, die an die Ehe gekoppelt war, wurde von den meisten Befragten als absehbar und erwünscht bewertet. Trotzdem war die Sorge um ungewollte Schwangerschaften bei der befragten Gruppe groß, da Verhütungsmittel kaum verbreitet waren.

Interessant ist auch, dass sich die Frauen mit dem Eintritt in das Klimakterium tatsächlich als weniger wertvoll betrachteten und diese Phase des Lebens eher als negativ erlebten. Auch verschob sich in dieser Phase die sexuelle Aktivität weg vom Koitus hin zur körperlichen Zärtlichkeit.

Im höheren Erwachsenenalter werden Themen, wie Verlust des Partners und die damit verbundene Frage nach neuer Partnerschaft oder Witwe[34] bleiben, gestellt. Der Wunsch nach einer neuen Partnerschaft ist dabei recht breit gestreut. Während einige durchaus gerne alleine bleiben, sind andere an einer kameradschaftlichen Beziehungsgestaltung zum anderen[35] Geschlecht interessiert und einige wieder an romantisch-sexuellen Kontakten. Allen gemeinsam ist aber, dass ihre sexuellen Skripte sehr stark durch eine repressive Sexualerziehung geprägt bleiben und das auch im Alter wenig bis gar nicht über Sexualität, geschweige denn über Masturbation gesprochen wird.

[34] Aufgrund der höheren Lebenserwartungen der Frauen verschiebt sich die Paarkonstellation zuungunsten der Frauen. Die Männer sterben und Frauen bleiben oftmals alleine zurück, sofern sie es nicht schaffen, eine neue Partnerschaft einzugehen.

[35] In Bezug auf die Frage nach gleichgeschlechtlichen Partnerschaftsmodellen siehe Kapitel 5.

Merke

Auch das von Sydow vorgestellte Modell ist kritisch zu betrachten, da dieses Modell, wenn es auch stärker auf europäische bzw. deutsche Spezifika eingeht, immer noch stark an heteronormativen[36] Mustern orientiert ist und nicht fragt, wie sich sexuelle Skripte auch für Männer und Frauen, inter- und transsexuelle Menschen und jene, die sich keinem Geschlecht zuordnen können oder wollen, erlebt wird (vgl. Stein-Hilbers et al. 2000).

3.9.3 Sexuelle Identität als individuelles Phänomen – biografische Zugänge zur Sexualentwicklung von Frauen

Die oben ausgeführten Modelle dürfen nicht darüber hinwegtäuschen, dass sie lediglich einen groben Anhaltspunkt zu den sexuellen Entwicklungen der einzelnen Individuen geben können. So können zwar allgemeinere Angaben über eine Generation gemacht werden, diese ist aber in ihrer Aussagekraft stark beschränkt, insofern, dass innerhalb der jeweiligen Generation jedes Individuum für sich Entscheidungen trifft. Oder anders ausgedrückt, jedes Individuum ist Produkt seiner eigenen Biografie (vgl. Böhnisch 1999). Dies bedeutet dann aber auch, dass gemachte Lebenserfahrungen und Krisen individuell durch das Subjekt bearbeitet, reflektiert und in die eigene Biografie eingeschlossen werden müssen (vgl. Opitz 1998).

Durch diese individuellen Erfahrungen und deren eigene Ein- und Zuordnung, werden für das Individuum eigene sexuelle Frei- und Erfahrungsräume möglich (vgl. Böhnisch 1997).

„Menschen entwickeln sich aufgrund ihrer lebenslang erworbenen individuellen Erfahrungen durch Interaktion mit ihrer Umwelt. Vor diesem Hintergrund zeigt sich Sexualität als eine vielfältige Größe, die zahlreiche biografische Gestaltungsspielräume beinhaltet. Fragen zu Bedeutung von Sexualität, sexuellen Präferenzen, sexueller Aktivität, sexuellem Interesse, sexueller Selbstbestimmung, sexuellem Erleben, sexuellen Beziehungen etc. können

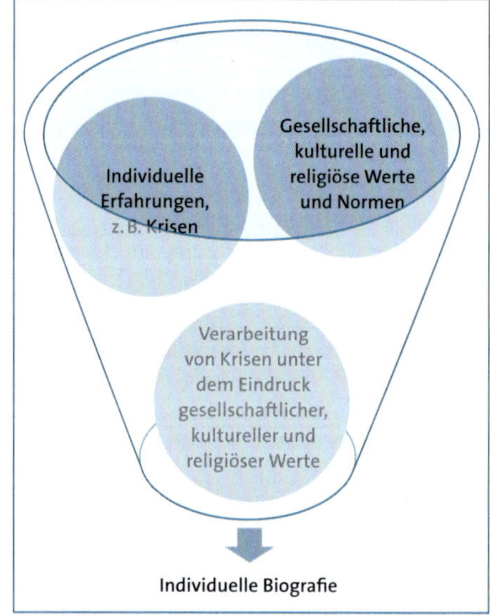

Abb. 3.7: *Individuelle Biografie*

[36] Unter heteronormativ werden in der Wissenschaft die Annahmen verstanden, dass auch (sexual-) wissenschaftliche Erkenntnisse nicht im luftleeren Raum entstehen, sondern sozial und kulturell eingebettet sind. Dabei stellt die Norm immer das Primat der Heterosexualität, da im deutschen Kulturkreis Heterosexualität als Maß aller Dinge in geschlechtlichen Fragen herangezogen wird, an dem sich alle Abweichungen messen lassen müssen. Dieser Umstand wird erst in allerjüngsten Publikationen thematisiert und kritisch reflektiert. Die hier herangezogenen Quellen müssen daher immer unter dem Aspekt der heteronormativen Forschung kritisch gelesen werden.

Individuen nur biografisch beantworten. Das heißt, die Auseinandersetzung mit Sexualität ist immer subjektiv und Ausdruck eigener Interpretationen" (Bamler 2008:81).

Merke

Quantitative Studien und Modelle der psychosexuellen Entwicklung sind in ihrer Aussagekraft beschränkt, insofern sie lediglich ein allgemeines Bild von Entwicklungsverläufen aufzeigen können. Biografieforschung hingegen als qualitative Forschungsmethode, betrachtet das Individuum direkt, befragt es und lässt die individuellen Deutungsmuster der Befragten als subjektiv richtig zu. Mit diesen Erkenntnissen lässt sich ein tieferer Blick in die jeweilige individuelle sexuelle Biografie der Menschen werfen. Diese Erkenntnisse wiederum sind nicht verallgemeinerbar. Daraus folgt, nur in der Kombination aus qualitativen und quantitativen Forschungsmethoden kann ein „komplettes" Bild von Sexualität entwickelt werden (vgl. Bliminger et al. 1996).

Bedeutung von Sexualität für ältere Frauen

Zahlreiche empirische Studien belegen, dass ältere Frauen eher negativ gegenüber Sexualität eingestellt sind (vgl. Aresin 1980; Bretschneider/McCoy 1988; Birnbaum et al. 2001; Birnbaum/Laser-Brandt 2002; Klaiberg et al. 2001; Persson 1980; Rentzsch/Eitner 1979; Tümmers 1984). Für diese Frauen hat sexuelles Interesse und sexuelle Aktivitat weit weniger Bedeutung als für gleichaltrige Männer. Dies hängt entscheidend damit zusammen, dass sie in frühen Jahren eine repressive Sexualerziehung genossen. Diese Erfahrungen führten dazu, dass die sexuellen Beziehungsgestaltungen jener Generationen selten innerhalb der Beziehungen thematisiert wurden. **Schmidt** bringt es auf den Punkt: „Früher galt eine Beziehung als gut, solange sie nicht schlecht war; Langeweile und begrenzter Austausch, sexuell und emotional, galten nicht als ‚ungesund'" (Schmidt 2000: 271).

„Sexuelles Wissen"

Verschiedene Studien konnten nachweisen, dass die Frauen älterer Jahrgangskohorten aufgrund der mangelnden sexuellen Aufklärung selten fundierte physiologische und psychologische Kenntnisse in Bezug auf Sexualität aufweisen können (vgl. Hite 1970; Kinsey 1963; 1964; Masters/Johnson 1978; Sydow 1991). Dieses „**sexuelle Wissen**" ist aber notwendig, um eine erfüllte Sexualität genießen zu können. Da, wie bereits mehrfach ausgeführt, Sexualität einen erlernbaren Gegenstand darstellt, besteht auch im hohen Alter noch die Möglichkeit, sich sexuelles Wissen, z.B. über Orgasmusübungen, anzueignen und so die eigenen sexuellen Grenzen zu erweitern. Gerade für Frauen, die in der Vergangenheit stark auf ihre sexuelle Passivität hin erzogen wurden, ist es sinnvoll, diese in Form von Aufklärung und persönlicher Hinwendung zu ermutigen.

Sexuelle Selbstbestimmung

Unter der Annahme, dass sexuelle Sphären vorrangig männlich dominiert werden, wie **Connell** dies bereits in seinem viel beachteten Werk „Der gemachte Mann" nachweisen konnte (vgl. Connell 1999), wird **sexuelle Selbstbestimmung** als Aushandlung zwischen zwei Personen verstanden, die sich darüber einig werden, welche sexuellen Wünsche und Bedürfnisse sie haben und wie sie diese befriedigen wollen (vgl. Laws 1980).

Diese scheinbare Gleichwertigkeit zwischen den Geschlechtern existiert ausschließlich in der jüngsten Geschichte. Frauen höheren Lebensalters haben aufgrund ihrer zur passiven Sexualität hin erzogenen Wertehaltung selten die Chance, wirklich dem Mann gegenüber gleich zu sein (vgl. Funk 2005; Möller 2005). Sexuelle Selbstbestimmung, so **Kirsten von Sydow**, besteht darüber hinaus aber auch darin, dass die Menschen sich für sexuelle Handlungen verantwortlich zeichnen und aktiv eine gestaltende Rolle in sexuellen Zusammenkünften übernehmen (vgl. Sydow 1991). **Möller** stellt daher die sexuelle Selbstbestimmung älterer Frauen kritisch infrage, da sie in ihren sexuellen Skripten die Aktivität des Mannes und die Passivität der Frauen verankert haben (vgl. Möller 2005). Dies gilt es auch innerhalb von Heimkontexten immer wieder kritisch zu hinterfragen. Sowohl in Bezug auf Paarbeziehungen zwischen gleichaltrigen Menschen als auch in Bezug auf Machtbeziehungen zwischen Pflegenden und Gepflegten, die nicht zwangsläufig sexueller Natur sein müssen.

Zentrale Frage ist hier nicht, ob der zu Pflegende zu etwas Nein sagen kann, sondern ob er sich aufgrund seiner Sozialisation und Erziehung traut, einer Autoritätsperson zu widersprechen.

Sexuelle Lebensbilanz

Die **(sexuelle) Lebensbilanz** wird von Menschen in der letzten Lebensphase gezogen, immer als Rekonstruktion und damit immer subjektiver Natur in Bezug auf die Fragen: „Wie zufrieden bin ich mit mir? Meinem Gewordensein? Meinem Erfolg? Meiner Familie?“ (vgl. Bamler 2008).

Mit der **sexuellen Lebensbilanz von Frauen** befassen sich gleich mehrere Studien. Zufriedenheit wird dort mit dem Ausmaß sexueller Aktivitäten und deren zufriedenstellenden Ergebnissen verstanden. Interessant ist, dass die befragten älteren Frauen in allen Studien durchblicken lassen, dass sie in der Ausgestaltung der Paarbeziehung zufrieden sind. Die Ausgestaltung der sexuellen Sphäre hingegen erlebten die wenigstens als befriedigend (vgl. Aresin 1980; Birnbaum et al. 2001; 2002; Buchert et al. 2001, 2003; Klaiberg et al. 2001; Persson 1980; Rentzsch/Eitner 1979; Schneider 1980; Schultz-Zehden 2003, 2004; Sydow 1991).

Merke

Die sexuelle Entwicklung des Menschen verläuft individuell. Bis zum Erreichen der Pubertät sind vorrangig physiologische Merkmale im Mittelpunkt der Betrachtung. Mit steigendem Lebensalter wird der Mensch fähiger, sich seiner sexuellen Skripte bewusst zu werden. Sexuelle Skripte sind kulturellen, schichtspezifischen, ethnischen und historischen Veränderungen unterworfen. Gerade für ältere Frauen gilt, dass ihre sexuellen Skripte durch erlernte Passivität gekennzeichnet sind. Häufig, konnten Studien zeigen, sind die Frauen, sofern sie noch in Beziehungen leben, mit der partnerschaftlichen Zusammenkunft zufrieden. Der Akt des Koitus hingegen wird von den wenigsten gerne thematisiert, und wenn, zeigt sich hier eine deutlich negative Diskrepanz zur Paarbeziehung, weil kaum eine sexuelle Sprache erlernt wurde bzw. das erlernte Skript Frauen höheren Alters eher verbietet, sexuelle Wünsche und Bedürfnisse klar zu äußern. Männer hingegen standen und stehen bisweilen unter dem Druck, als Mann der aktive, machende Part in heterosexuellen Paarbeziehungen sein zu müssen.

Literaturverzeichnis

AMANN, S., ZINSER, S.: Kindergartenbox: Entdecken, schauen, fühlen. Köln: BZGA, 2003

ARESIN, L.: Sexualverhalten nach dem 60. Lebensjahr. In: Zeitschrift für Altersforschung. Bd. 35, Heft 1. S. 55–58, 1980

BAMLER, V.: Sexualität im weiblichen Lebenslauf. Biografische Konstruktionen und Interpretationen alter Frauen, Weinheim: Beltz Juventa, 2008

BANDURA, A.: Lernen am Modell, Stuttgart: Klett-Cotta Verlag, 1994

BIRNBAUM, G. et al.: Women´s Experience of heterosexual Intercourse-Scale Construction, Factor structure, and Relations to Orgasmic Disorder. In: The Journal of Sex Research. Vol. 38, No 3, August, S. 191–204, 2001

BIRNBAUM, E., LASER-BRANDT, D.: Gender Differences in the Experience of heterosexual Intercourse. In: The Canadian Journal of Human Sexuality. Vol. 11 (3–4), S. 143–158, 2002

BLIMINGER, E. et al.: Lebensgeschichten. Biografiearbeit mit alten Menschen, Hannover: Vincentz, 1996

BRECHT, B.: Große, kommentierte Berliner und Frankfurter Ausgabe, Briefe 1–3, Band 28–30, Berlin: Suhrkamp Verlag, 1998

BRETSCHNEIDER, J. G., MCCOY, N. L. (1988): Sexual Interest and Behavior in healthy 80- to 102-Years-Olds. In: Archives of Sexual Behavior. Vol. 17 (2). S. 109–129.

BÖHNISCH, L.: Männliche Sozialisation, Weinheim: Beltz Juventa, 1997

BÖHNISCH, L.: Altern als biografischer Prozess. In: Lenz, K et al.: Die alternde Gesellschaft. Problemfelder gesellschaftlichen Umgangs mit Altern und Alter, Weinheim: Beltz Juventa, 1999

BUCHERT, T. et al.: Sexualität in der zweiten Lebenshälfte. Erste Ergebnisse einer Studie in der deutsch sprachigen Schweiz. In: Archives of Sexual Behavior. Vol. 17 (2). S. 109–129, 2001

BUCHERT, T. et al.: Sexualität in der zweiten Lebenshälfte. Ergebnisse einer empirischen Untersuchung. In: Berner, W.: Zeitschrift für Sexualforschung. Heft 3, 16. Jg. S. 195–284, 2003

BUTLER, J.: Das Unbehagen der Geschlechter, Berlin: Suhrkamp Verlag, 1991

CONNELL, R.W.: Der gemachte Mann. Konstruktion und Krise von Männlichkeit, Heidelberg: Verlag Leske + Budrich, 1999

DREHER, E., DREHER, M.: Entwicklungsaufgaben im Jugendalter: Bedeutsamkeit und Bewältigungskonzept. In: Liepmann, D., Striksrud (Hrsg.): Entwicklungsaufgaben und Bewältigungsprobleme der Adoleszenz (S. 56–70), Göttingen: Hogrefe Verlag GmbH & Co. KG, 1985

FEND, H.: Entwicklungspsychologie des Jugendalters. Ein Lehrbuch für pädagogische und psychologische Berufe, Heidelberg: Verlag Leske + Budrich, 2003

FREUD, S.: Drei Abhandlungen zur Sexualtheorie, Hamburg: Nikol Verlag, 2010

FUNK, H.: Sexuelle Erfahrungen von Frauen. Befreiungen und neue Beschränkungen. In: Funk, H. et al.: Sexualitäten. Diskurse und Handlungsmuster im Wandel, Weinheim: Beltz Juventa, 2005

GAGNON, J.: Wie funktionieren sexuelle Skripte. In: Schmerl, C. et al. (2000): Sexuelle Szenen: Inszenierungen von Geschlecht und Sexualität in modernen Gesellschaften, Heidelberg: Springer-Verlag, 1977

GNIELKA, M. (o. J.): Zwischen Einschulung und Pubertät: Über Sexualität reden ...Köln: Eigenverlag der BZgA

GOFFMANN, E.: Das Arrangement der Geschlechter. In E. Goffman & H. Knoblauch (Hrsg.), Interaktion und Geschlecht (Campus Studium, 2. Aufl., S. 105–158). Frankfurt/Main, New York: Campus-Verlag, 2001

HAVIGHURST, R. J.: Developmental tasks and education, McKay, 1972 (Orginal:1948)

HITE, S.: Hite-Report. Das sexuelle Erleben der Frau, Bielefeld: W. Bertelsmann Verlag, 1970

KINSEY, A. et al.: Das sexuelle Leben der Frau, Frankfurt/M.: S. Fischer Verlag, 1963

KINSEY, A. et al.: Das sexuelle Verhalten des Mannes, Frankfurt/M.: S. Fischer Verlag, 1964

KLAIBERG, A. et al.: Determinanten der Zufriedenheit mit Sexualität und Partnerschaft in der zweiten Lebenshälfte. In: Berberich, H. et al. : Sexualität und Partnerschaft in der zweiten Lebenshälfte, Gießen: Psychosozial-Verlag. S. 105–127, 2001

KLUGE, N.: Sexualverhalten Jugendlicher heute: Ergebnisse einer repräsentativen Jugend- und Elternstudie über Verhalten und Einstellungen zur Sexualität, Weinheim: Beltz Juventa, 1998

LANGLOIS, J. H.; DOWNS, A. C.: Mothers, fathers and peers as socializations agents of sex-typed play behaviors in young children. Child Development, 51, 1237–1247, 1980

LAUTMANN, R.: Soziologie der Sexualität. Erotische Körper, intimes Handeln und Sexualkultur, Weinheim: Beltz Juventa, 2002

LAWS, J. L., SCHWARTZ, P.: Sexual Scripts. The Social Construction of Female Sexuality. Dryden Press, 1977

LAWS, J. L.: The Second X. Sex Role and Social Role, München: Elsevier., 1979

LAWS, J.: Female Sexuality through the Life Span. In: Baltes, B.P.et al.: Life Span Development and Behavior Academie Press, 1980

LENZ, K.: Soziologie der Zweierbeziehung. Eine Einführung, Wiesbaden: Westdeutscher Verlag, 1998

LENZ, K.: Zur Geschlechtstypik persönlicher Beziehungen. In: Lenz, K.: Frauen und Männer: Zur Geschlechtstypik persönlicher Beziehungen, Weinheim: Beltz Juventa, 2003

LÖBNER, I.: Entwicklungspsychologie. In: Färber, H.-P.; Lipps, W.; Seyfarth, T. (Hrsg.): Sexualität und Behinderung. Umgang mit einem Tabu, Tübingen: Attempto, 1998

MASTERS, W.; JOHNSON, V.: Die sexuelle Reaktion, Reinbek: Rowohlt, 1978

Mertens, W.: Entwicklung der Psychosexualität und der Geschlechtsidentität. Band 2: Kindheit und Adoleszenz, Stuttgart: Kohlhammer, 1996

MERTENS, W.: Entwicklung der Psychosexualität und der Geschlechtsidentität. Band 1 Geburt bis 4. Lebensjahr, Stuttgart: Kohlhammer, 1997

MILHOFER, P.: Geschlechtsrollenübernahme und sexuelle Sozialisation im Übergang zur Pubertät. Theoretische Verständigung und empirische Ergebnisse. In: Danneker, M., Schmidt, G, Sigusch, V. (Hrsg.): Sexualität und Spätmoderne. Über den kulturellen Wandel der Sexualität. Ferdinand Enke, 89–102, 1998

MÖLLER, B.: Körperlichkeit, Selbstwert und Sexualität in der weiblichen Adoleszenz. In: Funk, H. et al.: Sexualitäten. Diskurse und Handlungsmuster im Wandel, Weinheim: Beltz Juventa, 2005

MRAZEK, J.: Struktur und Entwicklung des Körperkonzepts im Jugendalter. In: Zeitschrift für Entwicklungspsychologie und Pädagogische Psychologie. Band XIX, Heft 1, 1–13, 1987

NILSSON, L.: Ein Kind entsteht, München: Mosaik, 2003

OERTER, R.: Kindheit. In: Oerter, R., Montada, L. (Hrsg.): Entwicklungspsychologie, Weinheim: Psychologie Verlags Union, 1998

OPITZ, H.: Biografie-Arbeit im Alter, Würzburg: Ergon-Verlag GmbH, 1998

ORTLAND, B.: Behinderung und Sexualität Grundlagen einer behinderungsspezifischen Sexualpädagogik, Stuttgart: Kohlhammer, 2008

PERSSON, G.: Sexuality in a 70-years-old urban Population. In: Journal of Psychosomatic Resarch. Vol 24. S. 335–342, 1980

PHILIPPS, I. M.: Körper, Liebe, Doktorspiele. Ein Ratgeber für Eltern zur kindlichen Sexualentwicklung vom 4. Bis zum 6. Lebensjahr, Köln: Bundeszentrale für gesundheitliche Aufklärung, 2000

PLIES, I.; NICKEL, B.; SCHMIDT, P.: Zur Sexualität bei schwerer geistiger Behinderung. In: Psychosozial 22, Heft III (Nr. 77), 91–95, 1999

RENTZSCH, W., EITNER, S.: Zum Problem von Partnerschaften und Sexualität in der zweiten Lebenshälfte. In: Zeitschrift für Altersforschung. 34. S. 211–223, 1979

SCHMIDT, G.: Spätmoderne Sexualverhältnisse. In: Schmerl, C. et al.: Sexuelle Szenen. Inszenierung von Geschlecht und Sexualität in modernen Gesellschaften, Heidelberg: Verlag Leske + Budrich, S. 268–279, 2000

SCHNEIDER, H. D.: Sexualverhalten in der zweiten Lebenshälfte. Ergebnisse sozialwissenschaftlicher Forschung, Stuttgart: Kohlhammer, 1980

SCHUHRKE, B.: Die Entwicklung kindlicher Sexualität – beobachten. In: Rutschky, K., Reinhardt, W. (Hrsg.): Handbuch sexueller Missbrauch, Reinbek: Rowohlt, 1994

SCHUHRKE, B.: Genitalentdecken im zweiten Lebensjahr. In: Zeitschrift für Sexualforschung 10, Stuttgart: Georg Thieme Verlag, 1997

SCHUHRKE, B.: Scham, körperliche Intimität und Familie. In: Zeitschrift für Familienforschung 11, 2, pp. 59–83., 1999 Abrufbar unter: http://www.ssoar.info/ssoar/bitstream/handle/document/32299/ssoar-zff-1999-2-schuhrke-Scham_korperliche_Intimitat_und_Familie.pdf?sequence=1

SCHULTZ-ZEHDEN, B.: Wie frei gehen ältere Frauen mit Sexualität um? Ergebnisse einer empirischen Studie. In: ProFamilia. Deutsche Gesellschaft für Familienplanung. 31. Jg., Heft 4, S. 16–18, 2003

SCHULTZ-ZEHDEN, B.: Wie wandelt sich Sexualität im Alter? Das Sexualleben älterer Frauen – ein tabuisiertes Thema, 2004 Abgerufen unter: http://www.fu-berlin.de/presse/publikationen/fundiert/archiv/2004_01/04_01_schultz-zehden/index.html (14.04.2016)

STATISTISCHES BUNDESAMT (2014): Ehescheidungen. Abgerufen unter: www.destatis.de/DE/ZahlenFakten/GesellschaftStaat/Bevoelkerung/Ehescheidungen/Ehescheidungen.html (15.10.2015).

STEIN-HILBERS et al.: Einleitung: Sexualität, Identität und Begehren im Kontext kultureller Zweigeschlechtlichkeit. In: Schmerl, C. et al.: Sexuelle Szenen. Inszenierung von Geschlecht und Sexualität in modernen Gesellschaften, Heidelberg: Verlag Leske + Budrich, 2000

SYDOW, K. von: Psychosexuelle Entwicklung im Lebenslauf. Eine biografische Studie bei Frauen der Geburtsjahrgänge 1895–1936, Regensburg: S. Roderer, 1991

TÜMMERS, H.: Sozialpsychologische Aspekte der Sexualität im Alter, Wien: Böhlau, 1984

4 Heterosexuelle Paarbeziehungen

Zu Beginn dieses Kapitels sei darauf hingewiesen, dass alle Paarkonstellationen unabhängig von ihrer sexuellen Ausrichtung gleichwertig sind. Dennoch wird an dieser Stelle eine „künstliche Trennung" zwischen den Erkenntnissen von Paarbeziehungen zwischen heterosexuellen und homosexuellen Paarkonstellationen gemacht. Dies ist dem Umstand geschuldet, dass gleichgeschlechtlich liebende Menschen in der Vergangenheit und Gegenwart Repressionen, Unterdrückung und Diskriminierung ausgesetzt waren und sind. Zunächst wird sich den Erkenntnissen zu heterosexuellen Paarkonstellationen zugewandt. Dazu werden zunächst noch einige grundlegende Forschungserkenntnisse zur Sexualphysiologie des Mannes und zur Einstellung in Bezug auf Sexualität diskutiert.

Grundsätzlich kann gesagt werden, dass sich die Paarbeziehungen und der Wunsch nach Beziehungsgestaltung in allen gesellschaftlichen Schichten, allen Ethnien und allen Altersschichten finden lässt. Der Mensch als „Beziehungswesen" ist elementar von Beziehungen abhängig und hat eine tiefe Sehnsucht nach Beziehung. Auch sexuelle Beziehungen sind ein Grundbedürfnis fast aller Menschen, auch wenn gesellschaftliche Stereotypen den älteren Menschen gerne als asexuelles Wesen, das kein Bedürfnis nach Sexualität hat, darstellt (vgl. Springer-Kremser/Leithner 1997). Wie weit dieses Vorurteil verbreitet ist, konnte **Rubin** nachweisen. Es wurden 17- bis 23-jährige Studenten/Studentinnen zur Einstellung gegenüber Sex im Alter befragt. Dabei kam heraus, dass die Mehrheit der Befragten dieses Thema mit dem höheren Alter als unwichtig einstufte. Das bedeutet, junge Menschen gehen davon aus, dass ältere bzw. alte Menschen kein Interesse bzw. Bedürfnis mehr nach Sexualität haben (vgl. Rubin 1965).

Die Untersuchungsdichte zum Thema sexuelle Paarbeziehungen und Alter sind insgesamt nicht stark differenziert und häufig älteren Datums, dennoch können einige grundsätzliche Aussagen gemacht werden.

Dickinson/Beam untersuchten 1000 Ehen über sieben Jahre hinweg. Jene Frauen, die sich gynäkologischen Untersuchungen unterzogen, zeigten deutliche erotische bisweilen orgastische Zustände bei der gynäkologischen Untersuchung.

Bei der Befragung der Paare wurde deutlich, dass die Mehrzahl der Probanden/Probandinnen regelmäßig masturbierten, dies aber sehr oft mit Schuldgefühlen einherging. Einige Befragte hatten den Wunsch, dass das Verlangen nach Masturbation abgestellt werden soll. Dazu muss gesagt werden, dass in den 1930er-Jahren Masturbation nicht als „natürliche" Sexualität angesehen wurde. Grundsätzlich folgerten die Forscher aus den Erkenntnissen, dass auch innerhalb der Paarbeziehungen der Wunsch sowohl nach Solosexualität als auch nach partnerschaftlicher Sexualität bis ins sehr hohe Lebensalter Fortbestand hat (vgl. Dickinson/Beam 1931).

4.1 Sexualität des älteren Mannes

Im vorangegangenen Kapitel wurde die Sexualität der älteren Frau differenziert dargestellt. Es existieren aber auch einige Untersuchungen in Bezug auf männliche Sexualität im Alter. Die prominenteste stammt aus den 1960er-Jahren von **Newman/Nicols**. Sie untersuchten 250 Männer zwischen dem 60. und 90. Lebensjahr. 149 waren verheiratet bzw. in einer Partnerschaft. 54 % gaben an, sexuell aktiv zu sein, zwischen einmal im Monat und dreimal die Woche. Dabei zeigte sich, dass die Männer im Schnitt sexuell aktiver waren als die Frauen. Interessant war, dass die soziale Schicht einen entscheidenden Einfluss auf das Sexualverhalten der Männer hatte. Je höher die gesellschaftliche Schicht der Männer war, desto weniger sexuelle Kontakte suchten sie. Bei der retrospektiven[37] Befragung der Männer wurde festgestellt, dass jene Personen, die in der Jugend stark sexuell aktiv waren, später auch aktiver waren als jene, die schon in der Jugend weniger sexuelle Aktivitäten an den Tag legten (vgl. Newman/Nicols 1960; Springer-Kremser/Leithner 1997).

Bretschneider/McCoy untersuchten 202 gesunde Personen im Durchschnittsalter von 86 Jahren und stellten fest, dass 63 % regelmäßig zärtliche Kontakte zum anderen Geschlecht hatten und 30 % regelmäßigen Geschlechtsverkehr vollzogen (vgl. Bretschneider/McCoy 1988).

> **Merke**
>
> Es besteht ein Zusammenhang zwischen der **Häufigkeit** der Sex-Frequenz in jungen Jahren und im Alter. Wer häufig Geschlechtsverkehr in jungen Jahren hatte, wird dies im Alter weiter fortsetzen.

Veränderte Sexualphysiologie

Besonders **Masters/Johnson** (1970) versuchten, die Fragen der Sexualphysiologie des Menschen zu beantworten. In der Literatur gehen die 1960er- und 1970er-Jahre als Jahrzehnte der „Vermessung der Sexualität“ ein. So konnten sie feststellen, dass die Erektion bei Männern nach dem 50. Lebensjahr erst sehr viel später eintritt als in der Jugendphase und auch geringer ausfällt. Das bedeutet, dass der Penis zwar steif wird, allerdings nicht mehr so hart wie noch in der Jugend. Die beiden Forscher gingen in ihren Erkenntnissen noch weiter und luden sich jüngere und ältere Menschen in ihr Labor ein, um den Probanden beim Sex zuzusehen. Dabei entwickelten die beiden den sogenannten „sexuellen Reaktionszyklus“, der in der Populärliteratur häufig als Orgasmuskurve betitelt wird.

Dabei stellten Masters/Johnson fest, dass sich der Orgasmus bei Menschen zwar prinzipiell individuell entwickelt, aber dennoch gewissen Gesetzmäßigkeiten unterlegen ist. So teilten sie den sexuellen Akt in verschiedene Phasen auf:

1. Erregungsphase
2. Plateauphase
3. Orgasmusphase
4. Rückbildungsphase

[37] retrospektiv = lateinisch retrospectare und bedeutet soviel wie zurückblicken. In retrospektiven Studien werden Menschen befragt mit der Bitte, in ihre Vergangenheit zu schauen. Mithilfe dieser Untersuchungsmethode werden häufig biografische Studiendesigns gestaltet (vgl. Deinzer 2007).

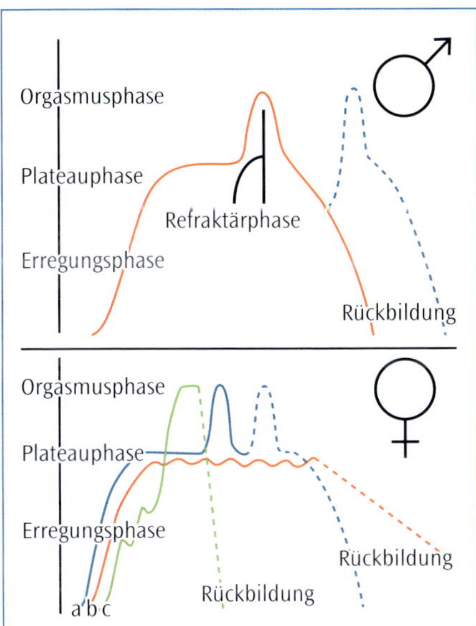

Abb. 4.1: *Erregungskurve nach Masters/Johnson*

In der **Erregungsphase**, die zwischen Minuten und einer Stunde oder länger dauern kann, gibt es vaskuläre (die Blutgefäße betreffende) Veränderungen in der Beckenregion. Blutdruck und Puls steigen an. Bei Frauen schwellen Schamlippen, Klitoris und Brustwarzen an, die Vagina wird in aller Regel feucht. Männer entwickeln eine Erektion (siehe Abb. 4.1).

In der zweiten Phase, der sogenannten **Plateauphase**, wird ein individuell unterschiedliches Ausmaß an Erregung erreicht. Sowohl Puls als auch Blutdruck steigen weiter an und bei Frauen kommt es zu einer Weitung der äußeren Schamlippen und zur Schwellung des äußeren Drittels der Vagina sowie zur Absonderung des vaginalen Transsudats. Dagegen sondern die Bartholinschen Drüsen ihr klares Sekret erst spät in dieser Phase ab, während homolog dazu Männer ein Sekret aus den Cowperschen Drüsen (Präejakulat) abgeben.

Die **Orgasmusphase** als dritte Phase markiert die größte Intensität der Lustempfindung. Der Orgasmus dauert bei Männern und Frauen durchschnittlich nur einige Sekunden. Der „sex flush", die Durchblutung der obersten Hautschichten, erhöht sich auf ein Maximum. Es folgen rhythmische Muskelkontraktionen in der Genital- und Analregion mit einem Intervall von ungefähr 0,8 Sekunden.

Der Orgasmus einer Frau ist begleitet von rhythmischen Muskelkontraktionen der orgastischen Manschette (Muskeln im unteren Scheidendrittel der Vagina, der Gebärmutter und der Analregion). Ein durchschnittlicher weiblicher Orgasmus besteht aus etwa 5, ein intensiver Orgasmus aus 10 bis 15 Kontraktionen.

Während des Orgasmus stößt der Mann in der Regel sein Sperma aus. Diese Ejakulation geht immer mit einem Orgasmus einher, der unter krankhaften Bedingungen jedoch nicht als solcher empfunden wird (vgl. Haeberle o. J.). Männer können auch einen Orgasmus ohne Samenerguss erleben. Frauen können beim Orgasmus eine klare Flüssigkeit aus den Paraurethraldrüsen absondern. Dies geht allerdings nur mit einer nochmaligen Herzfrequenzsteigerung einher. Teilweise kann es auch zu Bewusstseinsverlust kommen (vgl. Butcher 2009).

Einstellung zur Sexualität

Neben physiologischen Veränderungen im Lebenslauf verändert sich auch die Haltung in Bezug auf Sexualität. Dies ist nicht verwunderlich, da Sexualität ein erlerntes Verhalten darstellt und damit konstanten Veränderungen aufgrund von verschiedenen Erfahrungen und gesellschaftlichen Einflussnahmen unterworfen ist.

In der 1980 durchgeführten Fragebogenuntersuchung mit 285 Teilnehmenden, die älter als 45 Jahre alt waren, bezog sich **Schneider** auf die sexuellen Einstellungen dieser Alterskohorte. Dabei unterteilte Schneider seine Befragten in zwei Gruppen.

Gruppe 1: jüngere Gruppe (45–64 Jahre)

Gruppe 2: ältere Gruppe (>64 Jahre)

Auffallend war, dass in der jüngeren Gruppe der Geschlechtsverkehr überproportional häufig als wichtigster Indikator für ein positives Sexualleben angegeben wurde. Die Dimension Zärtlichkeit und Intimität folgten weit abgeschlagen.

Bei der älteren Gruppe stand Zärtlichkeit an erster Stelle. Der Geschlechtsverkehr hingegen kam lediglich auf Platz drei (vgl. Schneider 1980). Daraus folgt, dass in höherem Lebensalter Sexualität weniger auf den Geschlechtsakt als solches verengt wird, als vielmehr die soziale Dimension der Zärtlichkeit und Zuwendung an Bedeutung gewinnt (vgl. Kockott 1997).

Merke

Mit erhöhtem Alter rückt die Dimension der **Zärtlichkeit und Zuneigung** in den Mittelpunkt des sexuellen Interesses. Das Interesse an Geschlechtsverkehr sinkt und wird als nicht mehr zentrales Merkmal guter und erfüllter Sexualität gewertet.

4.2 Partnerschaften älterer Menschen

Partnerschaft im christlich-abendländischen Kontext ist gegenwärtig vorrangig durch Zweierbeziehungen gekennzeichnet. In jüngerer Zeit gelangen auch Konzepte wie Polyamorie (Mehrpartnerliebe) sowohl bei Prominenten, wie Bertrand Russell, Amelia Earhart, William Moulton Marston und Bertolt Brecht, als auch bei „Durchschnittsbürgern“ mehr in das gesellschaftliche Bewusstsein (vgl. Russel 1929; Russel 1954; Kebir 1999; Brecht 1995; Lattmann 1988). Für die Mehrheit der Gesellschaft gilt, dass sie im Laufe ihres Lebens eine Ehe eingegangen sind. Für Frauen im Alter verändert sich die Lebenswelt drastisch, da sie im Schnitt 6–7 Jahre älter werden als Männer. Ihre Lebenserwartung beträgt im Durchschnitt rund 79 Jahre. Männer werden hingegen nur ca. 73 Jahre alt. Statistiker nennen dieses Phänomen „Frauenüberschuss“. Aus heterosexuell-weiblicher Perspektive handelt es sich aber eher um einen Männermangel. Dies wird noch verstärkt unter dem Aspekt, dass Frauen in der Regel ältere (Ehe-)Partner wählen. Dies führt dazu, dass 75 % der über 65-jährigen Männer verheiratet sind, während knapp ¾ der gleichaltrigen Frauen verwitwet leben (vgl. Sydow 1994).

Trotz der statistisch sinkenden Wahrscheinlichkeit für Frauen, im Alter noch einen gleichaltrigen bzw. älteren Partner zu finden, ist der Wunsch nach Partnerschaft auch im höheren Lebensalter gegeben. So wünschen sich 45 % der Frauen ein kameradschaftliches Verhältnis zu einem Mann. 50 % hätten gerne erneut eine erotisch-sexuelle Beziehung, die aber keine Ehe mehr sein soll und die auch eine räumliche Trennung aufweist (vgl. Sydow 1994).

Partner/-in vorhanden	Männer	Frauen
50–59 Jahre	83 %	77–96 %
60–69 Jahre	78–86 %	39–60 %
70–79 Jahre	62–79 %	18–46 %
80+ Jahre	55 %	8–10 %
Insgesamt	52 %	19–44 %

Tab. 4.1: *Partnersituation über 50-Jähriger (Brähler/Unger 1994; Statistisches Bundesamt 1991; Sydow 1995)*

Interessant ist, dass gerade Frauen, die bereits (lange) Ehen hatten, sich später keine zu enge Bindung mehr wünschen. Der Wunsch nach Partnerschaftlichkeit bleibt, aber der Wunsch nach gemeinsamem Besitzstand und gemeinsamen Wohnverhältnissen sinkt. Dieser scheinbare Widerspruch könnte darin liegen, dass auch jene Frauen, die heute in ihren 70er- bzw. 80er-Jahren sind, durch die Emanzipationsbewegung alternative Lebensmodelle kennenlernen konnten und diese nun im Alter auch leben wollen. Eine 74-Jährige macht dies in einem Interview mit Sydow deutlich: „Ich hätte gerne einen Freund, aber nur zum Spazierengehen, in Urlaub fahren und so. Also ich möchte bei keinem anderen wohnen, möchte auch niemand bei mir wohnen haben.“ (Und heiraten?) „Nein, das sowieso nicht, nein. – Sagen wir mal, so wie Adele und Jakob [= Fernsehfilm], so ähnlich. ... Ich ließ mich mal ganz gern in den Arm nehmen und drücken.“ (Sydow 1994:93).

Verschiedene Formen der Partnerschaft

Die wissenschaftlichen Erhebungen zu unterschiedlichen Paarbeziehungsformen im Alter sind wenig differenziert. Es bestehen fast nur Erhebungen zur Ehe als Paarbeziehungsform (vgl. Sydow 1992; 1994). Die Frage nach Gründen für bzw. gegen eine Ehe ist gut erforscht.

Gründe dafür	Frauen	Männer
Wunsch, nicht alleine zu sein	Rang 1	Rang 1
Zuneigung und Liebe	Rang 2	Rang 2
Sorgen und Umsorgt-werden	Rang 3	Rang 3

Tab. 4.2: *Warum ältere Paare heiraten (vgl. Brecher et al. 1984; Heekerns 1987; Sydow 1994)*

Gründe dagegen	Frauen	Männer
Keine Ehe gewünscht	46%	44%
Partner/-in ist anderweitig verheiratet	43%	16%
Beide möchten ihre eigene Wohnung behalten	19%	20%
Vermeidung wechselseitiger finanzieller Abhängigkeit	10%	23%
Verlust finanzieller Vorteile	13%	14%
Kinder (eigene/von Partner/-in) dagegen	4%	2%
Ich möchte, aber Partner/-in möchte nicht heiraten	4%	2%
Heirat geplant	19%	30%

Tab. 4.3: *Warum ältere Paare nicht heiraten (vgl. Brecher et al. 1984; Heekerns 1987; Sydow 1994)*

Bei den Ergebnissen der Untersuchung zeigt sich, dass das Bedürfnis nach Gemeinschaft als elementares Grundbedürfnis des Menschen auch im hohen Alter Bestand hat. In den Untersuchungen zu Lebensformen im Alter ist interessant, dass Ehen der älteren Generation meist weit über 10 Jahre Bestand hatten und oft mit einem gemeinsamen Hausstand einhergingen.

Neben den ehelichen Paarkonstellationen, die nicht die Breite aller möglichen Lebensformmodelle repräsentieren, zeigt sich, dass Frauen, die nicht verheiratet sind, relativ experimentierfreudig in Bezug auf die Ausgestaltung von Paarbeziehungen sind:
- nichteheliches Zusammenleben (getrennte Wohnungen)
- Beziehungen zu anderweitig verheirateten Männern
- kurzfristige Affären

Allerdings muss gesagt werden, dass außereheliche Verbindungen häufiger von Männern unterhalten werden (3–23 %). Hingegen betrügen lediglich 1–8 % der Ehefrauen ihre Ehemänner. Forschungen in Bezug auf homosexuelle Paarbeziehungen und zu deren Monogamieverhalten gibt es kaum (vgl. Brähler/Unger 1994; Brecher et al. 1984; Sydow 1995).

Weiter oben wurde bereits darauf verwiesen, dass Koitusaktivitäten[38] insgesamt im höheren Lebensalter an Bedeutung verlieren, hingegen werden emotional-körperliche Aspekte zunehmend wichtiger.

Emotionale Aspekte heterosexueller Beziehungen

In Bezug auf Untersuchungen von Ehepaaren und deren emotionale Verfassung gibt es innerhalb der Literatur höchst widersprüchliche Aussagen (vgl. Brecher et al. 1984; Sydow 1994). Einerseits zeigen einige Befunde, dass ⅔ bis ¾ der jahrzehntelangen verheirateten Paare eine hohe eheliche Zufriedenheit aufweisen. Dabei sind die Männer noch zufriedener als die Frauen.

Eine 62-Jährige beschreibt ihre Beziehung wie folgt: „Und – wir sind auch jetzt im Alter wieder sehr aufeinander zugekommen. Also, ich möchte sagen, dass wir uns jetzt viel mehr – also, oder anders lieben, als eben früher, wo die Sexualität eben mehr im Vordergrund stand. – Jetzt ist eine – eine sehr tiefe, innige Liebe da und eigentlich auch ein großes Vertrauen." (Sydow 1994: 68).

Andererseits existieren aber auch Berichte, wonach sinkende Interessen an gemeinschaftlichen Aktivitäten zu verzeichnen sind. Möglicherweise kommen diese unterschiedlichen Befunde aufgrund ambivalenter Gefühlszustände der Befragten zustande (vgl. Sydow 1994).

Neben gemeinsamen Aktivitäten zeigt sich auch, dass Zärtlichkeit eine tragende Säule innerhalb älterer heterosexueller Paarbeziehungen darstellt.

Sexualität und Zärtlichkeit in heterosexuellen Beziehungen

Sexualität in Form von Geschlechtsverkehr spielt für ¼ bis ⅓ der älteren Frauen und für 12 % der Männer keine bzw. eine untergeordnete Rolle.Wenn Frauen im höheren Alter weiterhin Geschlechtsverkehr haben, genießen sie diesen zu ⅔ und kommen dabei auch zum Orgasmus. Allerdings erlebt auch ca. ⅓ der Ehefrauen ihren ehelichen Geschlechtsverkehr als unerfreulich (vgl. Brecher et al. 1984; Sydow 1994).

Knapp ⅓ der Männer ergreifen die sexuelle Initiative, die Frau verhält sich eher passiv, abwartend. Dieser empirische Befund deckt sich mit den Ergebnissen der historischen Forschung. In den wenigsten Ehen wird offen über Sexualität gesprochen. **Sydow** gibt zwei Beispiele für mittlere Offenheit und keinerlei Offenheit an.

Altersangaben in Jahren	Frauen	Männer
60–69	38–66 %	85 %
70–79	31–45 %	30 %
80+	0–10 %	22 %

Tab. 4.4: *Koitale Aktivität von älteren Menschen mit Partner/-in (vgl. Bachmann/Leiblum 1991; Brähler/Unger 1994; Persson 1980; Skoog 1996; Sydow 1992)*

[38] Koitus = Geschlechtsverkehr

▶ Mittlere Offenheit

Eine 71-jährige Frau: „Ja, das [Sexualität] hat also praktisch bei uns aufgehört, weil mein Mann durch eine Erkrankung gar nicht mehr in der Lage war dazu. Und wir haben uns also deswegen noch mal unterhalten jetzt, und es fehlt uns beiden gar nicht mal so sehr." (Sydow 1994:78)

▶ Keine Offenheit

Eine 62-Jährige: („Was hätten Sie sich da anders gewünscht?") „Ja – in den letzten Jahren schon ein bisschen mehr Vorspiel und Geduld vonseiten meines Mannes, weil ich in den letzten Jahren nicht mehr so schnell drauf angesprungen bin. Wenn er sich da ein bisschen mehr die Zeit genommen hätte, wäre es vielleicht besser geworden ... Ich hab es als junge Frau nicht vermisst, weil ich sowieso bereit war – aber in den kritischen Jahren hätte ich es wohl manches Mal haben können." („Also, Sie hätten sich gewünscht, dass Ihr Mann mehr auch auf Ihre körperlichen und sexuellen Wünsche eingeht?") „Ja. Ja. Ja. Ja. Ja." („Haben Sie ihm das mal gesagt?") „Nein. Ich hab gehofft, dass er von selbst drauf kommt." (Sydow 1994)

Frauen beenden ihre koitalen Aktivitäten meist zwischen dem 60. und 65. Lebensjahr. Männer mit 68. Bei ⅔ der Paare stellt der Mann die Koitusaktivität ein und übernimmt auch hier die aktiv beendende Rolle.

In den Interviews von Sydow wird die emotionale Zerrüttung einer Beziehung anhand einer 72-Jährigen besonders deutlich:

„Wenn da nicht so viel zwischen [uns] gewesen wäre, das abstoßend war – ich wär' sexbereit. ... Ich sollt's so sagen: Wenn ich den richtigen Partner haben würde, der nicht so egoistisch wär', dann wollt' ich selber die Anlage noch heben können. Aber nicht [so] ein, ein Mensch kann nicht immer geben, geben, geben und der andere nehmen, nehmen, nehmen!" (Sydow 1992: 107)

Der sexuelle Rückzug bzw. die vermutete Impotenz des Mannes wird von einer 61-Jährigen wie folgt illustriert: „Ich muss allerdings sagen, dass das bei uns seit einiger Zeit ziemlich im Argen liegt. Einfach, weil ich annehme, dass das bei meinem Mann nicht mehr richtig klappt. ... Und – ich nehme an – er ist ein sehr starker Raucher, er trinkt auch entsprechend ..., dass das alles darauf auch wirkt." (Sydow 1992: 107)

Die Beendigung des Koitusakts darf nicht gleichgesetzt werden mit der Beendigung von Sexualität. Wenn diese als allgemeine Lebensenergie verstanden wird, so bleiben noch zahlreiche weitere Aspekte übrig, die eine erfüllte Sexualität zulassen, z. B. Küssen, Streicheln, Umarmen, manuell-genitale Stimulation oder oral-genitale Stimulation.

Gründe aufseiten des Mannes	
Krankheit	15–23 %
Potenzprobleme und sexuelle Probleme	14–40 %
Verlust des Interesses	1–15 %
Gründe aufseiten der Frau	
Verlust des Interesses	4–10 %
Sexuelle Probleme	4–6 %
Krankheit	2–14 %
Weitere Gründe, die nur in Interviews (von Frauen) genannt werden	
Emotionale Zerrüttung der Beziehung	11 %
Sexueller Rückzug bzw. vermutete Impotenz des Mannes	7 %

Tab. 4.5: *Gründe für die Beendigung des Geschlechtsverkehrs (vgl. Persson 1980; Pfeiffer et al. 1972; Sydow 1992; Tümmers 1976)*

Sydow konstatiert, dass Ehefrauen vom frühen zum mittleren Erwachsenenalter hin eine qualitative Verbesserung ihrer Sexualität wahrnehmen, während gleichzeitig eine quantitative Abnahme der Koitushäufigkeit zu verzeichnen ist. Oder anders ausgedrückt, in diesem Fall kann weniger mehr sein (vgl. Sydow 1993).

Die aufgezeigten Ergebnisse beziehen sich alle auf Ehen, andere Lebensmodelle sind kaum erforscht. Für Singlefrauen kann festgehalten werden, dass diese Sex für wichtiger erachten als verheiratete Frauen, häufiger sexuell aktiv sind und öfter zum Orgasmus kommen. Dies, so vermutet von Sydow, hängt mit dem häufigeren Partnerwechsel und den kürzeren Beziehungszeiten zusammen (vgl. Sydow 1994). **Bachmann und Leiblum** verweisen darauf, dass koital aktive ältere Frauen auch sexuell interessierter, sexuell zufriedener sind und weniger genitale Atrophien[39] aufweisen als Peers[40] , die keinen Geschlechtsverkehr mehr praktizieren (vgl. Bachman/Leiblum 1991).

Interessant an dieser Stelle ist, zu erwähnen, dass sich die meiste psychologisch-medizinische Literatur lediglich mit sexuellen Problemen von Männern (zumeist Erektionsstörungen) auseinandersetzt. **Arentewicz und Schmidt** sprechen in diesem Zusammenhang von einem „eklatante[n] wissenschaftliche[n] Desinteresse an den sexuellen Störungen der Frau, insbesondere der somatischen Medizin" (Arentewicz/Schmidt 1993: 7).

Auffallend ist, dass sexuelle Potenzprobleme weit häufiger zur Beendigung des Geschlechtsverkehrs führen (14–40 %) als sexuelle Probleme der Frau (4–6 %). Für in Ehen lebende Frauen ist in 40 % der Fälle ein Hauptproblem der Mangel an sexuell-zärtlichen Begegnungen mit dem jeweiligen Partner (vgl. Sydow 1992, 1995).

Aus den aufgezeigten Studien lassen sich für die Praxis einige offene „Forschungsfragen" ableiten, da bislang ein Forschungsdefizit für folgende Punkte zu konstatieren ist:

- Befragungen beziehen sich vorrangig auf Ehepaare
- Vorrangig werden Patienten befragt, bei denen eine vermeintliche Störung vorliegt, dies verzerrt aber auch beschreibbare Bilder von Alterssexualität
- Besonderes Interesse an männlicher Sexualität und Sexualitätsproblematik (Impotenz), wenig Interesse an weiblicher Sexualität
- Befragungen beziehen sich sehr häufig auf technisch-mechanische Aspekte des Sexuellen (Koitushäufigkeit und Intensität), wenig auf qualitative Aspekte (Erleben und Emotionalisierung im Kontext von Liebe und Sexualität)
- Ausklammerung gleichgeschlechtlicher, inter- und transsexueller Lebensweisen

Daraus ergeben sich weitere Fragen für die Praktiker/-innen:

- Wie bewältigen ältere Singles ihren sexuellen Alltag und wie können sie ggf. unterstützt werden?
- Inwieweit ist alleinstehend ein Problem?
- Welche Strategien helfen älteren Singles, ggf. eine Partnerschaft zu finden?
- Welche sexuellen Beratungsangebote können älteren Singles und Paaren gemacht werden und wie müssen diese adressatengerecht aussehen?

---

[39] Atrophie = Gewebeschwund

[40] Peers= Gruppe der Gleichaltrigen

Tipp

- Veranstalten Sie gemeinsam mit anderen Alten- bzw. Pflegeheimen „Kennenlerncafés“ oder Tanzveranstaltungen, bei denen die älteren Menschen die Möglichkeit haben, in Kontakt zu treten. Auf diesen Veranstaltungen können Sie auch „Kontaktwände“ aufbauen, auf denen die Singles einen Singlesteckbrief mit möglichen Kontaktdaten hinterlassen können, sodass sich Interessierte melden können.
- Ermutigen Sie Ihre Heimbewohner/-innen, sich auch auf Internetpartnerbörsen anzumelden, um mit anderen nicht im Heim befindlichen Personen in Kontakt zu kommen.
- Stellen Sie sicher, dass Ihre Einrichtung PCs mit Internetanschlüssen bereit hält, und erklären Sie den Bewohnern/Bewohnerinnen, wie sie den PC bedienen können.
- Weiterführende Informationen finden Sie unter:
  Film Bayrischer Rundfunk: Lust, Oma und Opa?: http://www.ardmediathek.de/tv/Jetzt-mal-ehrlich-Bayerisches-Fernsehe/Lust-Oma-und-Opa-29-02-2016/Bayerisches-Fernsehen/Video-Podcast?bcastId=28619768&documentId=33885184

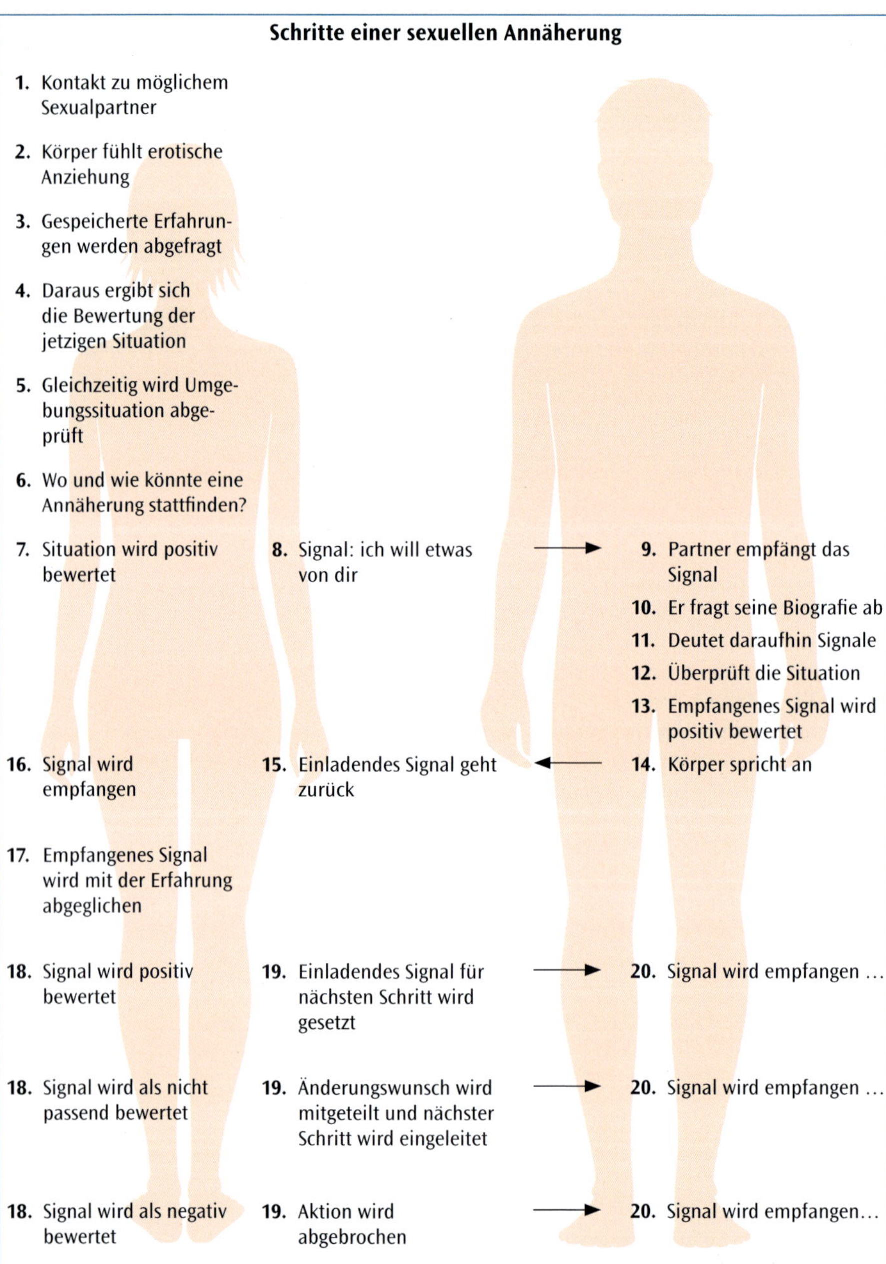

Abb. 4.2: *Parallele Abläufe während der sexuellen Annäherung nach Johannes Bitzer. Diese Skizze zeigt deutlich, wie komplex sexuelle Annäherungen zwischen Menschen sind.*

Literaturverzeichnis

ARENTEWICZ, G., SCHMIDT, G.: Sexuell gestörte Beziehungen, Stuttgart: Enke, 1993

BACHMANN, G. A., LEIBLUM, S. R.: Sexuality in sexagenarian women, München: Maturitas 13: S. 43–50, 1991

BRÄHLER, E., UNGER, U.: Sexuelle Aktivität im höheren Lebensalter im Kontext von Geschlecht, Familienstand und Persönlichkeitsaspekten- Ergebnisse einer repräsentativen Befragung. Zeitschrift für Gerontologie 27: S. 110–115, 1994

BRECHER et al.: The Editors of Consumer Reports Books. Love, sex, and aging. Little Brown & Comp., 1984

BRECHT, B.: Die unwürdige Greisin. In: Hecht, W. et al. (Hrsg.): Werke (große kommentierte Berliner und Frankfurter Ausgabe). Bd. 18: Prosa 3. Sammlung und Dialoge, S. 427–432, Berlin, 1995

BRETSCHNEIDER, J. G.; MCCOY, N. L.: Sexual Interest and Behavior in healthy 80- to 102-Years-Olds. In: Archives of Sexual Behavior. Vol. 17 (2). S. 109–129, 1988

BUTCHER, J. N. et al.: Klinische Psychologie, Hallbergmoos: Pearson, 2009

DEINZER, R.: Allgemeine Grundlagen wissenschaftlichen Arbeitens in der Medizin: Ein Leitfaden für die empirische Promotion und Habilitation, Stuttgart: Kohlhammer, 2007

DICKINSON, R. L., BEAM, L. E.: A Thousand Marriages, Williams + Wilkins, 1931

HAEBERLE, E. J. (o. J.): 8.1.2 Mängel der heutigen Fachsprache. Die Sexualität des Menschen. Magnus-Hirschfeld-Archiv für Sexualwissenschaft. Abgerufen unter: www.sexarchive.info/ATLAS_DE/html/maengel_der_heutigen_fachsprac.html (15.10.2015).

HEEKERNS, H. P.: Wiederheirat im Alter. Zeitschrift für Gerontologie 20: S. 263–268, 1987

KEBIR, S.: Sexuell vernetzte Singles. Der Freitag 12.2.1999. Abgerufen unter: www.freitag.de/autoren/sabine-kebir/sexuell-vernetzte-singles (15.10.2015).

KOCKOTT, G.: Die Sexualität des älteren Mannes. In: Kockott, G. (1997): Partnerschaft und Sexualität im höheren Lebensalter, Heidelberg: Springer-Verlag, 1997

LATTMANN, D.: Kennen Sie Brecht? Ditzingen: Reclam-Verlag, 1988

MASTERS W. H, JOHNSON V. E.: Human sexual inadequacy, Little Brown, 1970

NEWMAN, G., NICOLS, C. R.: Sexual Activities and Attitudes in Older Persons. Amer Med Ass 173: S. 33–35, 1960

PERSSON, G.: Sexuality in a 70-years-old urban Population. In: Journal of Psychosomatic Resarch. Vol 24. S. 335–342, 1980

PFEIFFER, E. et al.: Determinants of sexual behavior in middle and old age, J of American Geriatrics Society 20: S. 151–158, 1972

RUBIN, I.: Sexual Life after Sixty. Signe Book, 1965

RUSSEL, B.: Marriage and Morals, London: George Allen & Unwin Verlag, 1929

RUSSEL, B.: Human Society in Ethics and Politics, London: George Allen & Unwin Verlag, 1954

SCHNEIDER, H. D.: Sexualverhalten in der zweiten Lebenshälfte, Ergebnisse sozialwissenschaftlicher Forschung, Stuttgart: Kohlhammer, 1980

SKOOG, I.: Sex and Swedish 85-years-olds. New England J of Medicine 334 (17): S. 1140–1141., 1996

SPRINGER-KREMSER, M., LEITHNER, K.: Die Sexualität der älteren Frau. In: Wiegand, M.H.: Partnerschaft und Sexualität im höheren Lebensalter, Heidelberg: Springer-Verlag, 1997

STATISTISCHES BUNDESAMT: Statistisches Jahrbuch 1991 für das vereinte Deutschland, Wiesbaden: Statistisches Bundesamt Wiesbaden, 1991

SYDOW, K. von: Weibliche Sexualität im mittleren und höheren Erwachsenenalter, Zeitschrift für Gerontologie 25: S. 113–127, 1992

SYDOW, K. von: Lebens-Lust. Weibliche Sexualität von der frühen Kindheit bis ins hohe Alter, Bern: Hans Huber, 1993

SYDOW, K. von: Die Lust auf Liebe bei älteren Menschen, München: Ernst Reinhardt, 1994

SYDOW, K. von: Unconventional sexual realationships: Data about German women ages 50 to 91 years. Arch of Sexual Behavior 24 (3): S. 271–290, 1995

TÜMMERS, H.: Sozialpsychologische Aspekte der Sexualität im Alter, Wien: Böhlau, 1976

5 Nicht heterosexuelle Ausdrucksformen im höheren Lebensalter (Homo-, Bi-, Inter- und Transsexualitäten)

In den vorangegangenen Kapiteln wurde der Frage nach dem Wesen des Alters und der Sexualität nachgegangen und Aspekte heterosexueller Paarkonstellationen beleuchtet. An dieser Stelle wird die Geschlechtsrollenpartner-Orientierung näher beleuchtet. Hier werden sowohl Erklärungsansätze geliefert, wie sich die sexuelle Identität eines Menschen entwickelt, als auch welche Problemlagen sich ergeben, wenn die sexuelle Identität nicht der heterosexuellen Norm (Heteronormativität) entspricht.

5.1 Forschungsergebnisse zur sexuellen Identität

Wie bereits in den ersten Kapiteln deutlich wurde, ist menschliche Sexualität vorrangig erlernt. Schon recht früh wird implizit gelernt, welche sexuellen Verhaltensweisen innerhalb einer Gesellschaft erwünscht und welche unerwünscht sind. Sowohl durch implizite Zuschreibungen, z. B. in Form von Spielmaterial, als auch in expliziten Äußerungen wie „Du Schwuchtel" wird deutlich, dass sexuelle Ausdrucksweisen gesellschaftlich verstärkt bzw. bestraft werden.

Nun stellt sich die Frage: Wie erwirbt der Mensch eigentlich seine sexuelle Identität? Grundsätzlich muss zunächst eine Einschränkung gemacht werden. Innerhalb der wissenschaftlichen Literatur gibt es kaum Forschungen darüber, warum ein Mensch heterosexuell wird. Hingegen existieren Bibliotheksregale voll mit Forschungen bezüglich der Frage, wie Homosexualität entsteht. Dieser ungleiche Forschungsstand ist auch Ausdruck gesellschaftlicher Bewertung von sexueller Identität. Gesamtgesellschaftlich stellt Heterosexualität immer noch die unangefochtene „normale" Sexualität dar. Daher gilt für fast alle Forschungsergebnisse in diesem Feld, dass sie implizit Heterosexualität als normal ansehen. Von diesem Standpunkt aus werden dann andere sexuelle Identitäten untersucht und klassifiziert und als abweichendes Verhalten begriffen. Aus emanzipatorischer, sexualwissenschaftlicher Perspektive gilt es, an dieser Stelle kritisch zu hinterfragen, weshalb diese Norm unangefochten hingenommen wird.

> **Merke**
>
> Die meisten wissenschaftlichen Publikationen zum Thema **sexuelle Identität** befassen sich mit von der Heterosexualität abweichenden sexuellen Ausdrucksformen. Erst in der jüngsten Vergangenheit wird durch die Queer-Forschung die Norm der Heterosexualität kritisch hinterfragt.

5.2 Historische Rückgriffe auf die Bewertung der sexuellen Identität

Diese **Normierung** der Sexualität als Heterosexualität ist an sich eine Erfindung der Neuzeit. Im antiken Griechenland (die

Wiege der modernen Zivilisation) existierte noch kein Begriff für Homosexualität. Dieser Begriff wurde erst zu Beginn des 19. Jahrhunderts durch Karl Maria Kertbeny geprägt (vgl. Fiedler 2004).

5.2.1 Das antike Europa

In der Antike existierte noch keine moralische Verurteilung für sexuelle Ausdrucksformen. Dies ist auch dem Umstand geschuldet, dass in der Antike der Götterglaube stark ausgeprägt war. Gottheiten wie **Eros** konnten angeblich vom Menschen Besitz ergreifen und dessen Handlungen leiten. Eine Auflehnung gegen die Besitzergreifung der Gottheit wäre erfolglos gewesen. Folglich konnte Eros auch dazu verleiten, homosexuelle Beziehungen einzugehen. Dieser zwanglose Umgang mit Sexualität führte auch dazu, dass innerhalb der Literatur und des Theaters der Antike offen und häufig in ironischer Weise über Sexualität gesprochen wurde. So ist bekannt, dass **Vergil** (antiker Dichter 70–19 v. u. Z.)[41] ausschließlich homosexuelle Beziehungen hatte. Hingegen pflegte **Kaiser Claudius** (10–54 n. u. Z.)[42] regelmäßig sexuellen Kontakt zu Frauen, was seine Ehefrau ihm übel nahm und ihn vergiftete. **Horaz** (römischer Dichter 65–8 v. u. Z.) bekannte sich öffentlich zu seiner Bisexualität.

Allerdings muss einschränkend darauf hingewiesen werden, dass durch ein zunehmend ausschweifendes Sexualleben innerhalb der römischen Gesellschaft sich nach und nach auch Widerstand regte. Der **Philosoph Plotin** (204–269 n. u. Z.) forderte eindringlich dazu auf, sich keusch zu verhalten und Sexualität stärker im Zusammenhang mit Fortpflanzung zu sehen.

> **Merke**
>
> In der **antiken Welt** existierten noch keine Begrifflichkeiten für Homo- oder Heterosexualität. Insgesamt wurde auch in der Öffentlichkeit offen mit Sexualität umgegangen. Viele Vasenmalereien belegen, dass sowohl hetero- als auch homosexuelle Paarkonstellationen öffentlich gelebt wurden. Allerdings wurden aufgrund der ausschweifenden Sexualität auch konservative Stimmen lauter, die eine Zurückhaltung in Bezug auf Sexualität forderten.

5.2.2 Das antike Israel

Neben den Grundlagen der Demokratie, die die westlichen Gesellschaften den antiken Griechen zu verdanken haben, spielt das antike Israel bis in die Gegenwart eine zentrale Rolle für die heutige Kultur. Das „auserwählte Volk“, dessen Religion sich das Christentum im Laufe der Jahrhunderte zu eigen gemacht hat, hatte klare Vorstellungen in Bezug auf Sexualität und deren Bewertung. Unter **König Salomon** (972–932 v. u. Z.) wurde Sexualität als Geschenk Gottes angesehen, das in Bezug auf Fortpflanzung mit Freude gelebt werden sollte. Die Überbetonung der Fortpflanzung und damit einhergehend der Heterosexualität ist nicht verwunderlich vor dem Hintergrund, dass das Volk Israel sich von Anbeginn an immer gegen feindlich gestimmte Stämme und Länder durchsetzen musste. Diese Durchsetzung ist aber nur mit einer hohen Zahl an Mitburgern zu leisten. So verwundert es auch nicht, dass jede Form, die nicht der Fortpflanzung diente, als „widernatürlich“ galt und bestraft wurde. So wird z. B.

[41] v. u. Z. – vor unsere Zeitrechnung. Wird anstelle von „vor Christus“ verwandt, da die christliche Zeitrechnung auch innerhalb der Geschichtswissenschaften umstritten ist.

[42] n. u. Z. = nach unserer Zeitrechnung

in der Geschichte **Onans** (daher der Begriff Onanieren = Selbstbefriedigung) dieser von Gott getötet, da er lieber sein Sperma zu Boden fallen ließ als es zur Fortpflanzung zu nutzen. Diese Verengung der Sexualität hatte aber neben religiösen vorrangig politische Gründe. Neben dem Umstand, dass in einer Gegend, in der die angrenzenden Staaten nicht wohlgesonnen sind, eine hohe Mitbürgerzahl notwendig ist, um Stärke zu symbolisieren, ging es auch darum, die Überlegenheit der eigenen Religion darzustellen. Da die anderen Staaten bei Weitem offener mit dem Thema Sexualität umgingen, war es für das antike Israel notwendig, klare Grenzen in Bezug auf Sexualität zu zeigen (vgl. Fiedler 2004). Die Übernahme dieser **Fortpflanzungssexualität** folgte durch das aufkommende Christentum. Gerade zur Zeit Jesu entstanden im Römischen Reich zahlreiche asketisch-religiöse Strömungen, die den menschlichen Körper und jegliche Erscheinungsform von Sexualität als unrein verachteten und ihre Mitglieder aufriefen, enthaltsam zu leben.

5.2.3 Katholische Kirche

Jesus von Nazareth (ca. 4 v. u. Z. bis 30), der als Wanderprediger viel Zustimmung fand und später zur Gallionsfigur des **Christentums** aufstieg, sprach fast nie über Sexualität. Er predigte vielmehr, dass gerade Außenseitern der Gesellschaft mit Respekt und Akzeptanz begegnet werden sollte. Allerdings teilten nicht alle seine Anhänger diese liberale Grundhaltung. So verurteilte z. B. Jesus Nachfolger **Paulus** jegliche Form der Sexualität, die nicht der Fortpflanzung diente – insbesondere Homosexualität. Auch erklärte er, dass der Zölibat noch oberhalb der Ehe und dessen Fortpflanzungsauftrag stünde. Diese dogmatische Haltung wurde über die Jahrhunderte von vielen Kirchenvätern, z. B. Aurelius Augustinus (345–430), geteilt. Augustinus ging sogar so weit, den sexuellen Akt als sündhaft zu brandmarken. Seiner Meinung nach waren „die willentlich nicht zu beeinflussenden Körperreaktionen beim Geschlechtsverkehr ein erschreckendes Zeichen für die Versklavung des Fleisches. Sie waren die bittere Konsequenz des Sündenfalls von Adam und Eva“ (Fiedler 2004: 22). Die strikte Haltung gegen jedweden sexuellen Ausdruck führte dazu, dass mit der Einführung des Christentums zur Staatsreligion im Römischen Reich Gesetze gegen sexuell abweichendes Verhalten eingeführt wurden, die z. B. Homosexualität unter Todesstrafe stellten.

Mit der Einführung des Christentums zur Staatsreligion veränderte sich nicht nur der moralische Anspruch an den Menschen, sondern auch die Rechtslage. Wurde bislang dem Sexuellen wenig Aufmerksamkeit zuteil, so wurde nun jegliches sexuelle Verhalten argwöhnisch durch den Sittenwächter Kirche beobachtet. Jede Abweichung von der kirchlichen Norm wurde durch diese fortan gerichtlich verfolgt und geahndet (vgl. Fiedler 2004). Dabei unterschied sich die kirchliche Rechtsprechung von der weltlichen Rechtsprechung insofern, dass auf freiwillige Geständnisse durch die Übeltäter gehofft wurde. Da die Idee der Sünde mittlerweile stark in die Gesellschaft Einzug gefunden hatte, gestanden die Menschen ihre Sünden in der Hoffnung, dass ihre Seelen dennoch in den Himmel fahren könnten. Die Strafen wurden detailliert in Bußbüchern niedergeschrieben. Die Auszüge aus den Bußbüchern belegen, dass sexuelle Vergehen unterschiedlich hart bestraft wurden. So wurde z. B. Ehebruch mit sieben Jahren bestraft, Masturbation und unbeabsichtigte Orgasmen im Schlaf mit einer milderen Strafe. Homosexualität und sexueller Kontakt mit Tieren wurden mit 7 bzw. 22 Jahren bestraft. Die Strafe bestand darin, dass die Schuldigen in weiße Tücher gehüllt, ohne Kopfbedeckung vor der Kirchentür erscheinen mussten und eine schwere Kerze vor sich trugen. War die Strafe abgegolten, erhielten die Verurteilten ein Dokument über die Ableistung ihrer Strafe (vgl. Fiedler 2004).

Mit **Thomas von Aquin** veränderte sich erstmals die starre Haltung der Kirche. War zuvor jeglicher sexuelle Kontakt als sündhaft angesehen worden, so stellte von Aquin den Zusammenhang zwischen der Natur Gottes und der damit verbundenen Aufforderung, sich fortzupflanzen her. Er deklarierte nun Sexualität als etwas Natürliches, das von Gott gewollt ist. Davon Abweichendes bezeichnete er als „widernatürlich", also gegen Gottes Vorstellung. Mit diesem für die damalige Zeit revolutionären Denken wurde es innerkirchlich möglich, dass Sexualität per se nicht mehr verurteilt wurde, solange sie zur Zeugung von Nachkommenschaft und in der heiligen Ehe stattfand. Allerdings wurden andere Formen der Sexualität, z. B. Onanie/Masturbation, Homosexualität, weiterhin verdammt und fortan als **„widernatürliche Strebung"** verurteilt.

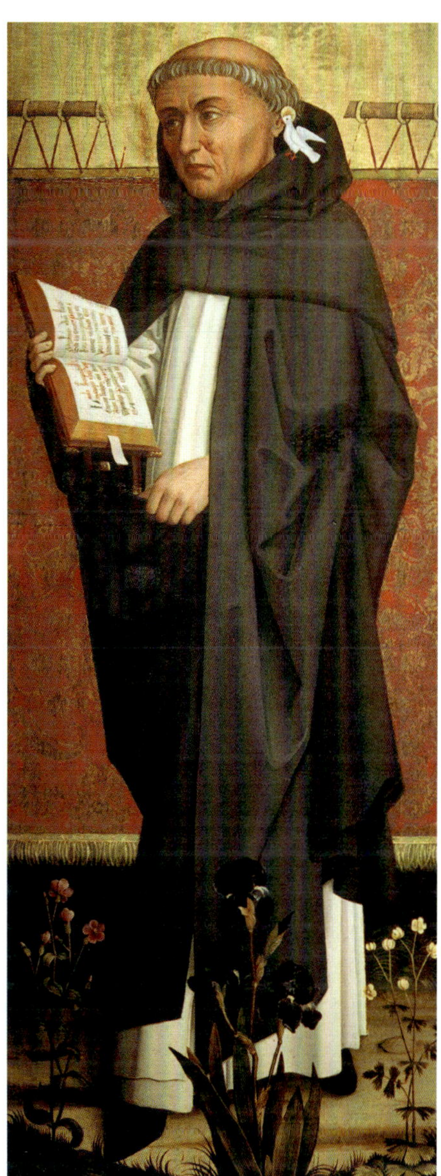

Abb. 5.1: *Thomas von Aquin (1225–1274), Dominikanermönch*

5.2.4 Vom Mittelalter in die Neuzeit

Während der langen Episode der Inquisition im 12. und 13. Jahrhundert wurden tausende von Menschen durch Kirchengerichte gefoltert, verstümmelt und ermordet. Besonders Frauen, denen Hexerei vorgeworfen wurde, weil sie sich z. B. mit Kräuterkunde auseinandersetzten bzw. als Hebammen tätig waren, wurden häufig Opfer der kirchlichen Verfolgung. Meistens wurde diesen Personen **Sodomie** vorgeworfen. Dabei bezog sich die Kirche auf die biblische Geschichte Sodoms. Sodom wurde aufgrund nicht gottgefälligen Lebens der Einwohner angeblich durch Gott zerstört. Der Begriff der Sodomie wurde zum Kampfbegriff gegen vermeintlich verwerfliche Sexualpraktiken. Auch heute noch wird das geflügelte Wort „Zustände wie in Sodom und Gomorra" verwandt, um angeblich verwerfliche Lebensumstände zu verdeutlichen. Da allerdings der kirchliche Einfluss innerhalb der Gesellschaft nach und nach schwand, musste die weltliche Macht in Form von weltlichen Gesetzen gegen die Sodomie angehen. Dies geschah z. B. in Artikel 116 der „Peinlichen Gerichtsordnung" von Kaiser Karl V. aus dem Jahr 1532. Dort wurden homosexuelle Menschen fortan als Sodomiten bezeichnet, mit Sodomie wurde im Mittelalter häufig auch der sexuelle Verkehr mit Tieren beschrieben. Diese „Verbrechen wider die Natur" wurden mit dem Feuertod bestraft. Auch heterosexueller Analverkehr stand unter Strafe. Darüber hinaus wurde Masturbation oder Formen des Fetischismus mit schwerem Kerker oder Landesverweis bestraft. Diese Verquickung zwischen weltlicher und kirchlicher Macht wurde besonders dadurch deutlich, dass nicht mehr nur Kirchenvertreter für harte Strafen plädierten, sondern die Juristen selbst ein hartes Durchgreifen forcierten, da sie Angst vor Gottes Zorn in Form von Naturkatastrophen und Seuchen hatten. Diese Sorgen führten dazu, dass häufig Naturkatastrophen und Seuchen mit dem Verweis auf das unzüchtige Leben einzelner widernatürlicher Menschen erklärt wurden. Dieses Erklärungsmuster griff bis in die jüngste Zeit im Zusammenhang mit dem Aufkommen von AIDS in den 1960er-Jahren. Damals erklärten hohe katholische Kirchenvertreter, dass AIDS eine Schwulenseuche sei, die Gott gesandt habe, um diesen Lebensstil zu bestrafen.

5.2.5 Reformation, Gegenreformation und weltliches Rechtsgeschehen

Mit dem **Trienter Konzil** (1563) festigte die katholische Kirche ihre Haltung in Bezug auf die natürliche Sexualität. Erst durch **Martin Luther** (1517) und die aufkommende Reformation wurde die Vormachtstellung der katholischen Kirche in Bezug auf ethisch-moralische Fragen geschwächt. Der Augsburger Religionsfrieden von 1555 und die zunehmenden Übertritte von Landesfürsten zum Protestantismus drängten die katholische Gerichtsbarkeit mehr und mehr zurück. Dennoch verbreitete sich weiterhin ein sexualfeindliches Klima. Dies lag vor allem an den sozial-politischen Umständen jener Zeit. Da in vielen Teilen Europas Überbevölkerung ein zunehmendes Problem darstellte, versuchten nun weltliche Juristen Sexualität über Gesetze stärker zu regulieren. Dies bedeutet zum einen, dass sowohl die Sodomiten, aber zum anderen auch sexuelle Kontakte außerhalb der Ehe bestraft wurden. „Wilde Ehen" wurden bestraft, da sie nach weltlicher Anschauung, die immer noch stark durch christliche Ideen geprägt war, nicht gottgefällig waren und damit eine sündhafte Handlung darstellten.

Zusätzlich breitete sich die Syphilis immer stärker aus. Dies hatte zur Folge, dass nach und nach soziale Handlungen wie das gemeinsame Essen aus einer Schüssel nicht mehr stattfanden. Auch begannen die Menschen mit Messer und Gabel zu essen und gemeinsames Baden im Fluss wurde nach Geschlechtern getrennt (vgl. Fiedler 2004).

5.2.6 Aufkommen der Wissenschaft und Aufklärung

Im 17. Jahrhundert wandelte sich das Bild vom Menschen und von Sexualität grundlegend. Das Aufkommen der **Aufklärung** und die damit verbundenen politischen Forderungen nach Gleichheit der Menschen, das Recht auf Leben und Vorformen der heutigen Menschenrechte änderte auch die Einstellung der Bevölkerung zur Sexualität. Die Französische Revolution (1789) setzte schließlich die Ansichten der **Naturrechtslehre** durch. Diese Ideen stellten auch die absolute Gottes- bzw. Kirchenhörigkeit infrage. **Denis Diderot** (1713–1784) vertrat die These, dass Masturbation sinnvoll sei, um das seelische Gleichgewicht zu wahren. Auch **Giacomo Casanovas** (1725–1798) Geschichten seiner zahlreich „eroberten" Frauen verbreiteten sich schnell. Für Frankreich war besonders **Marquis de Sade** (1740–1814) bedeutend, der mit seinen Sexualpraktiken die Wertevorstellungen vieler Franzosen infrage stellte. Diese Anstöße führten dazu, dass in Frankreich mit dem **Code Pénal** (1810) Masturbation, Homosexualität, Sex mit Tieren und außerehelicher Geschlechtsverkehr für straffrei erklärt wurden. Auch wurde das Mindestalter für sexuelle Handlungen auf das 12. Lebensjahr gesenkt. Diese Veränderungen wurden vorrangig durch wissenschaftliche Erkenntnisse innerhalb der Medizin gefördert. War es bis ins 18. Jahrhundert üblich, Bettler, Menschen mit Behinderungen und psychisch Kranke in Zuchthäuser zu stecken, veränderte sich dieser Umstand langsam. Die aufkommende Psychiatriebewegung war bemüht, das erste Mal zwischen Straffälligen und psychisch/physisch Kranken zu unterscheiden. Auch wenn sie zu Beginn noch stark durch politische Einflüsse geprägt war. Einzelne Vorkämpfer, wie der Arzt Johann Weyer, versuchten bereits 1563 zu erklären, dass „eigenartige Handlungen" von Menschen nicht zwangsläufig mit Hexerei oder der Besitzname von bösen Dämonen zu erklären seien, sondern es sich um Krankheitssymptome handle, die zu heilen seien. Die Veröffentlichung Weyers „De Praestigiis Daemonum" (von der Täuschung der Dämonen) wurde von der katholischen Kirche auf den Index gesetzt. Erst mit dem Aufkommen der Aufklärung wurden jene mutigen Vorkämpfer gewürdigt und anerkannt. Bei Weitem nicht alle Staaten waren so offen wie Frankreich. Das Allgemeine Preußische Landrecht (1794) und das österreichische Strafgesetz (1803) griffen hart bei widernatürlichen Sexualhandlungen durch. Ausnahme für Deutschland bildete das bayerische Strafrecht (1813), das sich stark am französischen Recht orientierte. Auch die Königreiche Württemberg, Hannover und die Herzogtümer Braunschweig stellten widernatürlichen Sexualkontakt lediglich unter Strafe, wenn diese Akte erzwungen wurden. Dies änderte sich erneut mit der Machtergreifung der Nationalsozialisten im Jahre 1935, die homosexuelle Handlungen empfindlich bestraften. Bis 1969 blieben die Strafen für Homosexualität (§ 175[43]) bestehen. Erst 1994 wurden der § 175 und damit die Strafverfolgung von Homosexualität endgültig gestrichen.

Diese Veränderungen dürfen nicht darüber hinwegtäuschen, dass sich Medizin, Psychologie, Soziologie und Gerontologie auch in der jüngeren Vergangenheit – trotz der Aufklärungsepoche – schuldig gemacht haben, indem sie sich vor und während der nationalsozialistischen Herrschaft dazu instrumentalisieren liessen Sexualität in

43 Der § 175 des deutschen Strafgesetzbuchs (§ 175 StGB) existierte vom 1. Januar 1872 (Inkrafttreten des Reichsstrafgesetzbuchs) bis zum 11. Juni 1994. Er stellte sexuelle Handlungen zwischen Personen männlichen Geschlechts unter Strafe.

Teilen zu verurteilen und als krankhaft zurückzuweisen. Auch wenn sich das Vokabular von widernatürlich im Mittelalter zu ansteckend, krankhaft oder pathologisch gewandelt und damit stärker der medizinische Fachtermini angeglichen hat, blieb der Rückfall in vormittelalterliche Denk- und Bestrafungsstrukturen nicht aus.

1710 erschien in England „Onanie oder die abscheuliche Sünde der Selbstbefleckung und all ihre schrecklichen Folgen für beide Geschlechter, betrachtet mit Ratschlägen für Körper und Geist". Der Autor blieb unbekannt. Dennoch hatte dieses Werk weitreichende Folgen, insofern nun auch in Erziehungseinrichtungen Selbstbefriedigung wieder zunehmend verpönt war. Teilweise ging es so weit, dass nächtliche Kontrollgänge durch das Erziehungspersonal stattfanden. Darüber hinaus wurden die Hände der Jungs häufig ans Bett gefesselt, um sie am Onanieren zu hindern. Auch wurde – besonders Jungs – erzählt, dass Onanieren zu Gehirnaufweichung und zu Rückenmarksschwund sowie zur Minderung der Sehkraft, Störung der Verdauung oder zur Impotenz führen würde. Auch chirurgische Eingriffe wie das Herausschneiden der Klitoris oder das Verätzen der Nervenbahnen der Geschlechtsorgane waren keine Seltenheit.

Im Gegensatz zu den Jungen wurde mit Mädchen selten über Sexualität geredet, da sie lange Zeit als nicht sexuelle Wesen wahrgenommen wurden. Diese Theorie wurde besonders vom Schweizer Arzt **Samuel Tissot** in seinem Werk „Onanismus – oder eine Abhandlung über Krankheiten, die durch Masturbation entstehen" unterstützt. Sein Buch wurde alsbald in viele europäische Sprachen übersetzt und führte dazu, dass die Medizin sich in ganz Europa dem Kampf gegen die Onanie verschrieb. 1867 fügte der angesehene britische Psychiater **Henry Maudsley** hinzu, dass durch Masturbation auch Geisteskrankheiten (Masturbationswahnsinn) entstünde. Er bezeichnete diese Art von Krankheit als Perversion. Diese Begrifflichkeit bestimmte fortan die Diskurse über sexuelle Abweichungen. Die junge Psychiatriewissenschaft machte den Fehler, sich nicht auf Datenerhebungen und Befragungen zu verlassen. Vielmehr wurde Ärzten wie **Heinrich Kaan** Aufmerksamkeit geschenkt, der mit seinem Buch „Psychopathia Sexualis" die These vertrat, dass fast alle Menschen an einer „phantasia morbosa" (krankhaft-sinnliches Fantasieleben) leiden. Darunter fielen für ihn gegenseitige homosexuelle Masturbation, Sex mit Tieren, sexueller Kontakt mit Gegenständen und Leichenschändung. Sein Buch war es, das die Psychiatrie dazu antrieb, immer neue Bücher mit weiteren sexuellen Abweichungen zu veröffentlichen. Die Psychiatrie setzte letztlich – auf medizinischer Basis – das fort, was im Mittelalter die Kirchen angefangen hatten (vgl. Fiedler 2004).

Kurz zusammengefasst kann gesagt werden, dass auch die Psychiatrie Sexualität auf die Formel verkürzte: „Sexualität [ist] gesellschaftlich nur als heterosexueller Geschlechtsverkehr zwischen Menschen tolerierbar, wenn dieser zum richtigen Zweck (dem der Fortpflanzung), mit der richtigen Person (dem Ehepartner) und in der richtigen Weise (durch Koitus) erfolgt(e)" (Fiedler 2004: 33).

Diese Haltung setzte die **Psychiatriebewegung** fort. **Morel** (französischer Psychiater 1857) führte schließlich die Degenerationslehre ein. Diese geht davon aus, dass der Mensch innerhalb der Menschheitsgeschichte immer wiederkehrend ungünstigen Einflüssen ausgesetzt ist, die dazu führen, dass einzelne Menschenrassen „entartet" bzw. „degeneriert" sind. Diese Entartungen/Degenerationen, so Morel, würden vererbt werden, was in der Konsequenz bedeuten würde, dass die Medizin möglichst frühzeitig diesen Entartungen entgegenwirken muss. Diese Begriffsbildung fällt in den zeitlichen Kontext des aufkommenden Sozialdarwinismus (19. Jahrhundert), der davon ausgeht, dass man als Krimineller oder Abartiger geboren wird. Das Problem mit diesen beiden theoretischen Ansätzen ist, dass diese zum einen rasche Verbreitung in Europa fanden und aufgeheizt durch soziale Unruhen, z. B. in der Weimarer Republik und später durch die Nazis, weiter genutzt wurden, um ungeliebte Randgruppen und Oppositionsführer zu eliminieren. Dies ging so weit, dass die Nazis diese Theorien nutzten, um wertes von unwertem Leben zu unterscheiden und unwertes Leben (Menschen mit Behinderungen, Sinti und Roma, Homosexuelle, Juden) brandmarken konnten. Erst mit der zweiten **Frauenbewegung**, an der sich auch Schwule und Lesben beteiligten, und mit der **1968er-Studentenbewegung** veränderte sich auch der Blick auf Sexualität und auf sexuelle Orientierung, hin zu einer stärkeren Tolerierung von sexuellen Minderheiten. Mit der Einführung der **eingetragenen Lebenspartnerschaft** 2001 wurden gleichgeschlechtlich liebende Menschen erstmals in der deutschen Geschichte auch rechtlich gestärkt, indem sie nun ihre Liebe öffentlich standesamtlich eintragen lassen konnten. Trotz dieses rechtlichen Fortschritts ist der Weg der Emanzipation noch nicht beendet, da auch auf rechtlicher Ebene bis in die Gegenwart die volle Gleichstellung der eingetragenen Lebenspartnerschaft mit der heterosexuellen Ehe nicht erreicht ist. Auch gilt das gemeinsame Adoptionsrecht für homosexuelle Paare noch nicht.

Merke

Die Erforschung und Bewertung von Sexualität ist immer in **historische und gesellschaftliche Umstände** gebettet. Daher ist Forschung im Allgemeinen und Sexualforschung im Speziellen immer im Kontext der Zeit und der Umstände, in der sie verfasst wird, zu sehen. Sexuelle Normen und Werte sind daher nicht beständig, sondern immer kulturellen, historischen und milieuspezifischen Beurteilungen unterlegen. Dies gilt insbesondere immer für sexuelle Minderheiten. Daher ist Forschung trotz aller Bemühungen niemals wertfrei. Es ist darum sinnvoll, bei allen „(sexual-) wissenschaftlichen" Ergebnissen zu Fragen, von wem, in welchem Auftrag und mit welchem Ziel die Forschung betrieben wurde.

5.3 Coming-out und Coming-out-Modell nach Colman

Trotz aller Liberalisierungstendenzen innerhalb moderner westlicher Gesellschaften, ist das Gewahrwerden der eigenen Homosexualität für die Betroffenen immer noch eine problematische Situation. Das sogenannte **Coming-out** (Aus-sich-Heraus-kommen) ist dabei als Prozess des Bewusstwerdens der eigenen Homosexualität zu verstehen. Dabei ist das Coming-out immer in gesellschaftliche Kontexte eingebettet. Das Outing ist für die betroffenen Personen schwierig, da sich damit ihre gesellschaftliche Rolle wandelt. „Alle Menschen sind immer gleichzeitig Individuen und Kinder von Eltern. Beide Rollen ändern sich aber im Laufe des Lebens mehrmals. Das ist mitunter schmerzhaft" (Flammer/Alsaker 2002: 107).

Das Coming-out stellt einen **lebenslangen Prozess** dar, da die Betroffenen in jeder neuen sozialen Situation erneut entscheiden müssen, ob sie sich offenbaren wollen oder nicht. Schon Erikson verwies darauf, dass die Entwicklung der eigenen (sexuellen) Identität ein lebenslanger, meist unbewusst fortlaufender Prozess ist (vgl. Erikson 1995).

Bevor das **Coming-out-Modell** nach **Colman** (1982) vorgestellt wird, werden noch einige grundlegende Erkenntnisse in Bezug auf Alter und Kontext des Coming-outs wiedergegeben.

Grundsätzlich gilt für alle im gerontologischen Arbeitsfeld Tätigen das Sozialgesetzbuch XI, das mit dem Pflegeweiterentwicklungsgesetz vom 1. Juli 2008 erweitert wurde. Dort heißt es in § 1 Abs. 4a SGB XI: „In der Pflegeversicherung sollen geschlechtsspezifische Unterschiede bezüglich der Pflegebedürftigkeit von Männern und Frauen für ihre Bedarfe an Leistungen berücksichtigt und den Bedürfnissen nach einer kultursensiblen Pflege nach Möglichkeit Rechnung getragen werden".

In Verbindung mit Artikel 1 Absatz 1 Grundgesetz „Die Würde des Menschen ist unantastbar. Sie zu achten und zu schützen, ist Verpflichtung aller staatlichen Gewalt." bedeutet dies für die Pflegefachkraft, dass sie per Gesetz dazu angehalten ist, gerontologisch darauf hinzuwirken, dass homosexuellen Klienten/Klientinnen das Recht auf ihre sexuelle Selbstbestimmung zugestanden wird. Dies schließt auch die Auslebung ihrer sexuellen Neigungen innerhalb von (Wohn-)Heimen ein.

Das hauptsächliche Problem homosexueller alter Menschen ist die gefühlte Einsamkeit. Auch der Umstand, dass sich ein Wandel auch innerhalb der Medien und in Teilen der Gesellschaft vollzogen hat, viele Daily Soaps haben heute homosexuelle Charaktere, ändert nichts daran, dass die wenigsten homosexuellen Klienten/Klientinnen keine realen Vorbilder haben, an denen sie sich orientieren können. Darüber hinaus kommt erschwerend hinzu, dass vor allem homosexuelle Männer den § 175 am eigenen Leib miterlebt haben und dadurch gesellschaftliche Konventionen des Sich-verstecken-Müssens internalisiert[44] sind.

Colman unterscheidet **fünf Phasen des Coming-outs**:
- Prä-Coming-out
- Eigentliches Coming-out
- Explorative Phase
- Eingehen erster Beziehungen
- Integrationsphase

Für alle Phasenmodelle gilt, dass nicht jede Phase systematisch durchlaufen werden muss. Manchmal werden Phasen auch parallel durchlaufen oder die Reihenfolge ändert sich.

Die **Prä-Coming-out-Phase**: Mittlerweile wird davon ausgegangen, dass sich die sexuelle Orientierung bereits im dritten Lebensjahr manifestiert (= verfestigt) (vgl. Wiesendanger 2005). Allerdings wird den Personen erst mit zunehmendem Alter bewusst, dass sie „anders" sind als die Mehrheit der Bevölkerung. Dieses Bewusstwerden ist häufig mit innerpsychischen Konflikten verbunden, da bis dato eine heterosexuelle Lebenswelt als Ideal von der Umwelt vorgelebt und positiv verstärkt wurde. Diesen verinnerlichten gesellschaftlich-normativen Bildern kann der/die Homosexuelle nun nicht mehr entsprechen und muss sich mit seinem/ihrem Anderssein auseinandersetzen. Dieser Widerspruch zwischen dem gesellschaftlichen Anspruch, heterosexuell zu sein, und

44 internalisiert = verinnerlicht

dem eigenen Erleben, nicht heterosexuell zu sein, führt zu Gefühlen wie Scham, Schuld und Angst. Aus diesen Gefühlsregungen heraus und aus Angst vor Sanktionen verhalten sich homosexuell fühlende Menschen zu Beginn ihres Outings der Umwelt gegenüber sehr verschlossen. Auffällig in diesem Zusammenhang ist auch, dass in dieser Phase die Zunahme psychischer Erkrankungen (Depressionen, Angst- und Schlafstörungen, Suchterkrankungen und erhöhte Suizidalität) dieser Personengruppe besonders hoch ist (ebd.). Die Prä-Coming-out-Phase dauert mitunter Jahre. Häufig versuchen gleichgeschlechtlich liebende Personen zunächst, ihre sexuellen Empfindungen zu unterdrücken, oder sie gehen bewusst heterosexuelle Beziehungen ein. Dies gilt besonders für Frauen.

Das **eigentliche Coming-out**: Das Coming-out beginnt erst richtig mit der inneren Gewissheit und Akzeptanz der eigenen sexuellen Identität. Erst mit der Implementierung/Annahme der eigenen homosexuellen Neigungen kann auch der Prozess des Heraustretens beginnen. Dabei ist dieses Bekanntmachen der eigenen sexuellen Identität ambivalent. Einerseits besteht nun das dringende Bedürfnis, der Umwelt die eigene Entwicklung mitzuteilen, andererseits besteht große Angst, für das „Anderssein" geächtet zu werden (vgl. Pfander 1999).

Die **explorative Phase**: Sobald die eigene sexuelle Identität akzeptiert ist und das Outing gegenüber der Umwelt stattgefunden hat, werden die ersten (sexuellen) Kontakte gesucht. Es geht in dieser Phase darum, sich auszuprobieren, sowohl in sexueller als auch in beziehungstechnischer Hinsicht. Mit dem Aufsuchen der homosexuellen subkulturellen Einrichtungen (Bars, Beratungszentren, Clubs, Diskotheken oder Internetportalen) werden erste Erfahrungen gesammelt. Erste freundschaftliche Kontakte werden geschlossen. Hierbei muss erwähnt werden, dass diese Prozesse für gleichgeschlechtlich liebende Menschen schwerer zu bewältigen sind als für nicht homosexuelle Menschen. Heterosexuelle Menschen erhalten automatisch positive Unterstützung für ihr Lebensmodell. Sie sind automatisch in freundschaftlichen Beziehungen verbandelt und ihre Paarbeziehungen werden auch von Gesetzes wegen (Ehe) positiv unterstützt. Homosexuelle Menschen müssen immer in „ihre Szene" gehen und sich nach und nach diese Unterstützung selbst aufbauen. Im besten Fall haben homosexuelle Menschen ein akzeptierendes Umfeld, das sie so annimmt, wie sie sind – eine Garantie dafür besteht aber trotz aller Liberalisierungstendenzen innerhalb der Gesellschaft nicht.

Eingehen erster (fester) Beziehungen: In dieser Phase geht es ähnlich wie bei heterosexuell orientierten Menschen vornehmlich darum, Paarbeziehungen zu gestalten und zu lernen, wie mit Nähe und Distanz innerhalb einer Paarbeziehung umgegangen werden kann. Zusätzlich werden u. a. differenzierte Paarkonstellationen wie offene Beziehungen oder Dreierbeziehungen ausprobiert. Dies findet auch bei heterosexuell orientierten Personen statt, dort allerdings weniger öffentlich. Auch hier besteht für gleichgeschlechtlich liebende Menschen das Problem, dass ihre Paarbeziehungen tendenziell weniger unterstützt werden. Bis in die Gegenwart können homosexuelle Paare in Deutschland keine Ehe eingehen. Derzeit steht ihnen lediglich die eingetragene Lebenspartnerschaft zur Verfügung, die nicht dieselben Rechte beinhaltet wie eine Ehe. Schon anhand der sprachlichen Differenz Ehe vs. eingetragene Lebenspartnerschaft wird deutlich, dass auch im juristischen Bereich noch Ungleichheit zwischen den Rechtsinstitutionen besteht.

Integrationsphase: In der Integrationsphase geht es vor allem um die Festigung von Paar- und Freundschaftsbeziehungen. Während in der vorherigen Phase noch mit Nähe/Distanz experimentiert wurde, geht es anschließend um längerfristige Beziehungsgestaltung. Innerhalb von Paarbeziehungen werden nun existenzielle Fragen wie die Frage nach Kindern, nach Spiritualität und nach Lebensgestaltung im Alter gestellt. Gerade der Umstand, dass Schwule und Lesben sich im Alter nicht automatisch auf die Versorgung durch ihr Elternhaus verlassen können, führt dazu, dass sie sich soziale Netzwerke schaffen, in denen sie aufgefangen werden. Unlängst wurde in Berlin das erste Mehrgenerationenhaus „Lebensort Vielfalt" gegründet, in dem homosexuelle und heterosexuelle ältere Menschen gemeinsam ihren Lebensabend verbringen können.

> **Merke**
>
> Das Coming-out stellt einen lebenslangen Prozess dar, der für die Betroffenen häufig schmerzhaft ist. Zum einen ist das Outing an sich niemals beendet, da in jeder neuen Lebenssituation von den Betroffenen entschieden werden muss, ob sie sich zu ihrer sexuellen Identität bekennen. Zum anderen ist das Outing (insbesondere das Prä-Coming-out) häufig von seelischen Belastungssituationen begleitet, die sogar bis zum Suizid führen können.

5.3.1 Coming-out in altersspezifischen Einrichtungen

Die Vielfalt der Lebensumstände älterer Menschen darf nicht aus dem Blick geraten. So sind Menschen, die in der offenen Altenhilfe anzutreffen sind, in weit weniger starken Abhängigkeitsverhältnissen als jene, die sich in erschlosseneren institutionellen Kontexten befinden.

Der alte schwule Mann, der nachmittags z. B. den örtlichen Seniorentreff – und damit die offene Altenhilfe – aufsucht und dessen sexuelle Identität dort Ablehnung erfährt, kann die Situation verlassen und einen anderen Seniorentreff aufsuchen (vgl. Hessisches Ministerium für Arbeit, Familie und Gesundheit 2009).

Für jene Senioren/Seniorinnen, die hingegen häuslicher Pflege bedürfen, kann dies aber bereits bedeuten, dass sie zunächst einen enormen Aufwand betreiben müssen, um ihre gleichgeschlechtliche Orientierung zu verstecken. Hier kann es durchaus vorkommen, dass Bilder der Liebsten/des Liebsten abgehängt werden oder queere[45] Literatur aus den Bücherregalen entfernt wird, aus Angst vor abfälligen Bemerkungen oder Gesten des Pflegepersonals.

Etwas weniger problematisch kann sich die Situation für Senioren/Seniorinnen in ambulanten Wohngemeinschaften darstellen, da die älteren Menschen hier nahezu komplett selbstbestimmt leben und ihre Privaträume zur Verfügung haben. Daraus resultieren elementare Rechte wie das Hausrecht oder das Recht, über die Aufnahme neuer Mitbewohner/-innen zu bestimmen. In dieser Konstellation ist die Aushandlung zwischen einzelnen Bewohnern/Bewohnerinnen entscheidend dafür, wie offen gleichgeschlechtliche Paar-

[45] queer = bedeutet im amerikanischen Englisch so viel wie „seltsam, sonderbar, leicht verrückt", aber auch „gefälscht, fragwürdig". Als Verb wird es gebraucht für „jemanden irreführen, etwas verderben oder verpfuschen", substantivisch steht es z. B. für „Falschgeld". Umgangssprachlich ist queer ein Schimpfwort für Homosexuelle, spielt also mit der Assoziation, dass Homosexuelle wie Falschgeld sind, mit der die Welt der „richtigen" Frauen und Männer, arglistig getäuscht werden soll (vgl. Hark 1993).

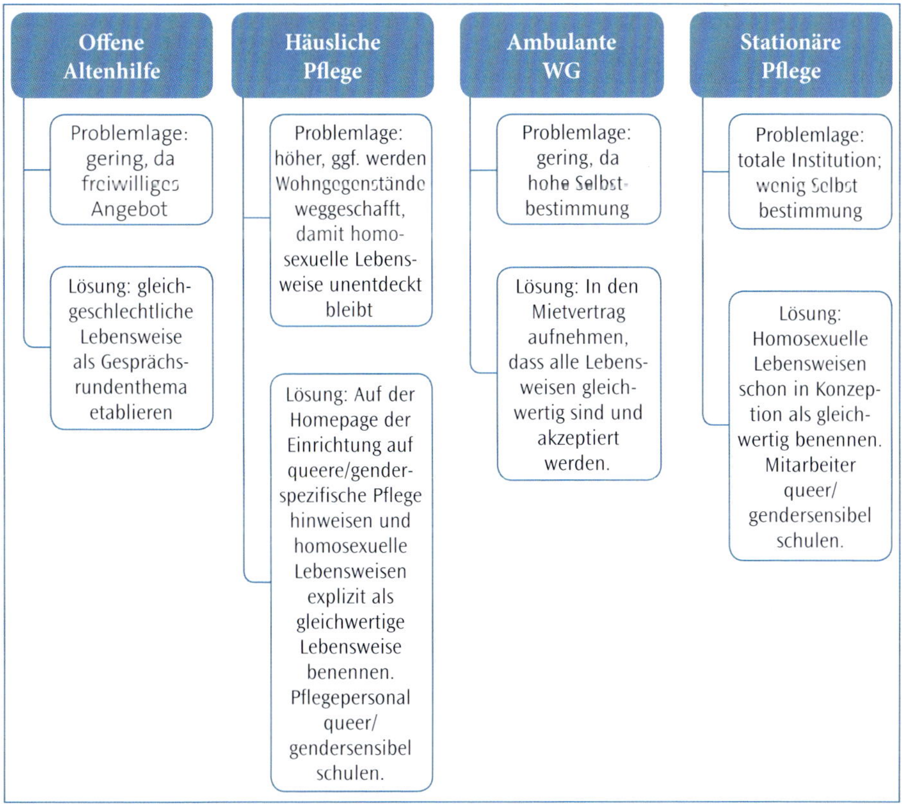

Abb. 5.2: *Formen der Pflege – Problemlage und Lösungsstrategien*

konstellationen gelebt werden (können) (vgl. Hessisches Ministerium für Arbeit, Familie und Gesundheit 2009).

Innerhalb der stationären Pflege ist die Situation für die zu Pflegenden am schwierigsten, da diese sich in einer „totalen Institution" befinden (vgl. Heinzelmann 2004; Goffman 1973). Dies bedeutet, dass sie den gesamten Tag mehr oder minder durch das Pflegepersonal fremdbestimmt sind. Der Tagesablauf ist in aller Regel stark strukturiert, da es feste Weck-, Aufsteh-, Essens- und Waschzeiten innerhalb der Einrichtung gibt. Auch das „Aktivierungsprogramm", wie Physiotherapie oder gemeinsame spielerische Aktivitäten, wird durch das Pflegepersonal bzw. anderes externes Personal vorgegeben. Innerhalb dieses Rahmens sind die persönliche Lebensführung und die damit verbundene Individualität stark beschränkt.

Abb. 5.2 verdeutlicht die Problemlagen und zeigt mögliche Lösungsstrategien.

5.4 Spätes Coming-out

Die bislang wichtigste Studie zum Thema Coming-out im höheren Lebensalter lieferte die Universität Jena in ihrer Studie „Herausforderungen und Umgangsweisen von Familienmitgliedern nach einem späten Coming-out in der Familie“ (vgl. Dieckmann/Steffens 2014).

Grundsätzlich muss bedacht werden, dass es kaum Studien zum Thema spätes Coming-out gibt (vgl. Boschitz 2010; Schock 1997). Dies liegt auch daran, dass es schwierig ist, ältere Personen zu finden, die an solcherlei Befragungen teilnehmen. In diesem Zusammenhang muss abermals auf den historischen Kontext hingewiesen werden. Männer, die vor 1994 lebten, lebten alle noch unter der Bestrafungsgefahr durch § 175. Zu wissen, dass das eigene sexuelle Verlangen strafbar ist, erleichtert ein Coming-out nicht. Darüber hinaus sind auch bei älteren Schwulen und Lesben Vorstellungen von der scheinbaren „falschen“ Sexualität durch **Erziehung und Sozialisation** verinnerlicht. Ein 86-jähriger Mann, der bislang heimlich seine sexuellen Wünsche ausgelebt hat, wird kein Coming-out im Altersheim haben, nur weil die Zeit in der Gegenwart dies tendenziell eher ermöglicht.

Folgendes Zitat illustriert dies deutlich:

„Wenn ich mir vorstelle, dass das früher herausgekommen wäre – es wäre schrecklich gewesen! Mein Vater hätte Selbstmord begangen, da bin ich ganz sicher, und meine Frau hätte ich todunglücklich gemacht. Und in meiner Jugendzeit, im ‚Dritten Reich', war es ja sowieso tödlich, wenn das herauskam! [...] Und ich hatte ja auch keine Ahnung von meiner Veranlagung! Es war zwar so, dass ich als Junge nie eine Freundin hatte und auch kein Interesse an Mädchen verspürte. Aber das war kein Thema damals.“ (Franz, 86, Coming-out mit 80; Boschitz 2010: 42).

Darüber hinaus haben die Betroffenen in der Vergangenheit gelernt, ihre sexuellen Wünsche geschickt zu verstecken. Einige hochbetagte Männer und Frauen sind Scheinehen eingegangen. Nicht selten haben Schwule und Lesben geheiratet, um den Schein nach außen zu wahren. Ein ähnliches Verhalten findet sich bis heute in Ländern, in denen Homosexualität gegenwärtig immer noch unter Strafe steht (vgl. Voswinkel 2012). Jene Menschen, die in der Vergangenheit geheiratet haben und Kinder bekamen, sehen sich darüber hinaus dem Umstand ausgesetzt, dass sie mit dem Outing negative Reaktionen ihrer eigenen Kinder auf sich ziehen:

„Meine Familie zeigt mir überwiegend die rote Karte, seit ich mich geoutet habe. Meine Mutter ächtet mich, seit ich ihr die Wahrheit gesagt habe. Vergangene Weihnachten kam nicht einmal eine Karte von ihr, und sollte ich jemals wieder auf der Familienbühne auftauchen, dann wird erwartet, dass ich schamhaft schweige oder mich wieder als Hetera[46] verkaufe. Aber ich bin doch nicht diesen mühsamen Weg gegangen, um wieder beim Lügen und Verschweigen anzukommen!“ (Friederike, 56, Coming-out mit 40; Boschitz 2010: 32)

46 Hetera = Hetären (altgriechisch für „Gefährtinnen“) waren im Altertum weibliche Prostituierte, die im Gegensatz zu Dirnen als gebildet galten und sozial anerkannt waren. Die kultische Prostitution (Tempelprostitution) wurde in Athen in ein Gewerbe umgewandelt, durch das dem Staat Einnahmen zuflossen. Im antiken Griechenland war es nicht verpönt, Umgang mit Hetären zu haben, da griechische Frauen vor allem im Haushalt tätig und im Gegensatz zu den Gefährtinnen in Kunst, Kultur, Literatur und Philosophie nicht bewandert waren. In der Gegenwart verwenden lesbische Frauen das Wort häufig, um damit heterosexuelle Frauen zu beschreiben (vgl. Weisweiler 1999).

Die Trennung von der Familie nach einem Coming-out ist nicht selten. Schätzungen von Buxton gehen davon aus, dass rund ⅓ aller Ehen sich nach einem Jahr trennen. ⅓ versucht, die Ehe unter den neuen Umständen weiterzuführen. Von diesem Drittel schaffen es knapp 50 %, länger als drei Jahre weiter zusammenzubleiben, indem sie gemeinsam an Ehekonzepten für eine gemeinsame Zukunft arbeiten, z. B. Varianten der offenen Ehe (vgl. Buxton 2006; Wolkomir 2009).

Interessant ist, dass gerade für die heterosexuellen Partner/-innen nach dem Coming-out ihrer Liebsten bzw. ihres Liebsten derselbe **Coming-out-Prozess** beginnt, wie es zuvor der homosexuelle Partner durchlebt hat. In aller Regel bedürfen die heterosexuellen Partner/-innen drei bis sechs Jahre und damit fast genauso lange, wie die sich bekennenden Homosexuellen, um einen (positiven) Umgang mit dem Coming-out finden zu können (vgl. Buxton 2006).

Eine verlassene Partnerin findet folgende drastische Worte:

„Das ist ein rein gesellschaftliches Problem, dass Homosexualität einfach immer noch mit einem Makel behaftet ist, und meine Intention und die einiger anderer Frauen bei ‚Tangiert' ist es, einfach so lange damit an die Öffentlichkeit zu gehen, bis es eine legitime Lebensform ist, dass Männer einfach so einen Scheiß nicht mehr machen müssen." (Dieckmann/Steffens 2014: 71).

Merke

Das **Coming-out** stellt einen lebenslangen Prozess dar, der für die Betroffenen häufig schmerzhaft ist. Zum einen ist das Outing an sich niemals beendet, da in jeder neuen Lebenssituation von den Betroffenen entschieden werden muss, ob sie sich zu ihrer sexuellen Identität bekennen. Zum anderen ist das Outing (insbesondere das Prä-Coming-out) häufig begleitet von seelischen Belastungssituationen, die sogar bis zum Suizid führen können. Ältere Schwule und Lesben haben darüber hinaus auch historische Zeiten erlebt, in denen ihre sexuelle Vorliebe aktiv strafrechtlich verfolgt wurde. Dieser Umstand führt häufig zum Schweigen der Betroffenen.

5.5 Homosexuelles Altern

Dannecker und Reiche fragten bereits in den 1970er-Jahren, ob homosexuelle Männer in ihrer Subkultur anderen Alterungszuschreibungen ausgeliefert sind als heterosexuelle Männer. „Nahezu auf das Jahr genau lässt sich bestimmen, wie lange für Homosexuelle die Lebensphase währt, während der sie sich zur Jugend zählen dürfen. Nach dem normativen Gefüge der homosexuellen **Subkultur** ist einer jung bis zum Alter von 30 Jahren. Danach wird er in eine kurze Vorbereitungsphase auf das nahende ‚Alter' entlassen. Diese Phase, in der er nicht mehr ‚jung' und noch nicht ‚alt' ist, dauert ungefähr 5 Jahre. Durchschnittlich mit 35 Jahren gehört er zu den ‚Alten'." (Dannecker/Reiche 1974:123)

Um Dannecker/Reiche verstehen zu können, muss man sich vergegenwärtigen, dass Homosexuelle gerade in der Vergangenheit nur dann andere Männer/Frauen kennenlernen konnten, wenn sie in einschlägige Bars, Clubs oder Kneipen gegangen sind. Die subkulturellen Orte ersetzten oft die Familie.

„Homosexuelle können der Subkultur so wenig entwischen wie Heterosexuelle der Ehe. Sind die Letzteren nur fähig, in der Kleinfamilie zu überleben, in die sie, kaum nachdem sie als Jugendliche sich von ihr befreiten, durch Heirat wieder zurückkehren, gilt das für Homosexuelle und deren Subkultur in noch stärkerem Maße. Ohne deren Halt und Schutz können sie kaum überleben" (Dannecker/Reiche 1974: 74). Für nicht homosexuelle Personen mag diese Aussage überspitzt wirken. Man muss sich aber vergegenwärtigen, dass homosexuelle Männer und Frauen nicht wie Heterosexuelle in eine Kneipe gehen können, um einen Partner/eine Partnerin fürs Leben zu finden.

Erst in jüngster Gegenwart und mit der Einführung von „Planetromeo" (früher Gayromeo)[47] und „Grindr"[48] verändert sich die schwul-lesbische Subkultur nachhaltig. Auch wenn sich die homosexuelle Subkultur im Laufe der Zeit verändert hat – Bars werden nicht mehr so stark frequentiert wie noch in den vergangenen Jahrzehnten –, so gilt die Altersgrenze für homosexuelle Männer ungebrochen.

5.6 Homosexuelle Paarbeziehungen – schwule Männer

Schon zu Beginn muss darauf hingewiesen werden, dass es insgesamt kaum Forschungen zu homosexuellen Paarbeziehungen gibt. Besonders auffällig ist allerdings, dass die Forschung sich vorrangig auf schwule Männer bezieht. Lesbische Frauen und deren Paarbeziehungen sind bislang kaum erforscht. An diesem Umstand lässt sich auch ablesen, dass innerhalb der wissenschaftlichen Disziplinen bislang noch zu wenig Sensibilität für (lesbische) Frauen vorherrscht.

Bochows Studie „Ich bin doch schwul und will das immer bleiben. Schwule Männer im dritten Lebensalter" befasst sich mit Männern im dritten Lebensalter, welches in der Regel mit 60–79 Jahren in der wissenschaftlichen Literatur angegeben wird (vgl. Caradec 2001; Kruse 2001; Bochow 2005).

50 % der über 55-jährigen Interviewten gaben zum Zeitpunkt der Befragung an, in einer festen Beziehung zu leben. Jene von ihnen, die aus einer vorherigen heterosexuellen Beziehung/Ehe kamen, gaben an, in der neuen homosexuellen Partnerschaft das Ideal der **Monogamie**[49] zu leben. Dies ist deshalb besonders erwähnenswert, da die meisten dieser ehemals heterosexuellen Männer nun in ihrer neuen schwulen Beziehung Monogamie wirklich leben können, was sie in ihrer vormaligen Partnerschaft/Ehe nicht taten, da sie häufig heimliche sexuelle Kontakte zu anderen Männern eingingen.

Interessant ist aber auch, dass selbst jene Männer, die sich für eine offene Partnerschaft entschieden, sich dennoch mono-

47 Bei „Planetromeo" handelt es sich um eine der größten schwulen Datingplattformen weltweit. Abgerufen unter: www.gayromeo.com [16.10.2015].

48 Bei „Grindr" handelt es sich um eine App, die ihren Benutzern anzeigt, wo andere homosexuelle Männer sich in der Gegend aufhalten.

49 Monogamie bezeichnet den Umstand der Treue innerhalb einer sexuellen Beziehung.

gam verhielten. Darüber hinaus betonten die Befragten, dass es für sie durchaus einen Unterschied zwischen sexueller Monogamie („Ich habe keinen Sex mit anderen Männern") und Beziehungsmonogamie („Ich liebe nur meinen Partner") gäbe. Die Betonung der Beziehungsmonogamie und der damit einhergehenden Gefühle wie Sicherheit, Geborgenheit und Wertschätzung bewerteten so gut wie alle Befragten als wichtigstes Element in ihrer Paarbeziehung. Dieser Aspekt gilt für alle sexuellen Identitäten gleichermaßen.

„Der dritte Bericht zur Lage der älteren Generation" kommt zu folgendem Schluss: „Die wenigen relevanten Arbeiten zum Thema zeigen deutlich, dass Intimität im Alter sich zumeist nicht als ein quantitatives Mehr oder Weniger darstellt, sondern als eine qualitative Umstrukturierung. Im Alter werden in der Paarbeziehung stärker die Intimitätskomponenten emotionale Sicherheit und Loyalität betont und weniger der Aspekt der sexuellen Intimität. Gefühle der Zugehörigkeit haben eine höhere Bedeutung" (Kuhlmey, Adolph, Engstler 2001: 225). Gilt für heterosexuelle Männer und Frauen, dass diese tendenziell eher sexuelle Erlebnisse innerhalb der Ehe haben, so gilt dies nicht für homosexuelle Männer (vgl. Gunzelmann et al. 2004; Merbach et al. 2003). Während alleinstehende heterosexuelle Frauen nach dem Ableben ihres Ehegatten kaum noch sexuell aktiv sind, ist das bei Schwulen durchaus anders.

5.7 Sexualität schwuler Männer

Für schwule Männer, gerade jene, die sich erst im späteren Alter outen und erst sehr spät im Lebenslauf eine eigene homosexuelle Identität entwickeln, ist es auch im höheren Lebensalter sehr wichtig, zu betonen, dass sie selbst bei schwindender sexueller Aktivität immer noch homosexuell sind. Hieran zeigt sich, dass jene schwulen Männer der älteren Generation noch sehr stark ihre Sexualität nutzen, um eine eigene Identität aufrechtzuerhalten. Das Schwinden der sexuellen Bedürfnisse wird daher nicht selten als Bedrohung der eigenen homosexuellen Identität verstanden.

Im Gegensatz zu heterosexuellen Männern hat die Onanie für schwule Männer seit jeher eine hohe Bedeutung als eigenständige Form der Sexualität. Dannecker beschreibt es wie folgt: „Die Onanie ist für homosexuelle Männer schon längst, was sie gerade für heterosexuelle wird, nämlich eine von der Partnersexualität unabhängige, eigenständige Sexualform mit einer ihr eigentümlichen Befriedigungsqualität, was sich an den persistierenden[50] hohen Onanieraten der fest Befreundeten ablesen lässt" (Dannecker/Reiche 1974).

Grundsätzlich gilt – wie für heterosexuelle Männer auch –, je länger eine Beziehung besteht, desto entsexualisierter ist sie in aller Regel (ebd.). Bei ¼ der schwulen Männer, deren Beziehung länger als 10 Jahre andauert, kann davon ausgegangen werden, dass in diesen kaum noch Geschlechtsverkehr stattfindet (vgl. Bucher 2003). Dies darf aber nicht damit gleichgesetzt werden, dass innerhalb dieser Beziehungen keine Liebe mehr vorherrscht. Viel mehr verändert sich die Beziehungsstruktur hin zu einer stärker emotional verbundenen Beziehung.

Diese heteronormative Annahme, dass nur dort, wo Liebe im Spiel ist, auch Sex stattfinden sollte, ist für schwule Männer in den seltensten Fällen bindend. Hier kann ein Unterschied gemacht werden zwischen jenen schwulen Männern, die erst im spä-

50 persistierenden = bestehenden

teren Lebenslauf ihre sexuelle Identität finden, und jenen, die schon früh um ihre homosexuellen Neigungen wissen. Jenen mit heterosexuellen Vorerfahrungen ist das heteronormative Ideal Liebe = Sex, Sex = Liebe wesentlich wichtiger als jenen, die „schon immer“ homosexuell waren. Innerhalb der Literatur wird dieses Phänomen des Auseinanderklaffens von Liebe und Sexualität als „Postsexualität“ bezeichnet (vgl. Berkel 2009).

Pope und Schulz (1990) untersuchten schwule Paare in festen Partnerschaften in Bezug auf deren sexuelle Aktivitäten. Die beiden konnten nachweisen, dass mit der zunehmenden Partnerschaftsdauer auch die Sexualkontakte innerhalb der Beziehung abnahmen.

Alter	N[51]	keine	1x pro Woche	Mehr als 1x pro Woche
40–49	37	11 %	27 %	54 %
50–59	29	17 %	14 %	34 %
60+	21	23 %	38 %	5 %

Tab. 5.1: *Homosexuelle Aktivität: Schwule Männer pflegen noch jenseits der 60 sexuelle Kontakte zu anderen Männern, die nicht ihre Lebenspartner sein müssen.*

Alter	N	Schwach	Mittel	Stark
40-49	37	5%	33%	62%
50-59	29	0%	38%	52%
60+	21	9%	43%	48%

Tab. 5.2: *Sexuelles Interesse schwuler Männer*

Das sexuelle Interesse ist bei knapp der Hälfte der über 60-Jährigen noch vorhanden, auch wenn das nicht zwangsläufig zu sexuellen Akten führt. Der Sexualbegriff darf nicht auf den Geschlechtsakt verengt werden. Dies wird nochmals unterstrichen durch den Umstand, dass Onanie für sie eine eigene sexuelle Dimension darstellt. Diese sexuelle Dimension bleibt ihnen unabhängig von partnerschaftlichen Bezügen erhalten.

5.8 Wohnformen schwuler Männer

Bei Befragungen schwuler Männer, in denen diese nach ihrem Wunsch in Bezug auf altersgerechtes Wohnen befragt wurden, wird eines deutlich: Bloß nicht ins Heim!

Auch wenn in der Untersuchungsstichprobe keiner der Befragten gegenwärtig so pflegebedürftig war, dass er in ein Heim gemusst hätte, kristallisiert sich deutlich heraus, dass das Pflegeheim als schlechteste alternative Wohnform empfunden wird. Diese Einstellung haben nicht nur schwule ältere Männer: „Aus Sicht der Älteren sind es objektive und subjektive Aspekte, welche das Ziel einer möglichst langen Bewahrung der eigenen Wohnung als ein sehr bedeutsames erscheinen lassen. Ältere wohnen im Durchschnitt besonders lange in ihren Wohnungen und sie weisen eine besonders hohe emotionale Verbundenheit mit ihrer Wohnung und ihrem Wohnumfeld aus. Auch im Falle der Antizipation[52] von Hilfe- und Pflegebedürftigkeit und des Angewiesenseins auf fremde Hilfe überwiegt eindeutig der Wunsch nach Beibehaltung einer eigenständigen Haushaltsform.“ (Wahl 2001: 254).

[51] N = Anzahl der Teilnehmenden an der Studie

[52] Antizipation= Vorwegnahme

Dabei kommt der Widerstand gegen ein Pflegeheim gerade bei Schwulen aus mehreren Aspekten:

- Sorge, als Fremdling behandelt zu werden
- Angst vor erneuter Diskriminierung durch Pflegekräfte, Heimleitung und nicht homosexuelle Mitbewohner
- „Versorgung am Fließband" am eigenen Leib zu erfahren
- Angst, die eigene hart erkämpfte Identität wieder abgeben zu müssen und nicht mehr offen homosexuell leben zu dürfen
- Verlust der Autonomie

Auffallend ist bei den Interviewten, dass sie ein rein homosexuelles Altersheim aus Sorge um erneute Gettoisierung ebenso ablehnen. Daher sind Projekte wie der „Lebensort Vielfalt" sinnvoll, an denen bewusst homosexuelle Männer und Frauen angesprochen sind, in einem Mehrgenerationenverbund zu leben, ohne Repressionen befürchten zu müssen. In diesem Konzept sind aber auch nicht homosexuelle Menschen willkommen, die sich dann bewusst auf diese Wohnform einlassen (vgl. Schmitz 2012).

5.9 Homosexuelle Lebenswelten und Paarbeziehungen – lesbische Frauen

In der Studie „Lesbische Frauen im Alter – ihre Lebenssituation und ihre spezifischen Bedürfnisse für ein altengerechtes Leben" wurden alte Frauen liebende Frauen zu ihrer Wohn-, Lebens- und Liebessituation befragt (vgl. Schmauch/Braukmann 2007).

Für ältere lesbische Frauen gilt wie für ältere schwule Männer, dass 44 % der Befragten in frühen Lebensjahren in heterosexuellen Ehen gelebt haben. Daraus folgt, dass sie – wenn auch weniger gesellschaftlich beachtet[53] – ihr Lesbischsein jahrelang versteckt haben. Damit greifen die gleichen **gesellschaftlichen Mechanismen** wie bei schwulen Männern (Versteckspielen, Verbergen der eigenen Gefühle, ggf. „Scheinehen" eingehen). Insgesamt stützt sich die Studie auf 214 auswertbare Fragebögen. Das Durchschnittsalter der Frauen lag bei 58 Jahren. Durch verschiedene Medien und persönliche Kontakte wurden die Frauen zur Studienteilnahme animiert. Die meisten Befragten verfügen über sehr hohe Qualifikationsabschlüsse und begleiten ihr Leben lang gute berufliche Positionen.

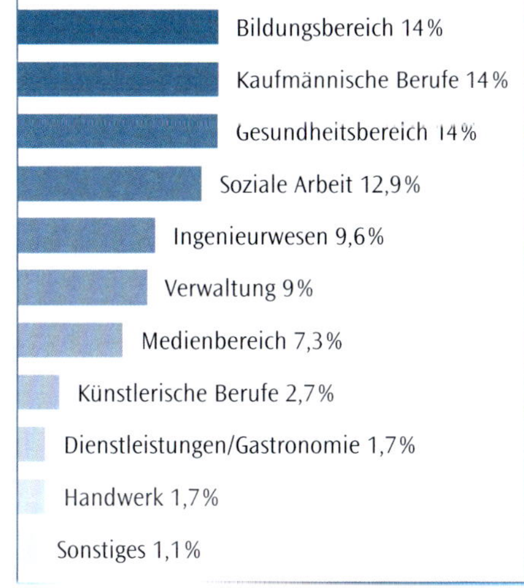

Tab. 5.3: *Lesbische Frauen und ihre Berufe (Schmauch, U./Braukmann 2007:9)*

[53] Im Gegensatz zu schwulen Männern waren lesbische Frauen in der Bundesrepublik keiner Strafandrohung ausgesetzt, da der § 175 StGB auf sie nicht angewandt wurde. Nichtsdestotrotz sind gesellschaftliche Repressionen nicht zwangsläufig an juristische Repressionen gekoppelt. Auch lesbische Frauen haben gesamtgesellschaftlich gesehen viele negative Konsequenzen zu spüren bekommen und erleiden dies bis in die Gegenwart hinein.

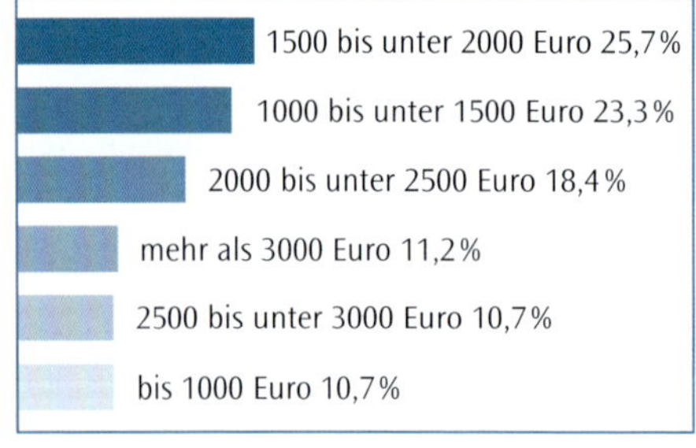

Tab. 5.4: *Nettoeinkommen lesbischer Frauen: Das höhere Bildungsniveau schlägt sich auch innerhalb der Einkommen nieder (Schmauch, U./Braukmann 2007: 10).*

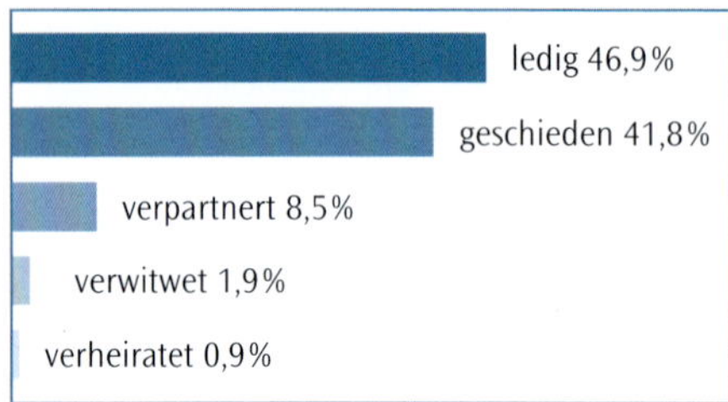

Tab. 5.5: *Familienstand lesbischer Frauen: Die meisten Befragten waren zum Zeitpunkt der Befragung ledig (Schmauch, U /Braukmann 2007: 10).*

Auffallend ist, dass die ältere Generation von der Möglichkeit der eingetragenen Lebenspartnerschaft keinen Gebrauch macht. Dies kann auch daran liegen, dass diese Generation, die die Ehe als heterosexuelle Machtposition anprangerte, die eingetragene Lebenspartnerschaft eher als Unterwerfung unter eine heterosexuelle Institution betrachtet, als dass sie diese als **Emanzipationsakt** versteht.

Die Mehrheit der Frauen (65%) wohnte alleine, lediglich 28% teilten ihr Heim mit einer Partnerin.

Die Mehrzahl der Befragten lebten offen ihr Lesbischsein[54]. Das Coming-out ist für sie in weiten Strecken ebenso bedeutend wie für schwule Männer.

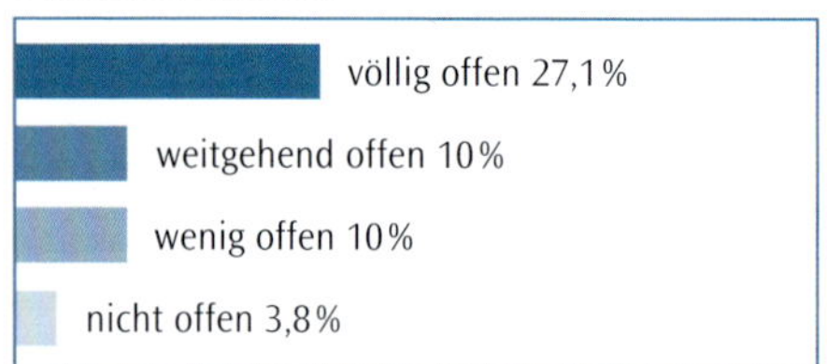

Tab. 5.6: *Grad der Offenheit der eigenen Homosexualität (Schmauch, U./Braukmann 2007: 13)*

Die sozialen Bezüge der Frauen stellen vorrangig enge Freundinnen. Diese Beziehungen sind für die Befragten extrem wichtig, was sich auch am Umstand ablesen lässt, dass sie sich fast täglich mit Freundinnen treffen oder diese telefonisch kontaktieren. Frauen liebende Frauen, die Enkelkinder haben, pflegen den Kontakt ebenfalls regelmäßig. Knapp 50% haben mindestens einmal wöchentlich Kontakt zu ihnen (vgl. Schmauch, U./Braukmann 2007).

Die Frage, wie gut die Altenhilfe auf lesbische Frauen eingestellt ist, wird von den Frauen zurückhaltend bewertet. Insgesamt lässt sich aber sagen, dass jene Frauen, die sich äußerten, sehr negativ zur Altenhilfe eingestellt sind.

Ähnlich wie bei den schwulen Männern leben die meisten lesbischen Frauen noch in den eigenen vier Wänden und wollen diese auch nach Möglichkeit nicht verlassen.

---

54 Die Studienleiterinnen berichten in ihrer Untersuchung, dass der Begriff lesbisch häufig durch die Befragten als negativ und stigmatisierend empfunden wurde, was dazu führte, dass innerhalb der Studie von Frauen liebenden Frauen gesprochen wird. Spannend ist dieser Aspekt, da schwule Männer schwul als Eigenbezeichnung und Kampfansage nutzen und nicht als abwertend empfinden (vgl. Schmauch, U./Braukmann 2007).

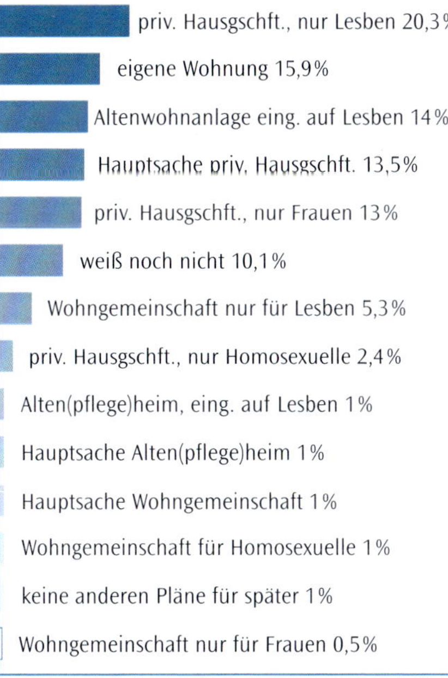

Tab. 5.7: *Ideale Lebensform für lesbische Frauen (Schmauch, U./Braukmann 2007: 21): gemeinsame Wohnung mit der Partnerin und Gemeinschaftsräumlichkeiten mit anderen. Die Hausgemeinschaft deckt dabei wohl den Wunsch nach Autonomie auf der einen Seite und Verbundenheit und Geselligkeit auf der anderen Seite ab. Im Gegensatz zu schwulen Männern sind lesbische Frauen gegenüber lesbengerechten Altersheimen offener.*

Tipp

Was können Sie als Pflegefachkraft tun?

- Aktionstage zum Themenfeld „Gleichgeschlechtliche Lebensweisen in der Einrichtung" gestalten
- In der Konzeption der Einrichtung gleichgeschlechtliche Lebensweisen thematisieren
- Fort- und Weiterbildung für Mitarbeiter/-innen zum Thema anbieten
- Diskussionsrunden und Qualitätszirkel zu diesem Thema anbieten
- Schwul/lesbisches Leben sichtbar machen, z. B. Fotos von verschiedenen Paarkonstellationen aufhängen oder Broschüren zum Thema „Gay and Grey" auslegen. Bieten Sie auch Bücher zu den Themen „Alter und Sexualität" an, die auch Homosexualität thematisieren.
- Sensible Sprache: Sprechen Sie, wenn Sie mit älteren Menschen arbeiten, immer so, dass Sie offenlassen, in welcher Paarkonstellation sie leben wollen („Herr Maier, viel Erfolg heute Abend, das sie beim Kennenlern-Café jemanden kennenlernen)
- Diversity Management einfordern
- Konkrete Ansprechpartner für dieses Thema innerhalb des Teams benennen
- Gruppenangebote für schwul/lesbische Bewohner/-innen anbieten, z. B. gemeinsame Erzähl-Cafés
- Kooperation mit schwul/lesbischen Seniorengruppen herstellen
- Fachkongresse zum Thema veranstalten
- Heim entsprechend umbauen, dass Zimmer für jegliche Paarkonstellationen existieren

5.10 Bisexualität

Im Zusammenhang mit der Frauen- und Homosexuellenbewegung in den 1960er-Jahren kamen zeitgleich bisexuelle Aktivisten/Aktivistinnen auf, die ebenso wie die Homosexuellen forderten, ihre sexuelle Identität anzuerkennen. Es gibt auch für die Entstehung von **Bisexualität** keine wissenschaftliche Erklärung. Bislang wird vermutet, dass dieses „Schicksal" wie Homo- und Heterosexualität auch ein Konglomerat[55] aus Anlage-Umwelt-Interaktionen ist. Aus sexualwissenschaftlicher Perspektive wurde Bisexualität zunächst als transitorisch (Übergangsform von Heterosexualität zur Homosexualität) verstanden (vgl. Reiche 1990). Diese Ansicht ist allerdings wissenschaftlich umstritten, da sie in der Wahrnehmung stark verengt ist und voraussetzen würde, dass es eine Dichotomie[56] zwischen Hetero- und Homosexualität gibt. Schon Kinsey verweist darauf, dass es Übergänge gibt und keine klare Abgrenzung zwischen den sexuellen Identitäten. Zwar mag es zutreffen, dass einige Betroffene zunächst heterosexuelle Paarbeziehungen führen, um später homosexuelle Paarbeziehungen einzugehen, dies gilt aber bei Weitem nicht für die Mehrheit (vgl. Fiedler 2004). „Bisexuelle und monosexuell differenzierte Menschen unterscheiden sich vor allem dadurch, dass die Bisexuellen eine doppelte, eine homosexuelle und eine heterosexuelle Option haben" (Fiedler 2004: 105).

Gerade aufgrund von Bisexualität als eigenständiger (Denk-)Kategorie, können Hetero- und Homosexualität miteinander verbunden werden. Im positiven Sinne formuliert, sind bisexuelle Menschen in der Lage, „das Beste beider Welten in Erfahrung zu bringen" (Zink 1985: 9). Durch den Umstand, dass in der Gesellschaft gegenwärtig nicht mehr von klassischer Monogamie gesprochen werden kann – die meisten Menschen haben mehrere Partner/-innen im Laufe ihres (Sexual-)Lebens – muss heute von serieller Monogamie ausgegangen werden. Durch die immer wieder neuen Partnerschaftskonstellationen „sind sie [die Bisexuellen] in dem Sinn flexibel, dass sie sich entscheiden können, periodenweise monosexuell zu leben, ohne ihre bisexuelle Option aufgeben zu müssen" (Goss 2003: 63).

Merke

Bisexualität als eigenständiges sexuelles Konzept ist bislang in der wissenschaftlichen Diskussion umstritten. Es gibt aber einige gewichtige Hinweise darauf, dass Bisexualität kein Durchgangsstadium zwischen Hetero- und Homosexualität darstellt, sondern eine eigene sexuelle Identität ist. Sie beinhaltet die Option, beide sexuellen Identitäten in sich zu vereinen und zu verbinden.

Bisexuelle sind, wie Schwule und Lesben, häufig gesellschaftlichen Repressionen ausgeliefert. Für diese Gruppe ist es allerdings einfacher, sich nicht eindeutig bekennen zu müssen. Sie haben prinzipiell die Möglichkeit, in heterosexuellen Paarkonstellationen zu leben. Für den Pflegebereich gilt, dass sie bisher kaum bedacht werden.

[55] Konglomerat = lat. conglomerare „zusammenballen"; Zusammenhang aus vielen verschiedenen Teilen

[56] Dichotomie = griechisch dichótomos, halbgeteilt

5.11 Transsexualität

Es existieren kaum verlässliche Studien zur **Transsexualität**[57], gerade bezogen auf das Alter. Aus diesem Grunde wird das Thema in diesem Buch nur kurz behandelt. Der Autor hält es aber gerade im Sinne einer **emanzipatorisch-gesellschaftskritischen Sexualpädagogik** für wichtig, alle sexuellen Ausdrucksformen zu thematisieren.

Bislang wurde Transsexualität häufig im medizinischen Bereich diskutiert. Oftmals unter der Prämisse der Geschlechtsidentitätsstörung, im ICD 10 (Internationale Klassifikation für Krankheiten) gelistet unter F64.0 bzw. F 64.2 „Geschlechtsidentitätsstörung des Kindesalters". Somit wurde Transsexualität bisher unter pathologischen Gesichtspunkten diskutiert. Dies ist einerseits nötig, da – sofern von den Betroffenen verlangt – eine Geschlechtsangleichung nur dann von den Krankenkassen finanziert wird, wenn ein Krankheitswert vorliegt. Transsexuelle Aktivisten fordern in der jüngsten Vergangenheit aber, dass ihre Veranlagung nicht weiter unter pathologischer Betrachtungsweise diskutiert wird, sondern als eine mögliche Form der Sexualität Anerkennung findet.

Tipp

Beachten Sie hier den Neuentwurf der Klassifizierung.

In diesem Kapitel wird der wissenschaftlich-medizinische Diskurs den Lesern/Leserinnen erläutert, damit diese die Möglichkeit haben, ihre Klienten/Klientinnen adäquat beraten und unterstützen zu können, sofern der Wunsch einer Geschlechtsangleichung besteht.

Gegenwärtig wird innerhalb der Wissenschaft von folgenden Punkten in Bezug auf Transsexualitäten ausgegangen (vgl. Ekins, King 2001):

- Bei Transsexuellen handelt es sich um einen sozialen Zuschreibungsprozess, der sich im Laufe der Zeit gesellschaftlich weiterentwickelt.
- Die Dimensionen möglicher Geschlechtsentwicklungen sind gesellschaftlich immer noch von einer Geschlechterdichtonomie bestimmt (generischer Binarismus), also von der Vorstellung der Zweigeschlechtlichkeit. Auch wenn es durch die Queer-Forschung bereits Ansätze für Modelle gibt, die dem gesellschaftlichen Leitbild widersprechen.

Ekins und **King** unterschieden bislang drei Entwicklungsprozesse, die transsexuelle Menschen durchlaufen können:

- **Migration**: Der transsexuelle Mensch entscheidet sich für eine Geschlechtsangleichung (Mann-zu-Frau-Transsexualist bzw. Frau-zu-Mann-Transsexualist). Dabei lassen zahlenmäßig mehr Männer als Frauen eine Geschlechtsumwandlung vornehmen. Es wird vermutet, dass dies mit einer starreren Männlichkeitsrolle zusammenhängt. Am Beispiel des Kleidungsstils wird dies deutlich. Frauen können gegenwärtig Hosen tragen, ohne

[57] Von einigen Betroffenen werden die Begriffe der Transsexualität und Intersexualität abgelehnt, da diese zu stark auf den Bereich des Sexuellen zielen und zu wenig den Identitätsaspekt bedeuten. Daher wird in diesem Zusammenhang anstelle von Sexualität Person gesetzt. In wissenschaftlichen Publikationen wird mittlerweile der Gender-Stern * bzw. Gender-Gap (_) verwandt. Dies ist in dieser Publikation aufgrund der noch gültigen Dudenregelungen leider nicht möglich. In diesem Kapitel tauchen die Begriffe „Transsexualität" und „Intersexualität" dann auf, wenn es um psychiatrische Zusammenhänge geht, da diese Begriffe gegenwärtig noch weitverbreitet sind.

dafür gesellschaftlich geächtet zu werden. Männer hingegen werden „schief" angeschaut, wenn sie Röcke tragen (mit Ausnahme von Kiltträgern in Schottland und in einigen subkulturellen Kontexten z. B. der Gothic-Szene).

- **Oszillation**: Dies beschreibt den Umstand, dass einige Transsexuelle zwischen den Möglichkeiten, Mann und Frau zu sein, hin und her pendeln, z. B. indem sie an einigen Tagen Frauenkleidung tragen, dann aber wieder männlich betonte Kleidung. Diese Gruppe verspürt selten den Wunsch nach einer geschlechtsangleichenden Operation.
- **Transzendenz**: Diese Gruppe von Transsexuellen strebt ein Leben ohne jegliche geschlechtliche Zuschreibung an. Sie wollen keine Geschlechtsangleichung vornehmen lassen.

Gerade die letzte Gruppe von Transsexuellen stellt gesellschaftliche Geschlechtervorschriften massiv infrage. „[...] einer sozialen Minderheit. Allerdings wäre dies eine Provokation sondergleichen in einer Gesellschaft, die dem Geschlechtswechsel und den Geschlechtsübergängen keinen institutionellen Ort einräumt jenseits der Kliniken und Kanzleien. In einer Gesellschaft, die trotz aller Geschlechtsrollenaufweichungen von der gesellschaftlichen Arbeitsverteilung bis zum Rechtssystem keinen Zweifel daran lässt, welches Geschlecht das „sexus sequior[58]" ist, das zweite" (Kamermans 1995, S. 260).

Das Zitat zeigt an dieser Stelle auf, dass Transsexualität immer auch als Gefahrenpotenzial gesehen wird, das es gilt, entweder zu verhindern oder aber wenigstens „in geregelte Bahnen" zu lenken. Wenn sich Betroffene in ihrem per Geburt zugewiesenen Geschlecht nicht wohlfühlen, kann dies nach klaren Regeln der Medizin und der Justiz (Transsexuellengesetz –TSG) geändert werden.

Merke

Wenn **Transsexualität** auch zahlenmäßig relativ selten in der pflegerischen Praxis auftritt, so ist sie doch immer noch ein „Problemfall". Menschen mit transsexuellen Tendenzen haben häufig das Gefühl, im falschen Körper zu leben, und lehnen daher ihr per Geburt gegebenes Geschlecht ab. Einige von ihnen haben den Wunsch, sich einer geschlechtsangleichenden Operation zu unterziehen. Dies ist durch das **Transsexuellengesetz** in Deutschland juristisch geregelt.
Andere Transsexuelle wiederum haben keinen Bedarf an einer geschlechtsangleichenden Operation und wollen „lediglich" ihren Namen oder ihren Kleidungsstil dem gefühlten Geschlecht angleichen.
Die Aufgabe der pflegerischen Fachkraft besteht darin, die betroffenen Personen im Selbstfindungsprozess zu unterstützen und ggf. Kontakt zu Beratungsstellen und/oder spezialisierten Psychotherapeuten herzustellen.

58 sexus sequior = das geringere Geschlecht. In diesem Zusammenhang eine Anspielung auf Schopenhauers Ausführungen „Über die Weiber".

> **Tipp**
> - Thematisieren Sie das Thema Transsexualität im Team.
> - Verankern Sie das Thema in Ihrem Leitbild der Einrichtung.
> - Befragen Sie „Betroffene", wie sie angesprochen werden möchten. Gerade Personen, die keine Geschlechtsangleichung vorgenommen haben, sind zufrieden, wenn ihr Vorname dem gefühlten Geschlecht entspricht.
> - Fragen Sie die „Betroffenen", wie Sie mit ihrer Transsexualität in der Öffentlichkeit umgehen sollen. Dürfen es andere Bewohner/-innen wissen? Wissen es Verwandte und Angehörige?
> - Zeigen Sie Interesse und Wertschätzung dieser „Lebensart" gegenüber.
> - Fordern Sie Aus- und Fortbildungen zu diesem Themenkomplex bei Ihren Trägern ein, z. B. Gender-Diversity-Trainings.

5.12 Intersexualität

Im Gegensatz zur Hetero- und Homo- bzw. Transsexualität ist **Intersexualität** ein rein biologisches Phänomen. „Intergeschlechtliche Menschen werden mit Variationen der Geschlechtsmerkmale geboren, deren Erscheinungsbild sich von den herkömmlichen Vorstellungen von weiblich oder männlich unterscheidet, die sich häufig auch erst im Laufe der Adoleszenz zeigen" (Lähnemann 2015).

Biologische Aspekte

Zu Beginn des Lebens, schon bei der Zeugung bzw. beim pränatalen Differenzierungsprozess, verlaufen die Entwicklungen im Mutterleib nach einem bestimmten „Zeitmusterplan" ab, der sehr komplex auf hormoneller Ebene verläuft. Grundsätzlich kann festgehalten werden, dass der **Grundbauplan der Natur weiblich** ist. Besonders eindrücklich ist der Umstand, dass Männer auch Brustwarzen besitzen, obwohl diese nicht notwendig sind – ein genetisches Überbleibsel des weiblichen Grundbauplans.

Das bedeutet konkret, dass es zur Ausbildung weiblicher Geschlechtsorgane keines weiteren Zutuns bedarf. Soll aus dem neuen Menschen allerdings ein Junge werden, so wird dies ausschließlich über einen Hormoncocktail erreicht. Die Ausschüttung dieser Hormone ist immer auch mit möglichen Störanfälligkeiten verbunden. Wie in Kapitel 2 beschrieben, gibt es drei Differenzierungsebenen des Geschlechts (gonadal, chromosomal und hormonal, s. S. 27). Auf evolutionsbiologischer Ebene unterscheiden sich die Geschlechter lediglich dadurch, dass Frauen die Fähigkeit besitzen, Kinder zu empfangen, zu gebären und zu stillen. Männer hingegen haben lediglich die Fähigkeit, Kinder zu zeugen. Diese Fähigkeiten sind überindividuell und interkulturell – sie bilden also die Bedingung für die Existenz aller Menschen. Hingegen sind geschlechtstypische Merkmale (Verhalten, Erleben, Vorlieben und Rollen) gesellschaftliche Konstruktionen, die historisch, gesellschaftlich und millieuspezifisch hergestellt werden.

> **Merke**
> **Intersexualität** an sich gibt es nicht. Es handelt sich beim Begriff Intersexualität um einen Sammelbegriff verschiedener Krankheitsbilder in Bezug auf die Geschlechtlichkeit. Nicht jede festgestellte Intersexualität ist mit sexuellen Funktionsstörungen verbunden. Lediglich die Variante des uneindeutigen Genitals ist für die Umwelt erkennbar.

Insgesamt lassen sich fünf verschiedene Ausprägungen mit Untergruppierungen von Intersexualität benennen:

- **AGS Adrenogenitales Syndrom:** Bekannteste Form, welche auf einer hormonellen Störung beruht. Die inneren Geschlechtsorgane sind eindeutig männlich bzw. weiblich, aber das äußere Genital ist vermännlicht, was bei Jungen weniger problematisch ist als bei Mädchen. Durch die Minderproduktion von Kortisol kommt es zu dieser Erscheinungsform.
- **5-Alpha-Reduktasemangel:** Bei dieser Form kann Androgen bzw. Testosteron aufgrund einer chromosomalen Abweichung nicht gebildet werden. Bis zur Pubertät entwickeln sich diese Kinder (die häufig weiblich sind) „normal". In der Pubertät fällt dann aber auf, dass die Menstruation ausbleibt und der Stimmbruch einsetzt.
- **AIS Androgen-Insuffizienz-Syndrom:** Auch diese Form ist nicht auffällig. Meist sind hier ebenfalls Frauen betroffen, die sich „normal" entwickeln. Das Androgenhormon wird zwar ordnungsgemäß gebildet, aber die Androgenrezeptoren sind defekt. Die Intersexualität wird erst im Zusammenhang mit einer ausbleibenden Periode oder unerfülltem Kinderwunsch entdeckt.
- **Gonadendysgenesie:** Bei dieser Erscheinungsform fehlen den Betroffenen funktionstüchtige Keimzellen, was zur Folge hat, dass z. B. die Gebärmutter nicht voll entwickelt wird, die Achsel- und Schamhaarproduktion fast vollständig fehlt und die Regelblutung ausbleibt, was wiederum Unfruchtbarkeit zur Folge hat.
- **Hermaphroditismus verus:** Bei dieser Form der Intersexualität sind im Menschen beide Keimdrüsen vorhanden. In einigen Fällen entwickeln diese Menschen sowohl Eierstöcke als auch Hoden.

Früher wurde diese Erscheinungsform als „Zwitter" bezeichnet. Heute wird dieser Ausdruck aufgrund seiner negativen Konnotation nicht mehr verwandt.

Psychosoziale und psychologische Aspekte

Wenn Eltern bei der Geburt ihres Kindes nicht feststellen können, ob es sich um einen Jungen oder ein Mädchen handelt, ist dies für die meisten Eltern ein Schock, den sie nur schwer überwinden können. Gefühle wie Verzweiflung, Angst und Abscheu sind in der Regel die ersten Emotionsregungen, die in den Eltern aufkommen. Das bedeutet, dass eine schwere seelische Erschütterung stattfindet, gepaart mit dem Umstand der Sprachlosigkeit. Gerade in einer Gesellschaft, die so stark auf eine binäre Geschlechterordnung fixiert ist, stellen Menschen, die dieser Geschlechterbinarität mittels Geburt nicht entsprechen können, eine große Herausforderung dar.

Die meisten Eltern durchlaufen daher drei Entwicklungsdimensionen (vgl. Werner-Rosen 2006), wenn sie die Nachricht erhalten, dass ihr Kind intersexuell ist:

- **Erste Entwicklungsdimension – emotionale Krise:** Diese Dimension kann auch als „Geburtstrauma" verstanden werden, wobei die elterliche Reaktion von Verdrängung der Intersexualität über Bagatellisierung bis hin zur Verweigerung, das Kind anzunehmen, reicht.
- **Zweite Entwicklungsdimension – die Krise des Bewusstseins:** Durch den fehlenden sozialen Raum für Intersexualität innerhalb der Gesellschaft haben die Eltern einen permanenten gesellschaftlichen Druck auf sich lasten, den sie nur schwerlich überwinden können, da ihnen schon alleine die Sprache fehlt, das scheinbare Problem Intersexualität sprachlich fassen zu können. Gerade dieser Umstand, gesellschaftlich unsichtbar

zu bleiben und dieses Thema nicht ansprechen zu können bzw. beim Ansprechen des Themas gegen gesellschaftliche Konventionen zu verstoßen, belastet die Eltern zumeist. Dies führt häufig dazu, dass die Eltern die Intersexualität des Kindes selbst vor engsten Familienangehörigen geheim halten.

- **Dritte Entwicklungsdimension – die existenzielle Krise:** Letztlich ist Intersexualität immer eine Anfrage an die Eltern – machen diese sich die zentralen Themen des Menschseins bewusst? Geburt – Tod – Ewigkeit sind durch die Fortpflanzung symbolisiert. Was also passiert mit Eltern, deren Kinder nicht eine „wirkliche" Ewigkeit repräsentieren, da diese sich nicht weiter fortpflanzen werden? Das ist etwas anderes, als wenn sich die eigenen Kinder zur Kinderlosigkeit entscheiden, da dieses eine freie Willensbekundung darstellt und nicht aufgrund biologisch-genetischer Ursachen vorgegeben ist.

Tipp

Hilfestellungen für Intersexuelle

Bücher

- Eugenides, J.: Middlesex. Reinbek bei Hamburg: Rororo, 2011
- Schweizer, K.; Richter-Appelt, H. (Hrsg.): Intersexualität kontrovers: Grundlagen, Erfahrungen, Positionen. Gießen: Psychosozial-Verlag, 2013
- Stern, C.: Intersexualität: Geschichte, Medizin und psychosoziale Aspekte. Marburg: Tectum Wissenschaftsverlag, 2010

Film

- Puenzo, L.: XXY. Indigo Studio, 2009

Anlaufstellen

Werner-Rosen, K., Dipl.-Psychologe,
Crellestraße 36, 10827 Berlin,
Tel. (030) 680 80 456

Internet

- www.alternativen-koeln.de/HOME.323.0.html
  Die Alternativen Köln
- www.bundesverband-trans.de
  Bundesverband Trans*e. V. i. G.
- www.dgti.org
  Deutsche Gesellschaft für Transidentität und Intersexualität e. V.
- www.intersexuelle-menschen.net/
  Intersexuelle Menschen e. V.
- www.lsvd.de
  Lesben- und Schwulenverband Deutschland
- www.netzwerk-is.de/
  Netzwerk Intersexualität e. V.,
- www.transsexuell.de
  Beratung und Selbsthilfegruppen

Literaturverzeichnis

BERKEL, I.: Postsexualität. Zur Transformation des Begehrens. Reihe „Beiträge zur Sexualforschung", 2009

BOCHOW, M.: Ich bin doch schwul und will das immer bleiben. Schwule Männer im dritten Lebensalter. Edition Waldschlösschen, Hamburg: Männerschwarm Verlag, 2005

BOSCHITZ, H.: Es fühlt sich endlich richtig an! Erfahrungen mit dem späten Coming-out, Berlin: Links Verlag, 2010

BUCHER, T. et al.: Sexualität in der zweiten Lebenshälfte. Ergebnisse einer empirischen Untersuchung. Zeitschrift für Sexualforschung, 16. Jahrgang 2003. S. 249–270, 2003

BUXTON, A. P.: When a spouse comes out: Impact on the heterosexual partner. Sexual Addiction & Compulsivity, 13, 317–332, 2006

CARADEC, V.: Sociologie de la vieillesse et du vieillissement. Editions Nathan, 2001

COLMAN, E.: Developmental Stages of the Coming Out Process, Journal of homosexuality, 4, S. 219–235, 1982

DANNECKER, M., REICHE, R.: Der gewöhnliche Homosexuelle, Frankfurt/M.: S. Fischer Verlag, 1974

DIECKMANN, J., STEFFENS, M. C.: Herausforderungen und Umgangsweisen von Familienmitgliedern nach einem späten Coming-out in der Familie. Hrsg. Familien- und Sozialverein des LSVD, 2014 Abgerufen unter: www.bildung-beratung.lsvd.de/wissenschaft_comingout.html (09.10.2015).

EKINS, R., KING, D.: Transgendering, migrating and love of onself as a woman: a contribution to a sociology of autogynephilia. International Journal of Transgenderism, 5 (3), 2001 Abgerufen unter: www.iiav.nl/ezines/web/ijt/97-03/numbers/symposion/ijtvo05no03_01.htm (14.10.2015)

ERIKSON, E.: Identität und Lebenszyklus, Berlin: Suhrkamp Verlag, 1995

FIEDLER, P.: Sexuelle Orientierung und sexuelle Abweichung : Heterosexualität – Homosexualität – Transgenderismus und Paraphilien – sexueller Missbrauch – sexuelle Gewalt, Weinheim: Beltz, 2004

FLAMMER, A., ALSAKER, F. D.: Entwicklungspsychologie der Adoleszenz, Bern: Hans Huber, 2002

GOFFMAN, E.: Asyle. Über die soziale Situation psychiatrischer Patienten und anderer Insassen, Berlin: Suhrkamp Verlag, 1973

GOSS, U.: Konzepte der Bisexualität. Zeitschrift für Sexualforschung, 16, 51–65, 2003

GUNZELMANN, T. et al.: Einstellungen zu Erotik und sexueller Aktivität bei über 60-Jährigen. In: Gesundheitswesen. 60. S. 15–20, 2004

HARK, S.: Queer – Intervention. In: Feministische Studien 11, Heft 2, 1993, S. 103–109, 1993

HEINZELMANN, M.: Das Altenheim - immer noch eine „totale Institution"?: eine Untersuchung des Binnenlebens zweier Altenheime, Göttingen: Cuvillier Verlag, 2004

HESSISCHES MINISTERIUM FÜR ARBEIT, FAMILIE UND GESUNDHEIT: Homosexualität und Alter- Informationen für Beschäftigte in der Altenpflege, 2009 Abgerufen unter: https://soziales.hessen.de/sites/default/files/HSM/altenpflege_und_homosexuelle.pdf (15.10.2015).

ICD 10: Abgerufen unter: www.icd-code.de/icd/code/F64.-.html (15.10.2015).

KAMERMANS, J.: „Künstliche Geschlechter", Edition Hathor, Hamburg, S. 260, 1995 Abgerufen unter: http://transmythos.wildsidewalk.com/KUENSTLICHE%20GESCHLECHTER%202013%202%20PDF.pdf (06.01.2016).

KUHLMEY, A., ADOLPH, H., ENGSTLER, H.: Soziale Ressourcen. In: Der dritte Bericht zur Lage der älteren Generation. Bericht der Sachverständigenkommission. Hrsg.: Bundesministerium für Familie, Senioren, Frauen und Jugend. S. 221–240, 2001

KRUSE, A.: Ressourcen des Alters aus individueller und gesellschaftlicher Perspektive. In: Dritter Bericht zur Lage der älteren Generation. Bericht der Sachverständigenkommission. (Hrsg.): Bundesministerium für Familie, Senioren, Frauen und Jugend. S. 49–63, 2001

LÄHNEMANN, L.: Fachlexikon der sozialen Arbeit, Nomos Verlag, 7. Auflage 2011

MERBACH, M. et al.: Sexualität des alternden Mannes. In: BzgA Forum Sexualaufklärung und Familienplanung. Schriftreihe der Bundeszentrale für gesundheitliche Aufklärung. Heft 1/2. S. 7–11, 2003

POPE, M., SCHULZ, R.: Sexual Attitudes and Behavior in Midlife and Aging Homosexual Males. Journal of Homosexuality, Vol. 20 ¾, S. 169–178, 1990

PFANDER, M.: Toleranz ist, wenn man fragt statt flucht, Eigenverlag, 1999

REICHE, R.: Geschlechterspannung – Eine psychoanalytische Untersuchung, Gießen: Psychosozial-Verlag, 1990

SCHMAUCH, U., BRAUKMANN, S.: „Lesbische Frauen im Alter – ihre Lebenssituation und ihre spezifischen Bedürfnisse für ein altengerechtes Leben", 2007 Abgerufen unter: www.gffz.de/data/downloads/107176/LesbischeFrauenimAlter.pdf (15.10.2014).

SCHMITZ, T.: Regenbogenhaus für Rentner, 2012 Abgerufen unter: www.sueddeutsche.de/panorama/seniorenheim-fuer-schwule-und-lesben-regenbogenhaus-fuer-rentner-1.1378874 (15.10.2015).

SCHOCK, S.: Und dann kamst du ... und ich liebte eine Frau, Berlin: Verlag Krug & Schadenberg, 1997

VOSWINKEL, J.: Tanz auf den Türmen. Zeit online Nummer 22/2012. Abgerufen unter: www.zeit.de/2012/22/Aserbaidschan-Baku (15.10.2015).

WAHL, H.-W.: Räumliche, infrastrukturelle und technische Umwelten als Ressource. In: Dritter Bericht zur Lage der älteren Generation. Bericht der Sachverständigenkommission. (Hrsg.): Bundesministerium für Familie, Senioren, Frauen und Jugend. S. 241–266, 2001

WEISWEILER, E.: Musikalisch-schöpferische Frauen von der Antike bis zum Mittelalter in: Komponistinnen vom Mittelalter bis zur Gegenwart, München: dtv, 1999

WERNER-ROSEN, K.: Was ist Intersexualität? Biologische und psychologische Aspekte. In: Zusammenleben in Berlin männlich-weiblich-menschlich. Trans- und Intergeschlechtlichkeit. Senatsverwaltung für Bildung, Jugend und Sport, 2006

WIESENDANGER, K.: Vertieftes Coming-Out: Schwules Selbstbewusstsein jenseits von Hedonismus und Depression, Göttingen: Vandenhoeck & Ruprecht, 2005

WOLKOMIR, M.: Making heteronormative reconciliations: The story of romantic love, sexuality, and gender in mixed-orientation marriages. Gender & Society, 23, 494–519, 2009

ZINK, G.: Identity conflict or adaptive flexibility? Bisexuality reconsidered. Journal of Homosexuality, 11 (1/2), 7–19, 1985

6 Sexuelle Störungsbilder im Alter

Mit zunehmendem Alter verändern sich auch die körperlichen Bedingungen des Menschen. Jegliche Körperregion ist von Abbauprozessen betroffen. Die äußeren Leistungsfähigkeiten sind eingeschränkt, in Form von Sehen, Hören, Riechen, Schmecken und Tasten. Für den inneren Bereich lässt sich feststellen, dass sich vor allem die Stoffwechselprozesse verändern. Diese inneren Veränderungen sind maßgeblich dafür, dass der Körper sich erneuern und regenerieren kann. Gerade der Eiweißaufbau (anaboler Prozess) ist für die Zellerneuerung maßgeblich. Der vermehrte Eiweißabbau (kataboler Prozess) tritt schon im Erwachsenenalter zutage und sorgt dafür, dass die Zellerneuerung verlangsamt stattfindet. Diese Veränderungen haben auch Einfluss auf das Immunsystem, was zur Folge hat, dass sich bereits junge Erwachsene langsamer von Krankheiten erholen als z. B. Kinder. In der Konsequenz heißt dies für ältere Menschen, dass sie sich noch langsamer von Erkrankungen regenerieren.

Auch der Abbau der Knochensubstanz schreitet mit zunehmendem Alter voran, was zu Osteoporose und Ermüdungsknochenbrüchen führen kann. Für Männer lässt sich sagen, dass sie im höheren Lebensalter weniger Sperma produzieren und auch die Qualität der Spermien nachlässt.

Auch auf der psychologischen Ebene sind Abbauprozesse zu verzeichnen. So verlangsamt sich das Denken und auch die Reaktionszeit auf Fragen verlängert sich (vgl. Zeier 1999).

Dieser Abbau wirkt sich auch auf die Psyche der Betroffenen aus. Umso wichtiger ist eine ressourcenorientierte Betrachtungsweise durch die Pflegenden, die immer wieder auf die Funktionsfähigkeiten der Betroffenen hinweisen und diese im Erhalt ihrer Individualität unterstützen.

Dennoch muss deutlich gemacht werden, dass erst von einer Störung nach **ICD 10**[59] gesprochen werden kann, wenn ein massiver subjektiver Leidensdruck und/oder Leidensdruck der Umwelt vorhanden ist. In der Wissenschaft gibt es keine genaue Definition von Störung. Der ICD 10 stellt dabei gegenwärtig einen verbindlichen Standard für medizinisch-psychologisches Fachpersonal dar, das immer gesellschaftlichen, historischen und politischen Wandlungen unterworfen ist. Dies zeigt sich auch darin, dass der ICD 10 immer wieder durch große internationale Fachkonferenzen überarbeitet wird (vgl. Berger 2009). Darüber hinaus muss betont werden, dass sexuelle Probleme verbreitet sind, nicht nur bei älteren Menschen bzw. Paaren, sondern auch bei jüngeren und glücklichen und zufriedenen Paaren (vgl. Schindler, Hahlweg, Revenstorf, 1998).

59 Die Abkürzung ICD steht für „International Statistical Classification of Diseases and Related Health Problems"; die Ziffer 10 bezeichnet deren 10. Revision. In dieser Klassifikation werden alle zurzeit geltenden Störungsbilder und deren diagnostische Leitlinien aufgelistet (vgl. Propach 2013).

Gerade bei sexuellen Störungen darf nicht vernachlässigt werden, dass diese Störungsbilder vielschichtig angelegt sind.

> **Merke**
> Der **ICD 10** als internationales Klassifikationssystem gibt medizinisch-psychologischem Fachpersonal eine Leitschnur an die Hand, wie Krankheiten/Störungen diagnostiziert werden können. Dabei spielt das subjektive Leiden des Betroffenen oder seiner Umwelt eine entscheidende Rolle.

6.1 Hormonhaushalt

Hormone (griech. hormao = antreiben) haben innerhalb des Körpers eine wichtige Vermittlungsrolle zwischen körperlichen und psychischen Vorgängen. Schon kleinste Störungen innerhalb des Hormonhaushalts können zu schwerwiegenden Störungen führen. Hormone wurden bereits 1905 vom britischen Physiologen **Ernest Starling** entdeckt.

Aufbau- und **Abbauhormone** bedingen sich gegenseitig, indem sie wechselseitig Einfluss aufeinander nehmen. Die Abbauhormone drosseln die Produktion der Aufbauhormone. Dies hat zur Folge, dass sich Vitalisierungsprozesse verlangsamen. Gerade der Abbau der beiden Sexualhormone **Testosteron** und **Östrogen** hat maßgebliche Folgen in Bezug auf die Sexualität.

Anabole Hormone (Aufbauhormone)	Katabole Hormone (Abbauhormone)
Testosteron Östrogen	Adrenalin Noradrenalin Cortisol

Tab. 6.1: *Hormone unterteilen sich in zwei unterschiedliche Klassen: Aufbau- und Abbauhormone.*

Schon zu Beginn des Lebens, nämlich im Mutterleib, bewirken Hormone, dass das geschlechtslose Wesen durch die Abgabe hoher Mengen Testosteron ein Junge wird. Im Erwachsenenalter sind Hormone notwendig, um die Organe funktionstüchtig zu erhalten, und es stimuliert sowohl bei Mann und Frau die Libido (Sexualtrieb). Untersuchungen stellen auch einen Zusammenhang zwischen Testosteron und männlichem Aggressions- und Dominanzverhalten her (vgl. Archer 1991; Christiansen, Knussmann 1987; Dabbs et al. 1987). Allerdings haben auch kulturelle und erzieherische Faktoren Einfluss auf menschliches Verhalten. Darüber hinaus ist Testosteron wie alle Hormone nur dann wirksam, wenn es auch Rezeptoren findet. Allgemein muss man sich vorstellen, dass Hormone wie ein Schlüssel funktionieren, sie entfalten nur dann ihre Kraft, wenn sie das passende Schloss finden. Je nach genetischer Anlage besitzen einige Männer mehr, andere weniger Testosteronmengen in der Blutbahn. Allerdings muss auch betont werden, dass Testosteron nicht nur ein Geschlechtshormon ist. Es ist auch für den Aufbau und Erhalt der Muskelbildung zuständig, fördert die Knochenbildung und hält das Immunsystem intakt. Auch scheint es so zu sein, dass es das Gehirn vor der Alzheimerkrankheit und Degenerationsprozessen schützt. Untersuchungen haben gezeigt, dass emotionale Erlebnisse wie Erfolg positiven Einfluss auf die Hormonproduktion haben kann (vgl. Mazur/Lamb 1980).

Die Abnahme der körperlichen Kräfte mit zunehmendem Alter ist unbestreitbar. Für den Hormonhaushalt existiert eine Untersuchung aus dem Jahr 1991 – die sogenannte Massachusetts-Studie. Untersucht wurden 1709 Männer im Alter von 39 bis 70 Jahren. Die Männer wurden von geschultem Personal befragt, körperlich untersucht und gaben anonymisierte Fragebögen zum Sexualverhalten ab. Nach der Untersuchung wurden 415 Männer für gesund befunden, da sie weder unter Übergewicht noch chronischen Krankheiten oder Prostataproblemen litten. Die Männer der restlichen Gruppe (1 294) wurden in eine zweite Gruppe eingeteilt, da sie mindestens unter einem Krankheitswert litten. Interessant ist die Studie deshalb, da sie beweisen konnte, dass die körperliche Gesundheit Einfluss auf das Sexualhormon Testosteron hat. So haben die gesunden Männer durchweg einen höheren Testosteronwert erreicht als z. B. übergewichtige. Außerdem konnte die Untersuchung zeigen, dass Männer ähnlich wie Frauen auch eine „Menopause" durchleben. Allerdings ist diese Hormonumstellung nicht so drastisch im Verlauf wie bei einigen Frauen (vgl. Gray et al. 1991).

6.2 Männer: Erektion und erektile Dysfunktion

6.2.1 Erektion

Die männliche **Erektion**[60] ist das, was für viele Frauen die Gebärfähigkeit ist – ein identitätsstiftendes Moment. Dabei ist die sexuelle Reaktion des Mannes ein komplexes Zusammenspiel aus körperlichen und psychischen Vorgängen (vgl. Kokott 1988). Die Erektion wird als Symbol von Männlichkeit erfahren und ist daher für Männer identitätsstiftend.

Physiologisch gesehen, besteht der männliche Penis aus drei Schwellkörpern (Abb. 6.1).

Diese Schwellkörper sind von fein verästelten Arterien durchzogen. Die Erektion an sich ist ein komplexes Zusammenspiel aus psychischen und physischen Vorgängen. Da der Erektionsreflex dem parasympathischen[61] Nervensystem unterstellt ist, kann sie sich nur bei einem entspannten Zustand bilden. Dies erklärt, warum Stress und Angst zum vorübergehenden Erektionsverlust führen (vgl. Zeier 1999).

Der Alterungsprozess führt in der Konsequenz dazu, dass die Erektionsstärke mit zunehmendem Lebensalter abnimmt. Darüber hinaus richtet sich der erigierte Penis weniger stark auf als bei Männern kurz nach der Pubertät. In der altchinesischen Tao-Lehre gilt der Erektionswinkel als Marker für das biologische Alter und den Gesundheitszustand des Mannes (vgl. Zeier 1999). Dieser Umstand darf allerdings nicht überbewertet werden.

Dennoch gilt für die meisten Männer beginnend ab dem 50. Lebensjahr, dass im Laufe der weiteren Entwicklung folgende Aspekte erlebt werden:

- Es dauert länger, bis eine vollständige Erektion erreicht wird. Allerdings kann Sexualität längere Zeit ohne Ejakulation[62] erlebt werden.
- Im Gegensatz zu jungen Jahren wird es für den älteren Mann nun wichtig, direkt taktil stimuliert zu werden. Der reine Anblick des Sexualpartners genügt in der Regel nicht mehr alleine aus, um eine Erektion zu entwickeln.
- Die morgendliche Erektion findet nicht mehr täglich statt.
- Die volle Erektion wird nicht mehr so hart wie in den Jugendjahren.

60 Erektion: lateinisch erectus = aufrecht stehend, gerade. Damit ist die Versteifung des männlichen Glieds gemeint. (vgl. Bornemann 1984).

61 Der Parasympathikus ist eine von drei Komponenten des vegetativen Nervensystems, das für die unwillkürliche, das heißt nicht dem Willen unterliegende, Steuerung der meisten inneren Organe und des Blutkreislaufs verantwortlich ist (vgl. Rohen 2001).

62 Ejakulation = Samenerguss

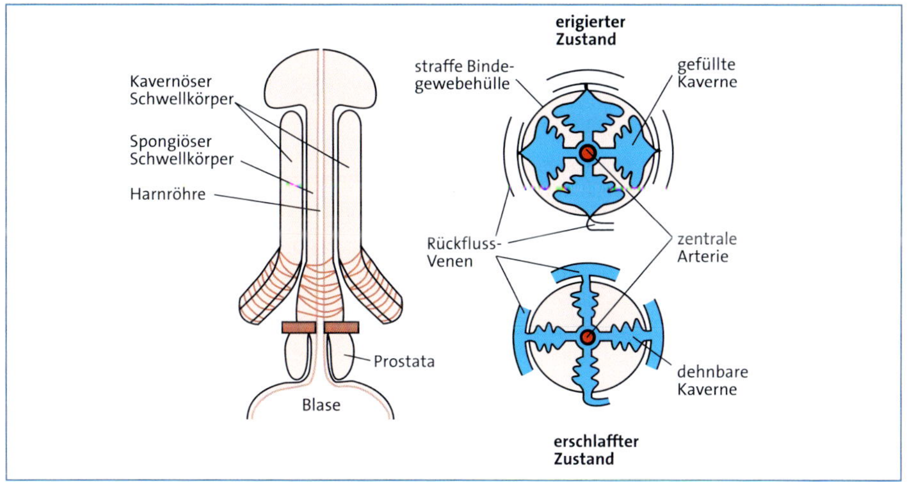

Abb. 6.1: *Schematisch dargestellter Aufbau des Penis und Querschnitt im erschlafften und erigierten Zustand*

- Erektion und sexuelle Lust können mitten im Sexualakt schlagartig verschwinden.
- Der Ejakulationsdrang nimmt stark ab. Einige Männer berichten auch davon, dass die Ejakulation als schmerzhaft empfunden wird.
- Die Ejakulationsweite nimmt ab. Können jüngere Männer noch bis zu 50 cm weit ejakulieren, nimmt diese Distanz im Alter stark ab.
- Das Ejakulationsvolumen wird geringer. Auch die Anzahl reifer, funktionstüchtiger Spermien sinkt im Laufe des Lebens.
- Nach der Ejakulation wird der Penis schneller schlaff.
- Der Masturbationswunsch und die Masturbationshäufigkeit nehmen ab.
- Sexuelle Tagträume und Fantasien werden weniger.
- Die Hoden schrumpfen, der Hodensack wird länger (vgl. Zeier 1999).

Für viele Männer sind diese Veränderungen beängstigend. Diese Veränderungen können und sollten aber als Chance begriffen werden. Mit der Abnahme des Ejakulationstriebs und der Orgasmuszentrierung eröffnet sich den Männern eine neue (sexuelle) Welt. Nun haben die Männer die Chance, noch stärker erotische Momente innerhalb der Sexualität zu berücksichtigen. Diese stärkere Rückbindung auf erotisch-sinnliche Momente deckt sich auch stärker mit weiblicher Sexualität (vgl. Sydow 1993). Auf partnerschaftlicher Ebene führt dies nicht selten zu einer stärkeren Harmonisierung.

6.2.2 Erektile Dysfunktion

Von **erektiler Dysfunktion** (Impotenz) wird gesprochen, wenn mindestens eine sechs Monate lang andauernde Unfähigkeit, eine Erektion zu erreichen, vorliegt (vgl. Bähren/Altwein 1988). Eine komplette Impotenz bedarf in aller Regel weiterer Erkrankungen/Einschränkungen. Auch gewisse Drogen oder Medikamente können eine Impotenz hervorrufen.

Psychopharmaka	Antidepressiva, Lithiumsalze, MAO-Hemmer, Methyldopa, Metoclopramid, Neuroleptika, Reserpin, Tranquilizer
Hormone und Antagonisten	Cimetidin, Corticosteroide, Cyproteronacetat, Digoxin, Gestagene, Ketoconazol, Östrogene, Spironolcaton
Antihypertensiva	B-Adrenorezeptorblocker, Clonidin, Ganglienblocker, Guanethidin, Lipidsenker, Reserpin
Zytostatika	Alkylanzien, Antimetaboliten, Mitosehemmstoffe
Drogen	Alkohol, Cannabis, Kokain, Nikotin, Opiate

Tab. 6.2: *Medikamente und Drogen, die die Potenz beeinflussen*

Da Sexualität ein bio-psycho-soziales Phänomen ist, muss deutlich gemacht werden, dass in 70 % der Fälle eine organische Ursache für Erektionsprobleme vorliegt (vgl. Whitehead et al. 1990). Diese organischen Probleme wiederum erzeugen in der Konsequenz psychische Belastungssituationen wie Depressionen, Versagensängste und Beziehungsprobleme (vgl. Carrier et al. 1993).

Eine Untersuchung aus den 1990er-Jahren brachte zutage, dass folgende organische Probleme häufig für erektile Dysfunktion mitverantwortlich sind:

40 % Diabetes mellitus. Diese Erkrankung führt zu irreversiblen Folgeschäden an Blutgefäßen.

30 % Gefäßerkrankungen, insbesondere Arteriosklerose

13 % chirurgische Schäden. Hierunter fällt z. B. die Entfernung der Prostata. Die Entfernung dieser ist verbunden mit dem Risiko, Nervenbahnen, die den Penis versorgen, zu verletzen.

8 % Rückenmarksverletzungen, die u. a. zur Querschnittslähmung führen können

6 % hormonelle Störungen, insbesondere des Testosteronspiegels

3 % Multiple Sklerose (MS). Diese entzündliche Erkrankung des Nervensystems beeinträchtigt auch die Sexualfunktion des Menschen (vgl. Zonszein 1995).

Selbstdiagnose

Für viele Männer ist trotz der Belastung, die eine erektile Dysfunktion bei ihnen auslöst, der Gang zum Arzt eine hohe Hürde. Aus diesem Grund haben Forschende der Poliklinik für Urologie aus Köln 1998 den „KEED", einen 18 Fragen umfassenden Selbstbeurteilungsbogen, entwickelt.

Der erste Teil enthält Fragen zum allgemeinen Gesundheitsstatus. Die Fragen 9–18 befassen sich mit der Erektion und der Beurteilung der Lebensqualität. Diese beschäftigen sich mit Art und Umfang des sexuellen Kontakts, dem orgastischen Erleben sowie mit der Libido und der sexuellen Zufriedenheit.

Dieser Fragebogen kann einen ersten Anhaltspunkt für betroffene Männer geben, ersetzt jedoch keinen Besuch beim Arzt.

Behandlungsmöglichkeiten

Den meisten Menschen wird beim Wort „Impotenz" wahrscheinlich zeitgleich die Pille „Viagra©"[63] von Pfizer© einfallen. Besonders die breit angelegte Werbeaktion in den Massenmedien und Boulevardblättern führte zur Beliebtheit des Medikaments (vgl. Anitra et al. 1990; Braun 2004). Auch

Nachahmerprodukte, machten das Medikament beliebt, da es durch das Internet bezogen werden kann (vgl. Volz 2013).

Neben der Viagra©-Therapie sind auch besonders Sexualtherapien, häufig in Form von Gesprächstherapien, eine sinnige Möglichkeit zur Behandlung von Sexualstörungen. Dabei lernen die Patienten/Patientinnen, sich langsam dem Partner anzunähern. Häufig bekommen die Paare dabei „Hausaufgaben" durch die/den Therapeutin/Therapeuten. So müssen sich die Paare zunächst einmal „nur streicheln" und darüber ins Gespräch kommen, um in den folgenden Schritten weitere gezielte Annäherungsversuche zu vollbringen.

6.3 Männer: Ejakulationsstörungen

Die **Ejakulationsstörung** gehört zu jenen Störungsformen, die auch in jungen Jahren bei Männern auftreten können. Dabei lassen sich zwei Formen der Ejakulationsstörung differenzieren:
- **Ejakulation praecox** – vorzeitige Ejakulation
- **Ejakulation retarda** – verzögerte Ejakulation

6.3.1 Ejakulation praecox – vorzeitige Ejakulation

Der ICD 10 definiert die **Ejakulation praecox** wie folgt: „Die Unfähigkeit, die Ejakulation suffizient zu kontrollieren, dass beide Partner Freude am sexuellen Akt haben, weil die Ejakulation vor oder sehr kurz nach Beginn des Geschlechtsverkehrs erfolgt (wenn ein Zeitlimit erforderlich ist, innerhalb von 15 Sek.) oder weil die Ejakulation ohne suffiziente Erektion für Geschlechtsverkehr stattfindet. Das Problem tritt nicht aufgrund einer längeren sexuellen Abstinenz auf." (Mathers et al. 2007: 3476).

Der ICD 10 bietet darüber hinaus folgende drei Kontrollkriterien an:
- verkürzte intravaginale Latenzzeit[64] bis zur Ejakulation
- Verlust von willentlicher Ejakulationskontrolle
- Leidensdruck des Betroffenen oder der Partnerin[65] (vgl. Mathers et al. 2007)

Masters und Johnson drückten es etwas einfacher aus: Unvermögen, den Zeitpunkt der Ejakulation lange genug zu verzögern, damit die Partnerin in 50 % der Fälle zu einem Höhepunkt kommt (vgl. Masters/Johnson 1970).

63 „Viagra©" besteht aus dem Arzneimittelstoff Sildenafil, der der Gruppe der PDE-5-Hemmer, einer Gruppe gefäßerweiternder (vasodilatierender) Substanzen, zugehörig ist. Große Bekanntheit erlangte der Wirkstoff 1998, als er von dem US-amerikanischen Unternehmen Pfizer unter dem Namen „Viagra©" auf den Markt gebracht wurde. Dieses Arzneimittel wird zur Behandlung der erektilen Dysfunktion (Erektionsstörung) beim Mann eingesetzt. Interessant ist, dass die Wirkung zufällig im Rahmen der Entwicklung von Bluthochdruck entdeckt wurde (vgl. Keller 2013).

64 Latenzzeit = Verweilzeit

65 An dem durch das Autorenteam und das ICD-10-Gremium gewählten Terminus „Partnerin" wird deutlich, dass auch innerhalb der Medizinwissenschaften eine heteronormative Grundannahme vorherrschend ist. Hier wird automatisch davon ausgegangen, dass jeder Patient heterosexuell sein muss. Dies ist bei Weitem nicht der Fall. Studien zu homosexuellen Männern und Ejakulation praecox liegen kaum vor.

Ursachen

Ursachen der Ejakulation praecox sind vielfältig. Auf der psychologischen Ebene werden vorrangig Angststörungen sowie sexuelle Unerfahrenheit, wenig sexuelle Aktivität und Ängstlichkeit diskutiert. Auf physiologischer Ebene werden Harnwegsinfekte und Diabetes mellitus genannt. Auch einige Medikamente (Opiate und Sympathomimetika) stehen im Verdacht, eine frühzeitige Ejakulation auslösen zu können.

Therapie

Die **Therapie der Ejakulation praecox** ist vielschichtig anzulegen. Dies bedeutet, sowohl psychologische als auch physiologische Therapien anzubieten. Darunter fallen:

- Körpergefühl des Mannes stärken
  - Stopp-Start-Methode
  - Squeeze-Methode
  - Psychotherapie/Sexualtherapie
- Medikamentöse Therapie
  - lokal: Lidocain, Prilocain
  - systemisch: Psychopharmaka: Clomipramin,selektive Serotonin-Wiederaufnahmehemmer (z. B. Fluoxetin, Sertralin, Paroxetin und Dapoxetin) (vgl. Mathers et al. 2007).

Gerade die Sexualtherapie hat sich bewährt, wenn die betroffenen Männer in Paarbeziehungen leben und das Thema zwischen ihm und dem Partner/der Partnerin besprochen werden kann. Verschiedene Methoden konnten dabei in den vergangenen Jahren erfolgreich eingesetzt werden:

▶ *Stopp-Start-Methode*

Bei dieser Methode wird gelernt, die eigene Erregung besser wahrzunehmen und zu steuern. Im ersten Schritt masturbiert der Mann und stoppt die Masturbation jeweils kurz vor dem Abspritzen. Eine weitere Stimulation unterbleibt (Stopp-Signal), bis der Patient sich wieder auf einem deutlich niedrigeren Erregungsniveau befindet. Danach wird der Vorgang erneut wiederholt. Dieses Stoppen und Starten wiederholt der Patient, bis hierdurch eine gewisse Kontrolle der Erregung erreicht wird (vgl. Mathers et al. 2007).

▶ *Squeeze-Methode*

Bei einer Modifikation der Stopp-Start-Übung, der Squeeze-Technik, soll der Mann zuerst über ein Sensualitätstraining[66] seine Erregung bewusster wahrnehmen. Danach erlernt er, den Zeitpunkt der ungewollten Ejakulation genauer wahrzunehmen und in einem weiteren Schritt, diese zu beeinflussen. Durch einen mit der Daumenspitze erzeugten Druck im Frenulumbereich[67] wird der Ejakulationsreflex vorerst unterbrochen.

▶ *Medikamentöse Therapie*

Für die medikametöse Therapie haben sich Psychopharmaka wie Clomipramin und Serotonin-Wiederaufnahmehemmer (z. B. Fluoxetin, Sertralin und Paroxetin) als erfolgreich erwiesen. Diese sollten mehrere Stunden vor dem gewünschten Koitus eingenommen werden, um die Zeit bis zur Ejakulation hinauszuzögern. Paroxetin ist hierbei am wirksamsten (vgl. Mathers et al. 2007).

6.3.2 Ejaculatio retarda

Unter **Ejaculatio retarda** wird in der Regel eine psychisch bedingte sexuelle Funktionsstörung verstanden, die sich in einer stark verzögerten Ejakulation äußert. Dieses Störungsbild gilt gegenwärtig als

66 Streichelübung

67 Rückseite des Penis direkt unterhalb der Eichel.

schwer therapierbar (vgl. http://www.springermedizin.at/fachbereiche-a-z/a-h/allgemeinmedizin/?full=3056).

Bei dieser Störung ist die Erektion nicht beeinträchtigt (vgl. http://www.chirurgie-portal.de/urologie/erektile-dysfunktion-impotenz.html). Teilweise kann es zu einem völligen Ausbleiben der Ejakulation kommen (**Impotentia ejaculandi**).

In aller Regel wird mithilfe von Psychotherapie versucht, das Leiden der Patienten zu lindern.

6.4 Männer & Frauen: Sexuelle Appetenzstörung (Lustlosigkeit, Alibidinie)

Frauen wurde häufig in der Vergangenheit unterstellt, mit einem „gewissen Alter" eine Form der Lustlosigkeit zu entwickeln und sich daher jedwedem sexuellem Werben des Partners/der Partnerin zu entziehen.

Diese Ansicht gehört jedoch eher in den Bereich der „sexuellen Märchen". Was jedoch stimmt, ist, dass Frauen häufiger von sexueller Lustlosigkeit betroffen sind als Männer. Dabei hat **sexuelle Lustlosigkeit** verschiedenste Ursachen, die in jeder Altersgruppe, jeder sozialen Schicht und jeder Kultur auftreten können. Psychotherapeutisch betrachtet gehören **sexuelle Appetenzstörungen** zu den sexuellen Funktionsstörungen. Dabei muss davon ausgegangen werden, dass sich diese Form von Störungen sowohl psychologisch als auch physiologisch entwickelt. Häufig vermengen sich organische, hormonelle, gynäkologische, urologische, neurologische und psychische Aspekte. Dabei können sich Appetenzstörungen bis hin zu Ekel, Angst, Sich-belästigt-Fühlen und Panik vor dem Beischlaf ausweiten (vgl. Lieb et al. 2009).

6.5 Männer & Frauen: Dyspareunie

Dyspareunie bezeichnet den Umstand von Schmerzempfinden beim Koitus. Diese Form kommt sowohl bei Männern als auch bei Frauen vor. Verschiedene Umstände können hierbei zum Tragen kommen. So

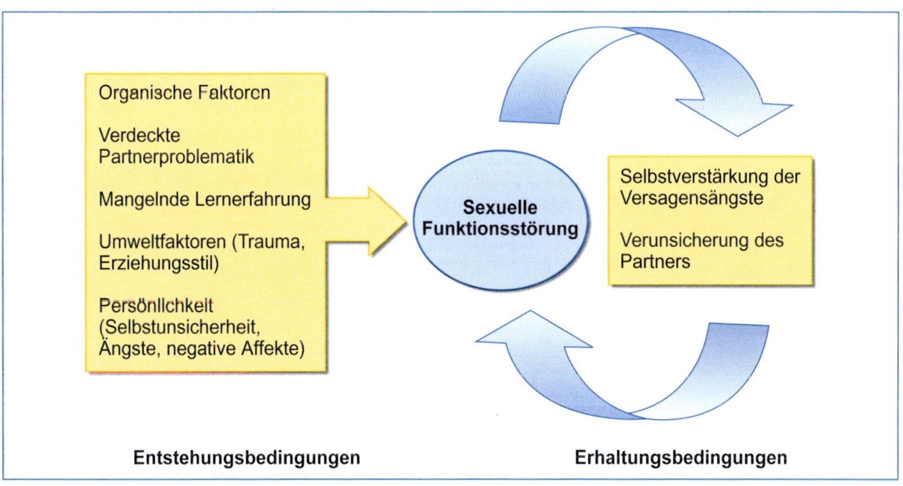

Abb. 6.2: *Entwicklung einer Appetenzstörung*

können Männer Schmerzen beim Sex haben, weil sie unter einer **Phimose** (Vorhautverengung) leiden. Durch zu weites Zurückziehen der Vorhaut kann es, sofern der Partner/die Partnerin nicht feucht genug ist, zu Schmerzen kommen. Für Frauen wiederum kann der Koitus schmerzhaft sein, da sie – gerade im Alter – weniger feucht werden. Dies kann mithilfe von Gleitcremes behoben werden (vgl. Prost 1993).

6.6 Frauen: Vaginismus

Beim **Vaginismus** handelt es sich um eine Verkrampfung des äußeren Drittels der Scheiden- und Beckenbodenmuskulatur. Durch diese Verkrampfung wird der Geschlechtsverkehr unmöglich. Diese Erkrankung kommt sehr selten vor. Hierbei sollte zunächst geklärt werden, ob eventuell negative Erfahrungen in Bezug auf Sexualität vorliegen, die es zu behandeln gilt. Für einige Frauen ist es auch unmöglich, Tampons einzuführen (vgl. Bragagna/Prohaska 2010).

Bei allen sexuellen Störungen gilt, dass diese nur mit der Zustimmung der Betroffenen behandelt werden dürfen.

Tipp

Eine interessante und nützliche Adresse zum Thema sexuelle Störungen der Frau finden Sie unter: www.sexmedpedia.com

Bücher zum Thema

- Beier, K. & Loewit, K.: Praxisleitfaden Sexualmedizin: Von der Theorie zur Therapie, Heidelberg: Springer-Verlag GmbH, 2011
- Fahrner, E.: Sexualtherapie. Ein Manual zur Behandlung sexueller Funktionsstörungen bei Männern. Göttingen: Hogrefe Verlag GmbH & Co. KG, 2003
- Gromus, B.: Sexualstörungen der Frau, Göttingen: Hogrefe Verlag GmbH & Co. KG, 2002
- Kockott, G.: Sexualstörungen des Mannes. Göttingen: Hogrefe Verlag GmbH & Co. KG, 2000

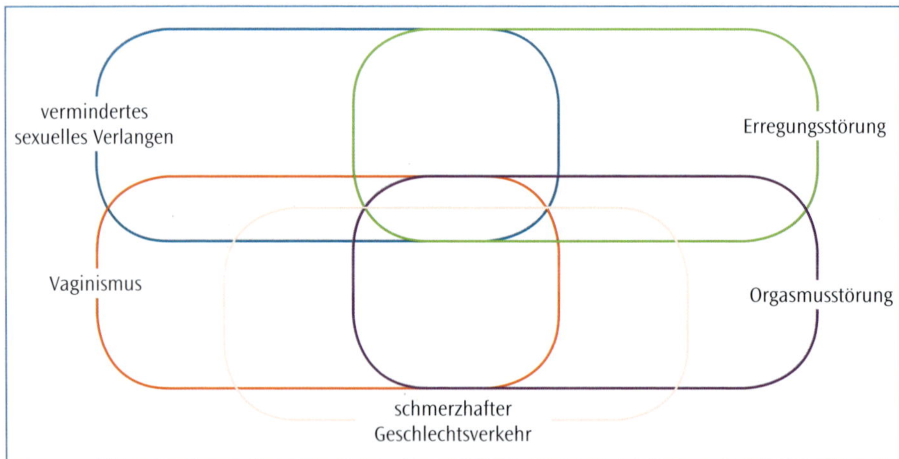

Abb. 6.3: *Mögliche Wechselwirkungen von Sexualstörungen*

6.7 Medikamente und Sexualität

Dämpfende Sexualmedikamentation

Oft werden aufgrund der „einfacheren Handhabung" die Forderungen laut, sexuell auffällige Klienten/Klientinnen mit dämpfenden Sexualmedikamenten „ruhigzustellen".

So nachvollziehbar dieser Wunsch ist, so schwerwiegend ist auch der Eingriff in das Persönlichkeitsrecht des Einzelnen. Eine Medikamentation, die zur Dämpfung der Sexualität führt, ist unter der gegenwärtigen Rechtslage und auch der Professionalisierung innerhalb der Pflegelandschaft mehr als fraglich! Es ist besser, sich teamintern mit dem Themenfeld Alter und Sexualität bzw. sexualisierten Übergriffen auseinanderzusetzen und gemeinsam Wege zur Beseitigung von unangemessenem Verhalten zu suchen als zu Pillen zu greifen. Gerade im Bereich der Demenzpflege ist ein reflektierter Umgang mit sexuell übergriffigem Verhalten wichtig. Siehe hierzu auch Kapitel 10.

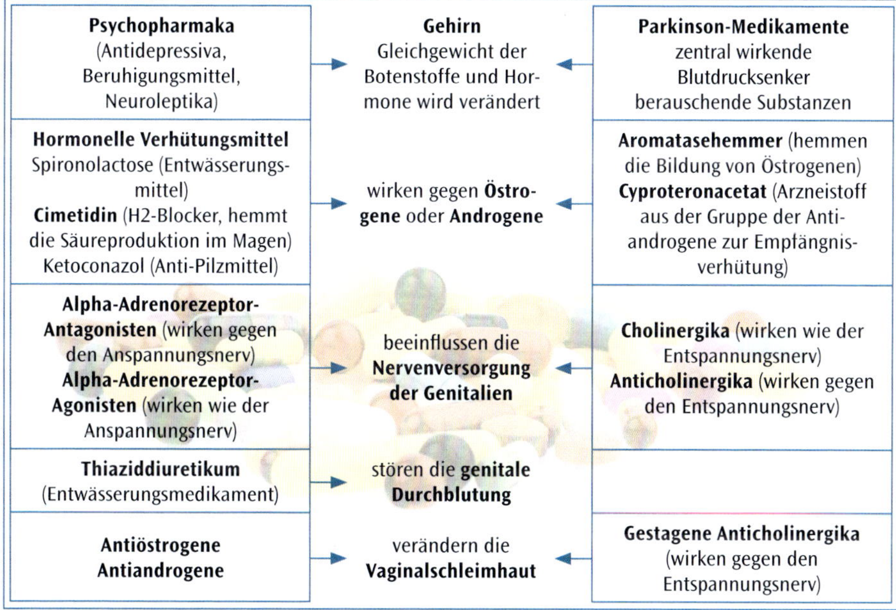

Abb. 6.4: *Wie Medikamente die Sexualität verändern können*

Literaturverzeichnis

ANITRA, B. et al.: Over-the-counter-drugs. Marketing and Media Decisions. 25. S. 48, 1990

ARCHER, J.: The influence of testosterone on human aggression. Britsh Journal of Psychology (1991) 82: S. 1–28, 1991

BÄHREN, W., ALTWEIN, J.E.: Impotenz, Stuttgart: Georg Thieme Verlag, 1988

BERGER, M.: Psychische Erkrankungen: Klinik und Therapie, München: Elsevier, 2009

BORNEMANN, E.: Lexikon der Sexualität, Herrsching: Manfred Pawlak Verlagsgesellschaft, 1984

BRAGAGNA, E., PROHASKA: Weiblich, sinnlich, lustvoll, 2010. Auszug abgerufen unter: http://www.sexmedpedia.com/artikel/welche-weiblichen-sexualstoerungen-gibt-es (07.4.2015)

BRAUN, M.: „KEED"- ein Selbstbeurteilungsinventar. In: Braun, M.: Männliche Sexualität und Alter, Stuttgart: Georg Thieme Verlag, S. 17–23, 2004

CARRIER, S. et al.: Pathophysiology of erectile dysfunction. Urology 42 (4): 468–481, 1993

CHRISTIANSEN, K., KNUSSMANN, R.: Androgen levels and components of aggressive behavior in men. Hormones and Behavior 21: S. 170–180, 1987

DABBS et al.: Saliva testosterone and criminal violence in young adult prison inmates. Psychosomatic Medicine 49: S. 174–182, 1987

GRAY et al.: Age, disease, and changing sex hormone levels in middle-aged Men: Results of the Massachusetts Male Aging Study. Journal of Clinical Endocrinology and Metabolism 73: S. 1016–1025, 1991

ICD 10: Abgerufen unter: www.icd-code.de/icd/code/F64.-.html (15.10.2015).

KELLER, M.: Prof. Dr. med. Zufall Vom Pockenschutz bis zu Viagra: Viele Entdeckungen der Medizingeschichte gelangen völlig absichtslos. DIE ZEIT № 30/2013. Abgerufen unter: www.zeit.de/2013/30/entdeckungen-medizin-geschichte-zufall (15.10.2015).

KOCKOTT, G.: Männliche Sexualität, Stuttgart: Hippokrates Verlag, 1988

LIEB, K. et al.: Intensivkurs Psychiatrie und Psychotherapie, München: Urban & Fischer, 2009

MASTERS W. H., JOHNSON V. E.: Human sexual inadequacy, Little Brown, 1970

MATHERS, M. J. et al.: Einführung in die Diagnostik und Therapie der Ejaculatio praecox. Deutsches Ärzteblatt Jg. 104 Heft 50 14. Dezember 2007. S. 3475- 3480. Abgerufen unter: www.aerzteblatt.de/pdf/104/50/a3475.pdf (15.10.2015).

MAZUR, M., LAMB, T. A.: Testosterone, status, and mood in human males. Hormones and Behavior 14: S. 236–246, 1980

PROPACH, F.: ICD-10 - Internationale Statistische Klassifikation der Krankheiten und verwandter Gesundheitsprobleme, 2013 Abgerufen unter: www.therapie.de/psyche/info/diagnose/icd-10/ (26.10.2015).

PROST, H.: Was jedermann über Sexualität und Potenz wissen sollte, Stuttgart: Georg Thieme Verlag, 1993

ROHEN, J. W.: Funktionelle Neuroanatomie: Lehrbuch und Atlas ; mit 42 Tabellen, Stuttgart: Schatthauer, 2001

SCHINDLER, L., HAHLWEG, K., REVENSTORF, D.: Partnerschaftsprobleme: Diagnose und Therapie, Heidelberg: Springer-Verlag, 1998

SYDOW, K. von: Lebens-Lust. Weibliche Sexualität von der frühen Kindheit bis ins hohe Alter, Bern: Verlag Hans Huber, 1993

VOLZ, T.: Konkurrenz um die Potenz. Stuttgarter Zeitung 22. Juni 2013. Abgerufen unter: www.stuttgarter-zeitung.de/inhalt.viagra-patent-laeuft-aus-konkurrenz-um-die-potenz.a2a93cd4-1300-472c-8929-0d43a9d9c681.html (15.10.2015).

WHITEHEAD, E. D. et al.: Diacnostic evaluation of impotence. Postgraduate Medicine 49: S. 185–214, 1990

ZEIER, H.: Männer über fünfzig. Körperliche Veränderungen – Chancen für die zweite Lebenshälfte, Bern: Verlag Hans Huber, 1999

ZONSZEIN, J.: Diagnosis and management of endocrine disorders of erectile dysfunction. Urologic Clinics of North America 22: S. 785–802, 1995

http://www.springermedizin.at/fachbereiche-a-z/a-h/allgemeinmedizin/?full=3056 (06.04.2016).

http://www.chirurgie-portal.de/urologie/erektile-dysfunktion-impotenz.html (06.04.2016)

7 Kultursensible Sexualpflege

Dass Menschen unterschiedlich sind, ist kein Geheimnis, dass sie unterschiedliche Bedürfnisse haben, auch nicht. Aber dass sie aus unterschiedlichen Kulturen stammen, die verschiedene Vorstellungen haben, wie mit Sexualität umgegangen werden soll, ist bis in die Gegenwart hinein ein „Geheimnis". Auch erfahrene Pflegende stehen vor dem Problem, wie sie mit dem tabubeladenen Thema Sexualität umgehen, wenn sie Pflegebedürftige aus anderen Kulturen betreuen.

7.1 Migration

Bei dem Wort „**Migration**" (lat. migratio = Wanderung) werden eventuell Assoziationen wach zu den Türken, den Albanern oder den Italienern, die nach Deutschland wanderten oder gebeten wurden, zu kommen. Insgesamt muss berücksichtigt werden, dass es weder den einen Türken noch die eine Italienerin gibt, sondern dass jede Person trotz ihres kulturellen Horizonts ein Individuum bleibt. Auch muss deutlich gemacht werden, dass Migranten eine heterogene[68] Gruppe von Menschen darstellen. Das bedeutet, dass es eine Vielzahl verschiedener Menschen aus unterschiedlichen kulturellen Kontexten gibt.

Die meisten „alten Migranten" kamen in den Jahren 1955 bis 1973 als sogenannte Arbeitsmigranten bzw. Gastarbeiter nach Deutschland (vgl. Bauer-Enders et al. 2014). Im Jahr 2013 lebten rund 16,5 Millionen Menschen mit Migrationshintergrund in Deutschland. Wie das Statistische Bundesamt (Destatis) auf Basis des Mikrozensus 2013 mitteilte, entspricht dies einem Bevölkerungsanteil von 20,5 %. Die Bevölkerung mit Migrationshintergrund besteht aus den seit 1950 nach Deutschland Zugewanderten und deren Nachkommen sowie der ausländischen Bevölkerung. Mit 9,7 Millionen hatte der Großteil der Bevölkerung mit Migrationshintergrund einen deutschen Pass, gut 6,8 Millionen waren Ausländer/-innen. Rund ein Drittel aller Menschen mit Migrationshintergrund ist in Deutschland geboren (6,0 Millionen), etwa zwei Drittel sind zugewandert (10,5 Millionen). 69,4 % der Zuwanderer stammten aus einem europäischen Land, 36,6 % aller Zuwanderer aus einem der 28 Mitgliedsstaaten der Europäischen Union. Aus Asien kamen 17,8 % der Zuwanderer, aus Afrika 3,2 %. Die wichtigsten Herkunftsländer waren die Türkei (12,8 %), Polen (11,4 %) und die Russische Föderation (9,0 %), gefolgt von Kasachstan (6,9 %) und Rumänien (4,4 %). Die Gastarbeiterländer Italien (4,0 %) und Griechenland (2,1 %) belegten die Plätze sechs und sieben (vgl. Statistisches Bundesamt 2014).

Bei den gezeigten Zahlen verwundert es, dass erst im Jahr 2000 der damalige Bundespräsident Johannes Rau erklärte: „Dass Menschen unterschiedlicher Herkunft und Kultur in unserem Land zusammenleben, wird sich nicht mehr ändern" (Rau 2000). Zehn Jahre später stellt der damalige Bundespräsident Christian Wulff am 3. Oktober in seiner viel beachteten Rede „Vielfalt schätzen – Zusammenhalt fördern" fest:

[68] heterogen = griechisch heteros „andersartig, verschieden".

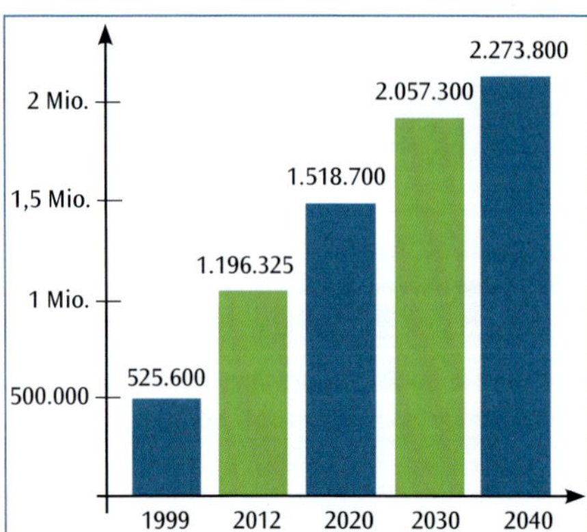

Abb. 7.1: *Erwartete Entwicklung der Anzahl von Ausländern über 60 Jahre in Deutschland (nach: Bundesministerium des Inneren, Modellrechnung zur Bevölkerungsentwicklung in der Bundesrepublik Deutschland bis zum Jahr 2040, Juli 2010)*

„[...] Aber der Islam gehört inzwischen auch zu Deutschland" (Wulff 2010). Aus diesen beiden Statements wird deutlich, dass Menschen mit Migrationshintergrund und ihre Belange – spät – aber mittlerweile auch auf der politischen Agenda angekommen sind. Dieses politische Bewusstsein ist noch recht jung, daher verwundert es auch nicht, dass das Thema Migration und Alter bislang innerhalb der politischen Auseinandersetzungen kaum Thema war. Erst in der jüngsten Zeit und unter Anbetracht, dass die damaligen Gastarbeiter/-innen nun „in die Jahre" gekommen sind, ist es nötig, sich auch politisch mit diesem Themenfeld zu befassen.

Merke

Deutschland ist historisch gesehen schon immer ein **Einwanderungsland** gewesen. Erst in der neueren Geschichte wird dieser Umstand auch politisch anerkannt und bearbeitet.

7.2 Kultur(en) – ein schwieriger Begriff

Der Kulturbegriff an sich ist innerhalb der wissenschaftlichen Literatur stark umstritten, da er sehr facettenreich ist. Kulturen befinden sich immer im historischen Wandlungsprozess. Derjenige, der eine **Kulturdefinition** aufstellt, tut dies aus seiner kulturellen Erfahrung heraus und besitzt damit nur einen sehr beschränkten Horizont (vgl. Dornheim 1997). Eine der wohl offensten Kulturdefinitionen bietet daher die UNESCO[69]: „Die Kultur kann in ihrem weitesten Sinne als die Gesamtheit der einzigartigen geistigen, materiellen, intellektuellen und emotionalen Aspekte angesehen werden, die eine Gesellschaft oder eine soziale Gruppe kennzeichnen. Dies schließt nicht nur Kunst und Literatur ein, sondern auch Lebensformen, die Grundrechte des Menschen, Wertsysteme, Traditionen und Glaubensrichtungen." (Saur 1983).

Merke

Eine „feste" **Definition für Kultur** kann es nicht geben, da Kulturen stetiger historischer Wandlung unterworfen sind.

Durch die Zunahme der älteren Menschen mit Migrationshintergrund wird innerhalb der Altenhilfe immer stärker diskutiert, wie diesen Menschen eine angemessene Pflegedienstleistung angeboten werden kann. Zunächst gilt, dass, wie für alle sozialen Dienstleistungsberufe, die Haltung der Pflegefachkraft entscheidend dazu beiträgt, ob sich die zu Pflegenden wohl, sicher und angemessen betreut und versorgt füh-

[69] UNESCO = englisch, United Nations Educational, Scientific and Cultural Organization, deutsch offiziell Organisation der Vereinten Nationen für Erziehung, Wissenschaft und Kultur.

len. In diesem Zusammenhang wurde in den vergangenen Jahren zunehmend der Begriff der **interkulturellen Kompetenz** in die Debatte eingeführt.

7.2.1 Interkulturelle Kompetenz

Alexander Thomas formuliert allgemein fünf Grundsätze der interkulturellen Kompetenz:

- **Interkulturelle Wahrnehmung** – Fremdheit und Andersartigkeit müssen in ihrer kulturellen Bedingtheit wahrgenommen werden.
- **Interkulturelles Lernen** – Es müssen Kenntnisse über die fremde Kultur erworben werden, z.B. über Feste, Essrituale, religiös-weltanschauliche Praktiken und der Umgang mit Sexualität.
- **Interkulturelle Wertschätzung** – Der Handelnde muss wissen und nachvollziehen können, warum das Gegenüber andersartig wahrnimmt, urteilt, empfindet und handelt. Darüber hinaus muss die Pflegefachkraft bereit sein, diese Denk- und Verhaltensgewohnheiten zu respektieren (Ambiguitätstoleranz). Rabe-Kleberg fasst es prägnant zusammen „Unsicherheiten aushalten können“ (vgl. Rabe-Kleberg 1996).
- **Interkulturelles Verstehen** – Die Pflegefachkraft muss wissen, wie ihre eigenen kulturellen Ordnungssysteme (Werte, Normen, Einstellungen) beschaffen sind, wie es das eigene Denken und Verhalten bestimmt und welche Konsequenzen sich aus dem Aufeinandertreffen der eigenen und der fremden kulturspezifischen Orientierungssysteme für das gegenseitige Verstehen ergeben.
- **Interkulturelle Sensibilität** – Die Pflegefachkraft muss in der Lage sein, aus dem Vergleich des eigenen und fremden Orientierungssystems heraus, sensibel auf den zu Pflegenden zu reagieren und dessen kulturspezifische Perspektiven partiell zu übernehmen (vgl. Thomas 2003).

Entscheidend für den pflegerischen Alltag ist am Ende, dass sowohl die Pflegefachkraft als auch die zu Pflegenden in der Lage sind, „den interkulturellen Handlungsprozess so (mit)gestalten zu können, dass Missverständnisse vermieden oder aufgeklärt werden können und gemeinsame Problemlösungen kreiert werden, die von allen beteiligten Personen akzeptiert und produktiv genutzt werden können“ (Thomas 2003: 141).

Am Ende einer gelungenen interkulturellen Auseinandersetzung zwischen Pflegefachkraft und zu Pflegendem steht „eine Veränderung ihrer selbst“ an (Wierlacher 2003: 216).

> **Merke**
>
> **Interkulturelle Kompetenz** heißt vor allem, die geistige Haltung verstehen zu wollen. Es gilt für eine professionell agierende Pflegefachkraft, neugierig und offen für andere kulturelle Deutungsmuster zu sein.

7.2.2 Multikulturalität – Interkulturalität – Transkulturalität

Innerhalb der Literatur finden sich verschiedene Begrifflichkeiten, die allesamt versuchen, zu verdeutlichen, wie Pflege mit Menschen mit Migrationshintergrund gelingen kann. Vorweg muss betont werden, dass gerade im Zusammenhang mit kultursensibler Pflege häufig unbewusst die Differenz zwischen dem Ich und dem anderen Betonung findet. Dabei meint Ich (meine Kultur als Pflegender) und das andere (die Kultur des zu Pflegenden). Diese Differenz ist insofern problematisch, als dass so getan wird, als wäre das andere einheitlich andersartig. Dem ist nicht so. Wie eingangs bereits gesagt, gibt es nicht den Migranten auf der einen Seite und den durchschnittlichen Pflegenden auf der anderen Seite. Dies ist schon deshalb nicht sinnig, da innerhalb der Pflegeberufe auch viele Menschen mit Migrationshintergrund tätig sind. Umso wichtiger ist es, sich als Pflegender bewusst zu machen, dass die Zuschreibung Migrant schlicht eine Zuschreibung ist. Anders sind auch Menschen aus dem gleichen Kulturkreis. Dies liegt daran, dass es innerhalb einer Kultur verschiedene Kulturen gibt.

„**Multikulturalität** gründet auf der Multikulturalismusdebatte, welche von einem gesellschaftlichen Konzept des friedlichen Nebeneinanders von verschiedenen ‚Kulturen' ausgeht. **Interkulturalität** betont die Begegnung zwischen zwei ‚Kulturen' und beleuchtet mögliche Reibungsflächen. Beide Begriffe reproduzieren den essentialistischen Kulturbegriff[70], in dem ‚Kulturen' als klar voneinander abgegrenzte Wesenheiten dargestellt werden. Im Unterschied dazu stellt **Transkulturalität** nicht das Zwischen oder das Nebeneinander, sondern das über das Kulturelle Hinausgehende, Grenzüberschreitende und somit letztlich auch Verbindende und Gemeinsame ins Zentrum" (Domenig, 2001: 146).

7.2.3 Interkulturelles Pflegemodell nach Bolten

Eines der jüngeren interkulturellen Pflegemodelle stammt vom Sprachwissenschaftler **Jürgen Bolten**, der sich vorrangig mit der Frage auseinandergesetzt hat, wie eine erhöhte Mobilität der Menschen innerhalb der EU dazu führt, dass sich die EU-Staaten mit Alter auseinandersetzen. Im Bolten-Modell stellt die interkulturelle Kompetenz im Gegensatz zu anderen Theorien keine eigenständige Kompetenz dar. Bolten erkennt den Pflegenden dann als kompetent an: „wenn er in der Lage ist, dieses synergetische Zusammenspiel von individuellem, sozialem, fachlichem und strategischem Handeln ausgewogen zu gestalten [im Stande ist]" (Bolten 2006: 6).

Das bedeutet, dass Bolten vor allem der Person des Pflegenden den Vorrang gibt und sagt, dass dieser prinzipiell in der Lage sein muss, Herz, Hand und Verstand in Einklang mit einem Menschen aus einem anderen kulturellen Kontext zu bringen.

70 Der Essentialismus (von lat. essentia „Wesen") ist die philosophische Auffassung, dass Kulturen notwendige spezifische Eigenschaften besitzen müssen.

Kompetenzbereich	Allgemeine Handlungskompetenz als Interdependenzverhältnis von:		Interkulturelle Handlungskompetenz als Interdependenzverhältnis von:
individuell	Belastbarkeit, Lernbereitschaft, Selbstwahrnehmung, Selbststeuerungsfähigkeit, Rollendistanz, Flexibilität, Ambiguitätstoleranz	►	Transferfähigkeit auf bestimmte interkulturelle Kontexte, z. B. Selbststeuerungsfähigkeit in sprachlich fremder Umgebung
sozial	Teamfähigkeit, Konfliktfähigkeit, Kommunikationsfähigkeit, Toleranz, Kritikfähigkeit, Empathie	→	Transferfähigkeit auf bestimmte interkulturelle Kontexte, z. B. Konfliktfähigkeit in Kontexten unter Beweis stellen können in dem andere Konfliktbewältigungsstrategien üblich sind als im eigenen kulturellen Kontext
fachlich	Fachkenntnisse im Aufgabenbereich, Kenntnisse der fachlichen/beruflichen Infrastruktur, Fachwissen vermitteln können, Berufserfahrung	→	Transferfähigkeit auf bestimmte interkulturelle Kontexte, z. B. Fachkenntnisse unter Berücksichtigung anderskultureller Traditionen der Bildungssozialisation vermitteln können
strategisch	Organisations- und Problemlösefähigkeit, Entscheidungsfähigkeit, Wissensmanagement		Transferfähigkeit auf bestimmte interkulturelle Kontexte, z. B. Synergiepotenziale bei kulturell bedingt unterschiedlichen Formen der Zeitplanung erkennen und realisieren können

Tab. 7.1: *Interkulturelle Kompetenz als anwendungsbezogener Spezialfall allgemeiner Handlungskompetenz (vgl. Bolten 2006)*

7.2.4 Interkulturelles Pflegemodell nach Madeleine Leininger (Sunrise-Modell)

Madeleine Leininger beobachtete schon während der 1940er-Jahre in den USA Kinder und stellte fest, dass sie je nach kulturellem Kontext unterschiedliches Verhalten und Bedürfnisse bei der Pflege aufwiesen. Dies veranlasste Leininger schließlich, Ethnologie[71] zu studieren, um sich diese Unterschiede erklären zu können. Während ihrer Studien kommt sie selbst zu dem Schluss: „Was Menschen hauptsächlich benötigen, um sich zu entwickeln, um gesund zu bleiben, um Krankheiten zu vermeiden, um zu überleben oder um mit dem Sterben zurechtzukommen, ist Human Care, die menschliche Fürsorge“ (Leininger 1998: 25).

Daraus folgt, dass Pflege und Hinwendung universelle humane Leistungen darstellen. Die Deutung, was als menschlich gilt und wie diese menschliche Zuwendung bewertet wird, ist wiederum kulturell unterschiedlich konnotiert. So ist auch die Zuschreibung wer pflegt, kulturell unterschiedlich. In patriarchalen (männerdominierten) Gesellschaften wird Pflege und Erziehung als minderwertigere Leistung erachtet und daher Frauen zugedacht (vgl. Karsten 2000). In moderner Form heißt das, dass soziale und pflegerische Dienstleistungsberufe trotz langjähriger Ausbildungszeit weitaus schlechter entlohnt

[71] Ethnologie = altgriechisch éthnos „fremdes Volk“, und logie „Lehre“ wird heute vorrangig als Völkerkunde bezeichnet.

werden als gleich lang andauernde Ausbildungen in technischen Ausbildungsberufen.

Leininger fand heraus, dass es drei Kategorien bei der transkulturellen Pflege zu beachten gilt, ungeachtet welcher Kultur der zu Pflegende angehört:

- **Erhaltungs- und Bewahrungspflege**
  Gewöhnte Tätigkeiten des zu Pflegenden sind zu berücksichtigen. Pflege muss zeitlich so gelegt werden, dass z. B. das zeitlich vorgegebene Gebet des muslimischen zu Pflegenden eingehalten werden kann.
- **Anpassungs- und Verständigungspflege**
  Pflege ist verhandlungsbasiert, das bedeutet, dass z. B. auch männliche Muslime von Frauen gepflegt werden können, dies setzt aber ggf. zunächst ein Gespräch mit einem Geistlichen voraus, der die Heilige Schrift erläutert und deutlich macht, dass auch (Intim-) Pflege durch Frauen gestattet ist.

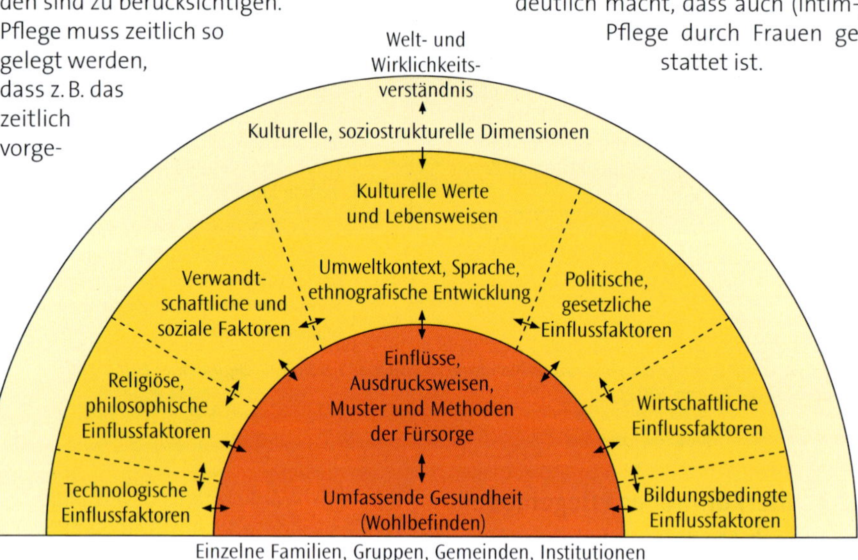

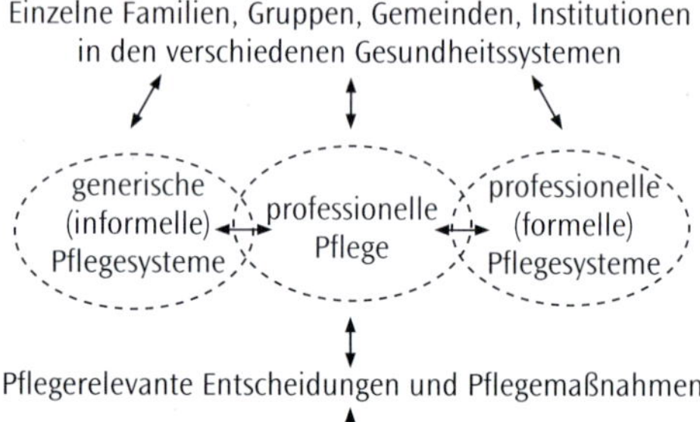

Abb. 7.2: *Sunrise-Modell (vgl. Leininger 1998: 69)*

- **Umstrukturierungs- und Veränderungspflege** Neue Erkenntnisse aus den Pflegewissenschaften werden berücksichtigt. So kann es sinnvoll sein, zuckersüße Nachspeisen für persische Mitbürger/-innen durch weniger zuckerreiche Nachspeisen zu ersetzen.

7.2.5 Interkulturelles Pflegemodell nach Dagmar Domenig

Dagmar Domenig geht in ihrem Modell im Gegensatz zu Leininger davon aus, dass sich Kulturen mittlerweile stark durchmischt haben und man nicht mehr von einem Nebeneinander der Kulturen sprechen kann. Dies wird gerade an den Kindeskindern der ersten Gastarbeiter/-innen deutlich. Diese haben mittlerweile ganz selbstverständlich zwei Staatsbürgerschaften oder nur eine; fühlen sich als z. B. Deutschtürke; feiern mit Freunden Weihnachten und finden das Grundgesetz als Leitschnur ebenso wichtig, wie den Koran. Dabei setzt Domenig voraus, dass nicht spezifische Pflegemodelle notwendig sind, um interkulturell agieren zu können, sondern vielmehr die Interaktionsfähigkeit zwischen Pflegenden und Gepflegten wichtig ist: „Transkulturelle Kompetenz besteht im Kern aus einer transkulturell kompetenten Interaktionsfähigkeit im Migrationskontext" (Domenig, 2007: 174).

Das bedeutet in der Praxis, dass die Pflegefachkraft dreierlei Aspekte in der Auseinandersetzung mit migrantischen Alten berücksichtigt:

- Selbstreflexion
- Hintergrundwissen und Erfahrung
- narrative[72] Empathie

Nach Domenig ist es eine verkürzte Sichtweise der Dinge, wenn die Pflegefachkraft sich lediglich Informationen, die vorrangig kognitiver Natur sind, einholt und es dabei verpasst, gemeinsame Erlebnisse mit Menschen mit Migrationshintergrund zu haben. Das gemeinsame Erleben führt letztlich zu veränderter Sichtweise.

Es geht darum, dass das Pflegepersonal nach Möglichkeit wertneutral an Menschen mit Migrationshintergrund herantritt. Erst in der offenen Begegnung mit scheinbar anderem ist der Raum für Verstehen gegeben. Der Umstand, dass etwas anders als das Eigene ist, muss nicht zwangsläufig etwas Schlechtes sein. Erst durch die Bewertung einer Sachlage erfolgt eine Einordnung in scheinbar besser vs. schlechter.

Neben dem Offensein und Verstehenwollen stehen auch durchaus Wissensbestände über andere Kulturen als wichtiges Merkmal der transkulturellen Pflege an. So formuliert Domenig folgende Punkte:

- Theoretisches Hintergrundwissen über Kultur, Migration, Integration, Grundrechte und Menschenrechte fördert die Transkulturalität und baut Stereotypisierungen von Migranten/Migrantinnen.
- Verstehen des Krankheitsprozesses unter Zuhilfenahme von ethnologischen Erkenntnissen
- Kenntnisse über migrations- und frauenspezifische Lebenswelten, Rassismus und Diskriminierung. In queerer Lesart müssen auch Wissensbestände über homo-, bi-, trans- und intersexuelle Lebensweisen erarbeitet werden.
- Kenntnisse über psychische Erkrankungen sind zentral, da viele Migranten/Migrantinnen aufgrund von Folter und Krieg traumatisiert sind (vgl. Domenig 2007).

[72] narrativ = erzählende Form

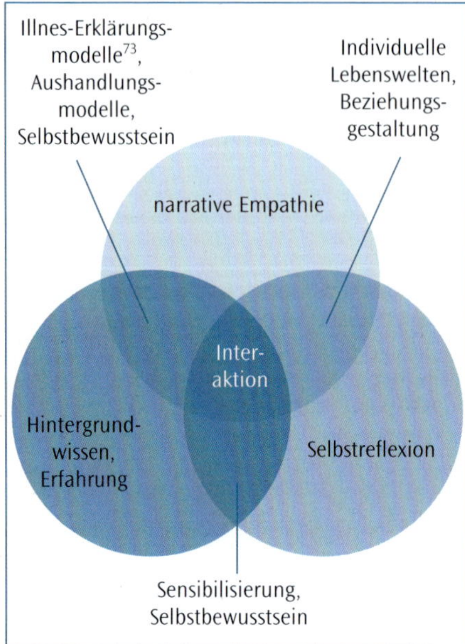

Abb. 7.3: *Domenig zeigt in ihrer Abbildung, dass transkulturelle Kompetenz als Schnittmenge zwischen Selbstreflexion, Empathie und Wissen zu verstehen ist. Daraus folgt, dass der Pflegende zunächst sich und seine Wertehaltung hinterfragen muss. Auch die Hinwendung zum Gegenüber ist unerlässlich, um denjenigen in seinem interkulturellen Kontext verstehen zu können. Um wiederum Handlungen, Einstellungen und auch Sichtweisen des Gegenübers verstehen zu können, ist aber auch das Wissen über die andere Kultur notwendig. Erst aus dem Zusammenhang dieser Aspekte erwächst schließlich interkulturelle Kompetenz. (vgl. Domenig 2007)*

Eine Hauptkritik an der Pflegeausbildung ist, dass in medizinischen Kontexten häufig noch eine starke Distanz zum Pflegenden von den Pflegefachkräften abverlangt wird. Zu starke Nähe wird häufig mit unprofessionellem Handeln gleichgesetzt. Um aber Menschen mit Migrationshintergrund gerecht werden zu können, so Domenig, ist es unerlässlich, neugierig, aufgeschlossen und kontaktfreudig zu sein, um Barrieren und Ängste überwinden zu können.

Zusammenfassend kann Domenigs Ansatz so beschrieben werden: Transkulturell ist, wer „die Fähigkeit [besitzt], individuelle Lebenswelten in der besonderen Situation und in unterschiedlichen Kontexten zu erfassen, zu verstehen und entsprechende angepasste Handlungsweisen daraus abzuleiten“ (Domenig, 2007: 187).

7.3 Sexualität im interkulturellen Kontext

Klassische Studien zum Umgang mit Sexualität von Menschen mit Migrationshintergrund in höherem Alter liegen gegenwärtig keine vor. Untersuchungen für Jugendliche hingegen gibt es. Auch wenn sich diese Studien nicht eins zu eins auf ältere Menschen mit Migrationshintergrund übertragen lassen, geben sie einen kleinen Einblick in jene Lebenswelt. In den 1990er-Jahren erhobene Studien von männlichen türkischen Jugendlichen konnten zeigen, dass:

- Stadien sexueller Intimität in gleicher Reihenfolge von den türkischstämmigen Jungen durchlebt wurden, wie von deutschen Jungen. Das bedeutet, dass sowohl deutsche als auch türkische Jungen fast zeitgleich erste sexuelle Kontakte haben.
- Türkischen Jungen, die noch keinen Geschlechtsverkehr hatten, sind personale Werte wie Verstehen, Vertrauen, Rücksichtnahme und Liebe weniger wichtig als deutschen Jugendlichen.
- Türkische Jungen die (noch) keine deutsche Freundin hatten, neigen tendenziell

[73] Beim Illness-Erklärungsmodell geht es um die Perspektive des Kranken auf sein individuelles Kranksein. Dabei wird Kranksein nicht nur als biomedizinisches Problem gesehen, sondern auch psychische, soziale und kulturelle Ebenen des individuellen Leidens mit in die Betrachtung einbezogen (vgl. Frey 2015).

eher zu traditionellen Werten und Einstellungen.
- Über sexuelle Erfahrungen würden 80 % der türkischen Jungen nie sprechen. Lediglich 30 % der deutschen Jungen sprechen nicht darüber.
- Jene türkischen Jungs, die in Deutschland geboren und aufgewachsen sind, orientieren sich auch stärker an westeuropäischen Werten als Jungen, die in der Türkei aufgewachsen sind und nach Deutschland immigrieren.
- Türkische Jungen sprechen weit weniger mit Familienangehörigen über Sexualität und geben dennoch an, eine sehr enge familiäre Bindung zu haben (vgl. Salman 1992; Heidarpur-Ghazwini 1990).

Gerade junge türkische Männer haben prinzipiell keine Probleme damit, vorehelichen Geschlechtsverkehr zu haben, aber gleichzeitig können sie nur schwer akzeptieren, wenn die zukünftige Frau nicht mehr jungfräulich in die Ehe geht. Sexuelle Beziehungen wünschten sich die meisten Jungen zu Mädchen mit europäischem Familienhintergrund. Für eheliche Arrangements hingegen bevorzugten sie häufig Mädchen mit türkischem Migrationshintergrund (vgl. Sielert 2005).

Bezüglich der obigen Ausführungen muss deutlich gemacht werden, dass die genannte Studie sich ausschließlich auf männliche Jugendliche mit türkischem Migrationshintergrund bezieht und daher nicht repräsentativ für alle Menschen mit Migrationshintergrund ist.

Merke

Es gibt nicht **die** Migranten und **die** Kultur. Jeder Mensch ist trotz seiner Kultur oder seiner Herkunft individuell unterschiedlich!

Dennoch können aus diesen Ergebnissen Rückschlüsse für die pflegerische Arbeit gezogen werden.

Zunächst bleibt festzuhalten, dass es selbst den Jugendlichen schwerfällt, über Sexualität zu sprechen. Dieses Wissen und die Annahme, dass jene älteren Menschen mit Migrationshintergrund vorrangig in ihren Ursprungsländern stärker sozialisiert wurden als in Deutschland, lässt den Schluss zu, dass sie wahrscheinlich tendenziell eher weniger über sexuelle Themen von sich aus sprechen werden.

Umso wichtiger ist es, dass die Pflegefachkraft in verschiedenen Kontexten deutlich macht, dass sie auch im Zusammenhang mit Sexualität ansprechbar ist. Es entlastet die Menschen, wenn sie signalisiert bekommen „Ich bin ansprechbar – ich bin für Sie da". Gerade der menschliche Kontakt, der durch Offenheit und Ansprechbarkeit, Hinwendung und Respekt gekennzeichnet ist, hilft, Vertrauen zu fassen und ins Gespräch zu kommen.

Für eine professionell agierende Fachkraft geht es also darum, sich einerseits über die jeweiligen kulturellen Gemeinsamkeiten und Unterschiede der Klienten/Klientinnen zu informieren, offen zu sein für verschiedene Vorstellungen der Ausgestaltung von Sexualität und die Bereitschaft zu zeigen, sich offen mit der Thematik auseinanderzusetzen.

Tipp

Einige Reflexionsfragen können in diesem Zusammenhang hilfreich sein:

- Wird die Ungleichheit zwischen Menschen befürwortet oder abgelehnt?
- Werden Hierarchien, Respekt vor Autoritäten, Statussymbole und Privilegien, Regeln und Gehorsam betont – oder individuelle Freiheiten, Selbstbestimmung und Eigeninitiative?
- Wie begegnet man Fremden, Abweichendem, Neuem?
- Wie ist das Verständnis von Krankheit, Gesundheit und Heilung?
- Welchen Stellenwert hat Gruppenzugehörigkeit?
- Wie sind die Rollen und die Beziehungen der Geschlechter ausgestaltet?
- Wie ist die Aufgaben- und Arbeitsteilung innerhalb von Paarbeziehungen gestaltet? (vgl. LJS Niedersachsen 19: 15).

Tipp

Einen guten Überblick über verschiedene Kulturen und deren Interpretation von Sexualität bietet der STERN aus dem Jahr 2009 mit der Serie „So liebt die Welt".
Die Sendereihe „Glaube Liebe Lust" der ARD bietet einen guten Überblick über den Zusammenhang zwischen Sexualität und Religionen.
Abrufbar unter: www.daserste.de/information/reportage-dokumentation/glaube-liebe-lust/index.html

Literaturverzeichnis

BOLTEN, J.: Interkulturelles Lernen mit Multimedia gestalten. In: A. Hohenstein, K. Wilbers (Hrsg.): Handbuch e-Learning Expertenwissen aus Wissenschaft und Praxis – Strategien, Instrumente, Fallstudien. Köln 2005, 2006

DOMENIG, D.: Professionelle transkulturelle Pflege, Bern: Verlag Hans Huber, 2001

DOMENIG, D.: Transkulturelle Kompetenz, Bern: Verlag Hans Huber, 2007

DORNHEIM, J.: Unterschiedliche Kulturbegriffe und ihre Bedeutung für Theorien der transkulturellen Pflege – Ein Beitrag zu den Grundlagen der Pflegewissenschaft. In C. Uzarewicz & G. Piechotta (Eds.), Transkulturelle Pflege. S. 11–32. VWB – Verlag für Wissenschaft und Bildung, 1997

FREY, L.: Transkulturalität Informationen für Lehrpersonen und Auszubildende, 2015 Abgerufen unter: http://kap-hf.ch/themenordner/transkulturalitat/transkulturalitat/at_download/file. (06.04.2016)

HEIDARPUR-GHAZWINI: Körperbewusstsein und Sexualität bei Mädchen und jungen Frauen mit Migrationshintergrund. In: Merkens, H. (Hrsg.): Jahrbuch Jugendforschung, Stuttgart: VS Verlag, 1990

KARSTEN, M.-E.: Personenbezogene Dienstleistungen für Frauen. Aktuelle Tendenzen und Entwicklungserfordernisse. In: Friese, M. (Hrsg.): Modernisierung personenorientierter Dienstleistungen. Innovationen für die berufliche Aus- und Weiterbildung. Opladen, S. 74–88, 2000

LJS – LANDESJUGENDSTELLE JUGENDSCHUTZ NIEDERSACHSEN (Hrsg.) (o. J.): Keiner ist wie alle. Sexualpädagogik interkulturell. Eigenverlag.

LEININGER, M. M.: Kulturelle Dimensionen menschlicher Pflege, Freiburg: Lambertus-Verlag GmbH, 1998

RABE-KLEBERG, U.: Professionalität und Geschlechterverhältnis. Oder: Was ist „semi" an traditionellen Frauenberufen? In: Combe, A., Helsper, W. (Hrsg.): Pädagogische Professionalität. Untersuchungen zum Typus pädagogischen Handelns. Frankfurt a. M., 276–302, 1996

RAU, J.: Berliner Rede 2000 von Bundespräsident Johannes Rau, 2000 Abgerufen unter: www.bundespraesident.de/SharedDocs/Reden/DE/Johannes-Rau/Reden/2000/05/20000512_Rede2.html (15.10.2015).

SALMAN, R.: AIDS-Prävention und Migration: Sexuelle Probleme von männlichen türkischen Jugendlichen in der Bundesrepublik Deutschland. Niedersächsisches Sozialministerium in der Edition AIDS. Band 15, 1992

SAUR, K. G.: UNESCO-Konferenzberichte, Nr. 5 Weltkonferenz über Kulturpolitik. Schlussbericht der von der UNESCO vom 26. Juli bis 6. August 1982, 1983 Abgerufen unter: www.bak.admin.ch/themen/04117/index.html (15.10.2015).

SIELERT, U.: Einführung in die Sexualpädagogik, Weinheim: Beltz, 2005

STATISTISCHES BUNDESAMT. Pressemitteilung Nr. 402 vom 14.11.2014: Mikrozensus 2013: 16,5 Millionen Menschen mit Migrationshintergrund, 2014 Abgerufen unter: www.destatis.de/DE/PresseService/Presse/Pressemitteilungen/2014/11/PD14_402_122.html;jsessionid=8C6B0018B6060CB1893E2CAAADA64207.cae4 (15.10.2015).

THOMAS, A.: Interkulturelle Kompetenz. Grundlagen, Probleme und Konzepte. Erwägen, Wissen, Ethik, 14(1), S. 137–150, 2003

WIERLACHER, A.: Das tragfähige Zwischen. Erwägen, Wissen, Ethik, 14(1), S. 215–217, 2003

WULFF, C.: Rede zum 20. Jahrestag der Deutschen Einheit Vielfalt schätzen – Zusammenhalt fördern, 2010 Abgerufen unter: www.bundespraesident.de/SharedDocs/Reden/DE/Christian-Wulff/Reden/2010/10/20101003_Rede.html (15.10.2015).

8 Qualitätsmanagement – Qualität und Sexualität

Pflege als professionelle Humandienstleistung ist grundsätzlich prozesshaft angelegt. Dies ist nicht verwunderlich, da die Pflegefachkraft sich individuell auf den Pflegenden und dessen Bedürfnisse einstellen muss.

Nur durch eine professionelle Herangehensweise und einen professionellen Umgang mit den zu Pflegenden kann auch eine qualitativ hochwertige Pflege entstehen.

Pflegequalität

Dabei kann **Qualität** als „Übereinstimmungsgrad zwischen versprochener und erbrachter Leistung" (Gerull 2001) verstanden werden. Auch wenn in der Praxis durchaus Stimmen laut werden, die beklagen, durch die Zunahme von Pflegedokumentationen bliebe weniger Zeit für den Einzelnen, darf dabei nicht vergessen werden, dass durch dieses Dokumentationssystem eine systematische Erfassung von Bedürfnissen deutlich wird. Diese Informationen wiederum helfen den Pflegefachkräften, sich arbeitsschichtübergreifend auf den Pflegebedürftigen einzustellen.

8.1 Pflegeplanungsmodell nach Fiechter & Meier

Das in Deutschland gebräuchlichste Pflegeplanungsmodell stammt von Fiechter und Meier und besteht aus sechs Schritten.

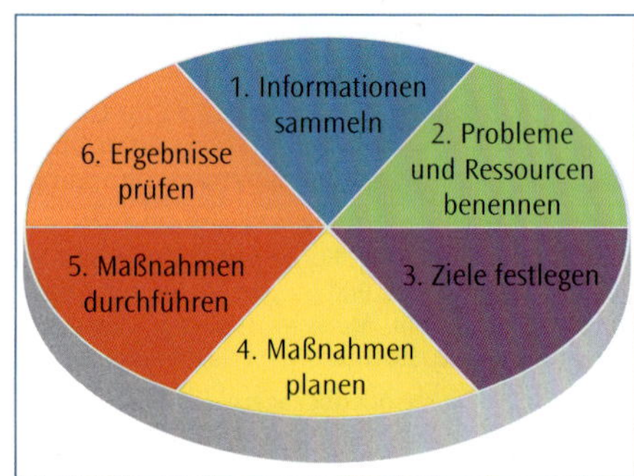

Abb. 8.1: *Der Pflegeprozess in sechs Schritten*

Die Schritte
- Probleme und Ressourcen benennen,
- Ziele festlegen und
- Maßnahmen planen

bilden den Kern der Pflegeplanung. Es müssen aber immer alle sechs Schritte beachtet werden.

Die Tabelle 8.1 zeigt Beispiele für einzelne Prozessschritte und die Folgen, die auftreten, wenn ein Prozessschritt ausgelassen wird.

Schritte im Pflegeprozess	Beispiele für den Prozessschritt	Auswirkungen, wenn der Prozessschritt unterlassen wird
Informationen sammeln/ Assessment/ Pflege-anamnese	Informationen über den Pflegebedürftigen können beobachtet, erfragt, gemessen oder aus Dokumenten, z. B. dem Pflegeüberleitungsbericht, entnommen werden.	– Ohne Informationssammlung kann nur „aufs Geratewohl" gepflegt werden. – Es gibt keine Wissensbasis, aus der Probleme und Ressourcen abgeleitet werden können.
Pflege-probleme und Ressourcen benennen/ Pflege-diagnose stellen	Aus der Informationssammlung wird abgeleitet, dass der Pflegebedürftige zu wenig Flüssigkeit aufnimmt (Problem). Allerdings würde er gern mehr trinken (Ressource), es fehlen ihm jedoch die Kraft und motorische Fähigkeiten, um das Trinkgefäß an den Mund zu führen (Problem).	– Entscheidende Probleme werden übersehen. – Ressourcen werden nicht erkannt und daher später nicht genutzt. – Es kann nicht festgelegt werden, welches Ziel erreicht werden soll.
Ziele festlegen	Das Ziel besteht darin, dass der Pflegebedürftige täglich mindestens 1,5 l Flüssigkeit durch Getränke zu sich nimmt.	– Ziele, die nicht festgelegt werden, können nicht überprüft werden. – Der Pflegebedürftige bleibt möglicherweise hinter seinen Möglichkeiten zurück, weil durch einen kleinen Erfolg übersehen wird, dass er noch ein größeres Ziel erreichen könnte.
Maßnahmen planen	– Dem Pflegebedürftigen soll fünfmal täglich zwischen und jeweils zu den Mahlzeiten ein Getränk angeboten werden. – Nach Anleitung durch den Physiotherapeuten führen die Pflegenden dreimal täglich für 10 Minuten mit dem Pflegebedürftigen ein leichtes Kraft- und Motorik-Training für die Hände und Arme durch. Hierzu hebt der Pflegebedürftige zunächst eine Packung Taschentücher, die auf seinem Bein liegt, in Brusthöhe und legt sie wieder ab.	– Es gibt keine „Richtschnur", an der sich die pflegerische Versorgung orientiert. – Jede Pflegende versorgt den Pflegebedürftigen so, wie sie es für richtig hält. Damit ist nicht jede Versorgung gleichermaßen optimal auf die Bedürfnisse des Pflegebedürftigen ausgerichtet. – Besteht das Pflegeproblem nach einigen Tagen oder Wochen immer noch, so kann nicht erkannt werden, was dazu geführt hat, dass sich der Zustand des Pflegebedürftigen nicht gebessert hat. – Besteht das Pflegeproblem nach einigen Tagen oder Wochen nicht mehr, so kann nicht erkannt werden, welche Maßnahmen zur Lösung des Problems geführt haben. Es gibt keine Erkenntnis, die auf andere Pflegebedürftige übertragen werden könnte.

Schritte im Pflegeprozess	Beispiele für den Prozessschritt	Auswirkungen, wenn der Prozessschritt unterlassen wird
Maßnahmen durchführen	Altenpflegerin G. versorgt den Pflegebedürftigen so, wie es im Maßnahmenplan festgelegt wurde. Sie dokumentiert ihre Tätigkeiten sowie die dabei gemachten Beobachtungen.	– Gibt es keine guten Gründe, auf eine Pflegemaßnahme zu verzichten (z. B. Unterbrechung der Nahrungszufuhr bei akutem Erbrechen), so gilt es als fahrlässig, dem Pflegebedürftigen die Pflegemaßnahme vorzuenthalten. – Besteht das Pflegeproblem nach einigen Tagen oder Wochen immer noch, so kann nicht erkannt werden, ob die falsche Maßnahme geplant wurde oder ob die unregelmäßige Durchführung der Maßnahme der Grund dafür ist, dass sich der Zustand des Pflegebedürftigen nicht gebessert hat.
Ergebnisse prüfen/ Evaluation	– Die Kreislaufprobleme, die in der Informationssammlung angezeigt haben, dass der Pflegebedürftige zu wenig trinkt, werden erneut bewertet und mit den Pflegebedürftigen besprochen. – Im Beisein der Pflegenden wird beobachtet, ob der Pflegebedürftige inzwischen in der Lage ist, das Trinkgefäß selbst an den Mund zu führen.	– Ohne Ergebnisprüfung lässt sich nicht erkennen, welche Probleme nach wie vor bestehen, wo es Fortschritte gibt und welche Probleme komplett behoben sind. – Nicht mehr notwendige Pflegemaßnahmen laufen weiter, obschon das Problem längst behoben ist. Damit wird Zeit verschwendet, die anderweitig sinnvoller eingesetzt werden könnte. – Es lassen sich keine Erkenntnisse treffen, die für die Versorgung anderer Pflegebedürftiger genutzt werden können.

Tab. 8.1: *Der Pflegeprozess nach Fiechter und Meier mit Beispielen für die einzelnen Prozessschritte und Folgen, die auftreten, wenn ein Prozessschritt ausgelassen wird (Schwerdt 2016: 6f.)*

Entscheidend bei der Pflegeplanung sind vor allem drei Dinge:
- Ressourcen und Probleme sachlich und präzise benennen
- angestrebte Ziele (die sich verändern können) festlegen
- Maßnahme planen (vgl. Schwerdt 2014)

Merke

Der zu Pflegende ist in den Pflegeprozess und auch in die Pflegezielsetzung miteinzubeziehen. Oberstes Gebot ist die Würde des zu Pflegenden (Artikel 1 Grundgesetz).

Die genaue Dokumentation und Planung des Pflegeprozesses bietet allen Beteiligten Vorteile:
- Pflegeprobleme und Pflegebedürfnisse werden genau definiert.
- Alle Pflegetätigkeiten werden auf die definierten Ziele ausgerichtet und damit überprüfbar.
- Die Pflegefachkräfte ziehen alle am selben Strang (vgl. Schwerdt 2014).

8.2 Pflegeprobleme formulieren

Im Zusammenhang mit der Pflegeplanung werden immer wieder **Pflegeprobleme** formuliert. Dabei ist zunächst darauf zu achten, die Ressourcen des zu Pflegenden zu benennen. Es ist essenziell wichtig, dass die älteren Menschen bei Pflegemaßnahmen/-handlungen nicht entmündigt werden und ihre in sich steckenden Ressourcen in die Pflegeplanung einbezogen werden. Dies zeugt zum einen von einer wertschätzenden Grundhaltung gegenüber dem zu Pflegenden. Zum anderen ist mit der aktiven Mitarbeit durch den Pflegenden dieser sowohl körperlich als auch geistig gefordert.

Ein Pflegeproblem beschreibt einen Zustand, der durch Pflege gelindert werden kann.

Die Problembeschreibung sollte beinhalten (vgl. Sauter et al.):

P = Problem (was?)
U/E = Ursache/Einflussfaktor (warum?)
S = Symptom (wie?)

Problem und Symptom können identisch sein!

Ebenso sollten Ressourcen, die das Problem relativieren, genannt werden. Mitunter kann die Ursache unbekannt sein.

Abb. 8.2: *Pflegeproblembeschreibung nach Sauter et al. 2005*

Wichtig bei der Formulierung ist eine klare, nachvollziehbare, präzise und schriftsprachliche Darstellung des Problems. An den Beispielen in Tabelle 8.2 wird dies deutlich.

Beispiele für die Problemformulierung	gelungen/misslungen	Erklärung
Frau R. braucht Hilfe beim Duschen.	misslungen	Unklar bleibt, ob eine volle Übernahme der Duschtätigkeit notwendig ist oder ob Frau R. nur in einem Teilbereich, z. B. beim Abtrocknen, Unterstützung benötigt. Mögliche Folgen: a) zu wenig Unterstützung, die Körperpflege wird vernachlässigt b) zu viel Unterstützung, keine Aktivierung c) Unterstützung bei den falschen Tätigkeiten. Verbesserungsvorschlag: Frau R. braucht Hilfe beim Einseifen, Abduschen und Abtrocknen des Rückens sowie der Füße.

Beispiele für die Problemformulierung	gelungen/misslungen	Erklärung
Herr K. benutzt beim Essen nur die rechte Hand, feste Nahrungsmittel kann er nicht schneiden.	gelungen	Eine neue Pflegefachkraft kann anhand der Pflegeplanung erkennen, dass Herr K. allein essen kann, wenn ihm Fleisch und andere feste Nahrungsmittel auf dem Teller zerkleinert werden. Herr K. wird jeweils zu Anfang der Mahlzeit unterstützt, dann isst er gemeinsam mit den gewohnten Tischnachbarn so viel er möchte und in der Geschwindigkeit, die ihm liegt. Im Sinne einer aktivierenden Pflege wird Herrn K. das Essen nicht angereicht, da dies nicht notwendig ist.

Tab. 8.2: *Beispiele für gelungene und misslungene Problemformulierung (vgl. Schwerdt 2016)*

Beispiel

Situation: Herr Maier ist seit Wochen sehr schlecht gelaunt, schaut immer traurig aus und verweigert immer öfter die Nahrungszufuhr.

Schritt 1: Informationen sammeln

Die Pflegefachkraft geht mit Herrn Maier ins Gespräch und fragt nach, was los ist. („Herr Maier, mir ist aufgefallen, dass Sie die letzten Tage sehr traurig sind, wenig ins Gespräch gehen und auch kaum noch etwas essen - was ist denn los mit Ihnen?")

Herr Maier berichtet davon, dass sein Partner heute vor 5 Jahren gestorben ist. Immer um diesen Zeitpunkt herum geht es ihm sehr schlecht, da er ihn so sehr vermisst und sich einsam fühlt. Dann hat er auch keinen Hunger und will einfach seine Ruhe haben.

Schritt 2: Pflegeprobleme und Ressourcen benennen/Pflegediagnose:

Herr Maier fühlt sich einsam (Problem)

Allerdings hat Herr Maier es in den letzten 5 Jahren dennoch immer wieder geschafft, sich nach einer gewissen Zeit wieder ins Gleichgewicht zu bringen und positiv weiterzuleben (Ressource).

Schritt 3: Ziele festlegen:

Das Ziel (wieder etwas zu essen) und in Kontakt mit anderen schwulen Männern zu kommen, wird gemeinsam mit ihm festgelegt.

Schritt 4: Maßnahmen planen:

Herr Maier und sein Lieblingspfleger Peter kochen gemeinsam Mittagessen, was Herr Maier besonders mag (Klöße und Soße).

Peter und Herr Maier suchen gemeinsam nach Alterstreffen für homosexuelle Männer.

Herr Maier meldet sich mithilfe von Peter auf einem schwulen Datingportal an.

Merke

Pflegeprobleme sind knapp, exakt und objektiv (ohne Wertung) zu formulieren. Der/die zu Pflegende ist im Rahmen seiner/ihrer Möglichkeiten in die Pflegeplanung miteinzubeziehen. Dieser Einbezug ergibt sich zum einen aus einer humanistischen Grundhaltung heraus und zum anderen durch Artikel 1 Grundgesetz sowie Artikel 1 der Pflegecharta.

8.3 ABEDL® Modell

Der Begriff **ABEDL®**, als Strukturierungsmodell von **Monika Krohwinkel** entwickelt, steht für Aktivitäten und existenzielle Erfahrungen des Lebens. Krohwinkel entwickelte das Modell Ende der 1980er-Jahre. Bereits 1990 nahm Krohwinkel in ihrem Modell Veränderungen vor, nachdem sie zuvor in eigenen Studien feststellte, dass soziale Beziehungen innerhalb von Pflegeprozessen unverzichtbare Konstanten darstellen. Seither wird dieses Modell unter dem Begriff **ABEDL®** geführt, um die Beziehungsrelevanz innerhalb von Pflegekontexten zu unterstreichen.

Insgesamt nennt Krohwinkel 13 ABEDL®:
- Kommunizieren können
- Sich bewegen können
- Vitale Funktionen des Körpers aufrechterhalten können
- Sich pflegen können
- Essen und Trinken können
- Ausscheiden können
- Sich kleiden können
- Ruhen und schlafen können
- Sich beschäftigen können
- Sich als Mann/Frau fühlen können
- Für Sicherheit in der Umgebung sorgen können
- Soziale Bereiche des Lebens sichern können
- Mit existenziellen Erfahrungen des Lebens umgehen können

Für dieses Buch wichtige Kontexte sind: die eigenen Sexualität leben können/sich als Frau/Mann fühlen; sexuelle Bedürfnisse haben.

Der Umstand, dass Krohwinkel dem Bereich der Sexualität einen eigenen Abschnitt innerhalb ihrer Ausführungen einräumt, ist als Fortschritt innerhalb der Pflegewissenschaft zu werten. Problematisch ist allerdings, dass Krohwinkel hier immer noch einem dichotomen Geschlechterparadigma nacheifert. Also der Glaube, es gäbe lediglich Mann oder Frau. Dies entspricht, wie in den vorangegangenen Kapiteln bereits ausgeführt, keiner Realität.

Abgesehen davon, eröffnet Krohwinkel den Blick der Pflegefachkraft auch auf die Bedingungen, unter denen Menschen in Pflegeeinrichtungen leben müssen. Eine zentrale Frage kommt dabei dem gemeinsamen Wohnen zu. Ist es Paarkonstellationen möglich, innerhalb von Heimen oder anderen stationären Einrichtungen gemeinsame (abschließbare) Schlaf- und Lebensräume zu beziehen? Diese Frage ist gerade für den ungestörten Umgang in Bezug auf Sexualität wichtig. Nur wenn ich einen Rückzugsort habe, an dem ich mich persönlich wohl und sicher fühle, kann ich mich auch auf sexuelle Beziehungspraxen einstellen (vgl. Maslows Bedürfnismodell, s. Kap. 2, S. 23). Darüber hinaus stellt auch die Pflegecharta fest, dass auch ältere Menschen das Recht auf ihre Privatsphäre haben.

<table>
<tr><th colspan="4">Sich als Frau/Mann fühlen</th></tr>
<tr><td colspan="3">Ressourcen des Pflegebedürftigen</td><td></td></tr>
<tr><td colspan="2">– Hat ein gutes Selbstbewusstsein
– Fühlt sich attraktiv
– Lebt in einer Partnerschaft</td><td>– Hat Hobbys
– Ist kontaktfreudig
– Ist in der Gruppe sehr beliebt</td><td></td></tr>
<tr><th colspan="2">Pflegeprobleme</th><th>Ziele der Pflege (zu erreichen bis …)</th><th>Geplante Maßnahmen</th></tr>
<tr><td>1</td><td>Fühlt sich nicht vollwertig als Frau/Mann (P), aufgrund …, z. B. amputierte Brust, ist Witwer (U)</td><td>– Fühlt sich als vollwertige Frau/vollwertiger Mann
– Kommt mit ihrer/seiner Situation zurecht</td><td>– Gemeinsam besprechen:
• Warum fühlt sie/er sich nicht vollwertig?
• Ist dieser Eindruck realistisch?
• Was könnte helfen, damit sie/er sich vollwertig fühlt?
– Aufzeigen, was sie/er zur Gemeinschaft beiträgt
– Aufzeigen, wo/von wem sie/er gebraucht wird
– Aufgabe übergeben: …, z. B. Vorbereitung einer Freizeitaktivität
– Bei sehr großen Selbstzweifeln, dauerhaft depressiver Stimmung: Arzt informieren</td></tr>
<tr><td>2</td><td>Fühlt sich unattraktiv (P) weil: …,
z. B. Schwierigkeiten, sich zu schminken,
Blasenkatheter (U)</td><td>– Ist mit dem eigenen Erscheinungsbild zufrieden
– Hat ein gutes/gesundes Selbstwertgefühl</td><td>– Über Ursachen der gefühlten Unattraktivität sprechen
– Ursache möglichst beseitigen: …, z. B. beim Schminken helfen, hinweisen, dass viele Männer im Alter Haare verlieren
– Attraktive Seiten aufzeigen: …, z. B. hübsche Augen, gute Handarbeitsfertigkeiten
– Auf positive soziale Kontakte hinweisen
– Auf wichtige Beiträge zur Gemeinschaft hinweisen</td></tr>
<tr><td colspan="4">AEDL verknüpft</td></tr>
<tr><td colspan="4">Eng in Beziehung mit den oben genannten Pflegeproblemen stehen Pflegeprobleme in den folgenden AEDL:
– Sich pflegen können
• stark ausgeprägtes Schamgefühl
• Unterstützung bei der Körperpflege</td></tr>
</table>

Sexuelle Bedürfnisse haben			
Ressourcen des Pflegebedürftigen			
– Hat eine Partnerin/einen Partner – Lebt mit der Partnerin/dem Partner zusammen – Erhält Körperkontakt in ihrem/seinem sozialen Umfeld – Weiß sich abzugrenzen, Zeit für sich und die Partnerin/den Partner zu fordern			
Pflegeprobleme		**Ziele der Pflege (zu erreichen bis …)**	**Geplante Maßnahmen**
1	Hat einen hohen Bedarf an **Körperkontakt**, der nicht erfüllt wird (P) aufgrund …, z. B. fehlender Partner, erkrankter Partner (U)	– Erhält den benötigten Körperkontakt	– Bedarf an Körperkontakt thematisieren – Während der Körperpflege auf gezielten Hautkontakt achten – Zufälligen Hautkontakt vermeiden – Berührungsängste, z. B. bei Kindern, Enkelkindern, besprechen und Möglichkeiten aufzeigen, wie Berührungsängste überwunden werden können – Zu Freizeitaktivitäten mit Hautkontakt motivieren: …, z. B. Tanzgruppe – Ermöglichen, der Haut selbst etwas Gutes zu tun, z. B. durch tägliche Hautpflege mit …
2	Ist von der Partnerin/vom Partner **räumlich getrennt** (U), sodass sexuelle Bedürfnisse nicht erfüllt werden (P)	– Hat mindestens … mal täglich/in der Woche Kontakt zur Partnerin/zum Partner – Findet Befriedigung, auch wenn die Partnerin/der Partner nicht da ist	– … mal täglich/wöchentlich Treffen mit der Partnerin/dem Partner organisieren – Pflegende der Partnerin/des Partners ermuntern, diese/n … mal täglich/in der Woche zu Besuch zu bringen – Zweisamkeit in einem geschützten Raum ermöglichen: …, z. B. im eigenen Schlafzimmer – Zweisamkeit schützen durch: …, z. B. Stopp-Schild an der Tür – Ermöglichen, der Haut selbst etwas Gutes zu tun, z. B. durch tägliche Hautpflege mit …
3	Hat **Hemmungen**, sexuelle Bedürfnisse mit der Partnerin/dem Partner auszuleben (P) aufgrund …, z. B. ungewohnter Umgebung im Pflegeheim (U)	– Kann sexuelle Bedürfnisse mit der Partnerin/dem Partner in geschützter Atmosphäre ausleben	– Ursachen für Hemmungen besprechen – so weit wie möglich ausschalten – Paar auf Wunsch bis spätestens/ab … in einem gemeinsamen Zimmer unterbringen – Paar auf Wunsch bis spätestens/ab … ein gemeinsames Bett zur Verfügung stellen – Zweisamkeit in einem geschützten Raum ermöglichen: …, z. B. Zimmer am Ende des Wohnbereichs vermitteln – Zweisamkeit schützen: …, z. B. auf Schlüssel für die Zimmertür hinweisen

	Pflegeprobleme	Ziele der Pflege (zu erreichen bis …)	Geplante Maßnahmen
4	Deutet **sexuelle Probleme** an (P)	– Kann sich einer Person anvertrauen – Erhält Hilfe/Beratung	– Auf Andeutungen zu Gesprächsbedarf achten – Vertrauliches Gespräch anbieten – Gesprächsbedarf an geeignete Person weitergeben: …, z. B. gleichgeschlechtliche Pflegende – Auf Wunsch Partnerin/Partner hinzuziehen – Auf Wunsch Arzt hinzuziehen/Gespräch mit dem Arzt vermitteln – Anbieten, Kontakt zu einer Selbsthilfegruppe herzustellen – Auf ärztliche Anordnung: Termin beim Psychologen organisieren
5	Hat traumatische Erfahrungen mit **sexueller Gewalt** gemacht (U) und hat daher Probleme, pflegerische Unterstützung anzunehmen (P)	– Kann die gemachte Erfahrung verarbeiten – Kann Unterstützung bei der Körperpflege annehmen	– Auf Andeutungen zu Gesprächsbedarf achten – Vertrauliches Gespräch anbieten – Gesprächsbedarf an geeignete Pflegende weitergeben: …, z. B. Pflegende über 45 Jahre – Körperpflege so weit wie möglich selbst durchführen lassen, ansonsten besonders einfühlsam vorgehen – Auf Wunsch durch gleichgeschlechtliche/bestimmte Pflegende versorgen – Auf Wunsch Arzt hinzuziehen/Gespräch mit dem Arzt vermitteln – Anbieten, Kontakt zu einer Selbsthilfegruppe herzustellen – Auf ärztliche Anordnung: Termin beim Psychologen organisieren
6	Nimmt **öffentlich sexuelle Handlungen** vor: …, z. B. masturbiert im Speisesaal (U), und wird daher ausgegrenzt (P)	– Unterlässt ab sofort öffentliche sexuelle Handlungen – Kann Kontakte zu anderen Personen aufbauen	– Auf Unangemessenheit des Verhaltens hinweisen – Klarstellen, dass öffentliche sexuelle Handlungen nicht erwünscht sind und nicht toleriert werden – Konsequenzen für den Fall einer Wiederholung aufzeigen: …, z. B. keine weitere Teilnahme an Freizeitaktivitäten – Aufzeigen, welche Auswirkungen das Verhalten auf andere Personen hat – Im akuten Fall: Situation beenden, Frau/Herrn … in ihr/sein Zimmer begleiten – Möglichkeiten aufzeigen, wie Frau/Herr … sexuelle Handlungen vornehmen kann, ohne andere Personen zu belästigen

	Pflegeprobleme	Ziele der Pflege (zu erreichen bis …)	Geplante Maßnahmen
			– Beobachten und entsprechend handeln: • Vorbereitung sexueller Handlungen in der Öffentlichkeit, z. B. geöffnete Hose – auffordern, die Hose zu schließen, bei Bedarf in das Zimmer begleiten • Situationen, Zeiten, in denen mit sexuellen Handlungen in der Öffentlichkeit zu rechnen ist: …, z. B. immer in Anwesenheit von Frau … – diese Situationen vermeiden, besondere Aufmerksamkeit auf Frau/Herrn … lenken – Angehörige auf die Notwendigkeit eines Einzelzimmers hinweisen – Bei wiederkehrenden öffentlichen sexuellen Handlungen im Team besprechen, wie andere Personen geschützt werden können
7	Ist **sexuell übergriffig** (P) weil sie/er ihre/seine Sexualität nicht ausleben kann (U)	– Ist ab sofort nicht mehr sexuell übergriffig – Kann ihre/seine Sexualität ausleben	– Professionelle Distanz wahren, nicht notwendige Berührungen vermeiden – Keine unerfahrenen Pflegenden in die Pflege und Versorgung einteilen – Durch Pflegende versorgen, denen gegenüber Frau/Herr … nicht übergriffig wird: …, z. B. gleichgeschlechtliche Pflegende – Bei der Körperpflege Handschuhe tragen – Zweite Pflegende oder Angehörige zur Pflege hinzuziehen – Klarstellen, dass Übergriffe nicht erwünscht sind und nicht toleriert werden – Im akuten Fall: • in klare Schranken verweisen • Vorfall der Wohnbereichsleitung bzw. der Pflegedienstleitung melden – Situationen nachbesprechen: • nach Ursachen für die Übergriffigkeit fragen – Ursachen wenn möglich beheben • Lösungen zur Vermeidung von Übergriffen besprechen – Beobachten und entsprechend handeln: • Wem gegenüber ist Frau/Herr … übergriffig – betreffende Personen nicht mehr zur Versorgung einteilen bzw. im professionellen Umgang schulen • Ist Frau/Herr … zu bestimmten Zeiten/Situationen besonders übergriffig – Zeiten/Situationen meiden, bekannte Ursachen ausschalten • Wem gegenüber zeigt Frau/Herr … Respekt – entsprechende Personen mit Frau/Herrn … reden lassen, zur Versorgung einteilen – Bei dauerhaften und/oder massiven Übergriffen: Arzt informieren

	Pflegeprobleme	Ziele der Pflege (zu erreichen bis …)	Geplante Maßnahmen
8	**Sprachliche Äußerungen** von Frau/Herrn … gehen oft „unter die Gürtellinie“ (S) aufgrund von …, z. B. Orientierungslosigkeit (U), sodass …, z. B. Frau/Herr … von anderen Menschen gemieden wird, es zu Streitigkeiten mit anderen Menschen kommt (P)	– Erkennt die Ursachen von Abwendung und Streitigkeiten – Unterlässt ab sofort unangemessene Äußerungen – Wird nicht gemieden, es entsteht kein Streit	– Keine unerfahrenen Pflegenden in die Pflege und Versorgung einteilen – Durch Pflegende versorgen, denen gegenüber Frau/Herr … nicht übergriffig wird: …, z. B. gleichgeschlechtliche Pflegende – Bei der Körperpflege Handschuhe tragen – Zweite Pflegende oder Angehörige zur Pflege hinzuziehen – Klarstellen, dass ein würdevoller Umgangston erwünscht ist – Im akuten Fall: • in klare Schranken verweisen • auf Unangemessenheit der Äußerung hinweisen • bei bewussten Äußerungen Vorfall der Wohnbereichsleitung bzw. der Pflegedienstleitung melden – Situation nachbesprechen: • Frau/Herrn … die Unangemessenheit ihres/seines Verhaltens spiegeln • nach Ursachen für die Äußerungen fragen – Ursachen wenn möglich beheben • Lösungsmöglichkeiten und würdevollen Umgang mit Mitmenschen besprechen – Beobachten und entsprechend handeln: • Wem gegenüber kommuniziert Frau/Herr … unangemessen – Pflegende nicht mehr zur Versorgung einteilen bzw. im Umgang mit entsprechenden Situationen schulen • Äußert sich Frau/Herr … zu bestimmten Zeiten/Situationen besonders unpassend – Situationen umgehen, bekannte Ursachen nach Möglichkeit ausschalten • Wem gegenüber zeigt Frau/Herr … Respekt – entsprechende Personen zur Versorgung einteilen – Bei dauerhaften und/oder massiven Äußerungen: Arzt informieren
AEDL verknüpft			
Eng in Beziehung mit den oben genannten Pflegeproblemen stehen Pflegeprobleme in den folgenden AEDL: Sich pflegen können – stark ausgeprägtes Schamgefühl			

Tab. 8.3: *A(B)EDL: Die eigene Sexualität leben können; Sexuelle Bedürfnisse haben; Sich als Mann/Frau fühlen (Schwerdt 2016:244 ff.)*

Exkurs

Die Pflegecharta

Bei der **Charta der Rechte hilfe- und pflegebedürftiger Menschen** (kurz **Pflege-Charta**) handelt es sich um einen Katalog von Rechten für hilfe- und pflegebedürftige Menschen in Deutschland. Sie wurde im Jahr 2005 unter Beisitz des Bundesministeriums für Familie, Senioren, Frauen und Jugend (BMFSFJ) und dem Bundesministerium für Gesundheit (BMG) in Zusammenarbeit mit verschiedenen Trägern und Praktikern/Praktikerinnen erstellt. Sie umfasst aktuell acht Artikel:

- **Artikel 1: Selbstbestimmung und Hilfe zur Selbsthilfe**
  Jeder hilfe- und pflegebedürftige Mensch hat das Recht auf Hilfe zur Selbsthilfe sowie auf Unterstützung, um ein möglichst selbstbestimmtes und selbstständiges Leben führen zu können.
- **Artikel 2: Körperliche und seelische Unversehrtheit, Freiheit und Sicherheit**
  Jeder hilfe- und pflegebedürftige Mensch hat das Recht, vor Gefahren für Leib und Seele geschützt zu werden.
- **Artikel 3: Privatheit**
  Jeder hilfe- und pflegebedürftige Mensch hat das Recht auf Wahrung und Schutz seiner Privat- und Intimsphäre.
- **Artikel 4: Pflege, Betreuung und Behandlung**
  Jeder hilfe- und pflegebedürftige Mensch hat das Recht auf eine an seinen persönlichen Bedarf ausgerichtete, gesundheitsfördernde und qualifizierte Pflege, Betreuung und Behandlung.

Exkurs (Fortsetzung):

- **Artikel 5: Information, Beratung und Aufklärung**
  Jeder hilfe- und pflegebedürftige Mensch hat das Recht auf umfassende Informationen über Möglichkeiten und Angebote der Beratung, der Hilfe, der Pflege sowie der Behandlung.
- **Artikel 6: Kommunikation, Wertschätzung und Teilhabe an der Gesellschaft**
  Jeder hilfe- und pflegebedürftige Mensch hat das Recht auf Wertschätzung, Austausch mit anderen Menschen und Teilhabe am gesellschaftlichen Leben.
- **Artikel 7: Religion, Kultur und Weltanschauung**
  Jeder hilfe- und pflegebedürftige Mensch hat das Recht, seiner Kultur und Weltanschauung entsprechend zu leben und seine Religion auszuüben.
- **Artikel 8: Palliative Begleitung, Sterben und Tod**
  Jeder hilfe- und pflegebedürftige Mensch hat das Recht, in Würde zu sterben.

Diese Charta hat dazu geführt, dass bei Neuerungen von Gesetzen bezüglich der Pflege älterer Menschen diese Regelungen mit in die Gesetzesinitiativen einbezogen werden.

Gerade Artikel 3 ist für den Bereich des Sexuellen von enormer Bedeutung, da den älteren Menschen damit die Möglichkeit eingeräumt wird, selbstbestimmt auch in Bezug auf Räumlichkeiten zu sein. Die Möglichkeit zu haben, Räume abzuschließen und damit auch eine Privatsphäre zu schaffen, ist unerlässlich, damit auch sexuelle Intimität entstehen kann.

8.4 „Checkliste“ sexuelle Qualität in der Altenpflege nach Hierholzer

Im Folgenden wird eine Liste zur Verfügung gestellt, anhand derer die Qualität im Umgang mit dem Thema Sexualität in der Altenpflege „geprüft“ werden kann. Diese Liste erhebt keinen Anspruch auf Vollständigkeit. Sie darf auch nicht verstanden werden als klassisches Erfüllen oder Abhaken. Qualität ist immer ein **Prozess**, der niemals endet und mit jedem neu aufgenommenen Menschen erneut auf dem Prüfstand steht. Vielmehr soll diese Liste als Reflexion dienen, um den älteren Menschen zu ihrem Recht zu verhelfen, ihre Sexualität auch im Kontext der Altenpflege leben zu können.

Literaturverzeichnis

GERULL, P.: Qualitätsmanagement light. Beiträge zur ressourcenschonenden Professionalisierung. Votum, 2001

SAUTER, D. et al.: Lehrbuch Psychiatrische Pflege, Bern: Verlag Hans Huber, 2005

SCHWERDT, C.: Pflegeplanung Formulierungshilfen nach den AEDL, Hamburg: Verlag Handwerk und Technik GmbH, 2016

Checkliste

1. Individuelle Faktoren

Reflexion der eigenen sexuellen Haltung als Pflegefachkraft:

- Was verbinde ich mit dem Begriff „Sexualität“?
- Was verbinde ich mit dem Begriff „Alter“?
- Was verbinde ich mit Sexualität und Alter?
- Was ist für mich typisch männlich/typisch weiblich und welche Konsequenzen hat das für mein pflegerisches Handeln?
- Wie wurde ich mit Sexualität im Laufe des Lebens konfrontiert?
- Was ist mein schönstes sexuelles Erlebnis?
- Was ist mein schlechtestes sexuelles Erlebnis?
- Inwiefern hat Sexualität eine Rolle in meiner Erziehung gespielt?
- Wie gehe ich mit Sexualität in Bezug mit meinem Partner/meiner Partnerin, meinen Kindern, Enkelkindern um?
- Wenn ich an … denke, fällt mir zuerst
  … Heterosexualität
  … Homosexualität
  … Bisexualität
  … Transsexualität
  … Intersexualität ein.
- Inwiefern war das Thema „Sexualität“ ein Teil meiner Ausbildung?

2. Kollektive Faktoren

Reflexion der Teamhaltung in Bezug auf Sexualität:

- Was verbinden wir mit dem Begriff „Sexualität"?
- Was verbinden wir mit den Begriffen
  - „Heterosexualität",
  - „Homosexualität",
  - „Bisexualität",
  - „Transsexualität",
  - „Intersexualität"?
- Wie gehen wir mit Paaren in unserer Einrichtung um?
  - Haben Paare bei uns die Möglichkeit, eigene (abschließbare) Zimmer zu beziehen? Wenn ja, warum? Wenn nein, warum nicht?
  - Haben Paare die Möglichkeit, gemeinsam Wasch- und Duschräume ungestört zu benutzen? Können sie diese abschließen?
  - Können auch unverheiratete Paare bei uns gemeinsame Räume bewohnen?
- Wie gehen wir mit sexuell übergriffigen zu Pflegenden um?
  - Wie gehen wir mit Privatsphäre um?
  - Wird beim Betreten des Zimmers angeklopft?
  - Wird Intimpflege nur durch gleichgeschlechtliches Pflegepersonal ausgeführt? Wenn nicht, wieso nicht und wie können wir das ändern?
- Bieten wir Möglichkeiten des Kennenlernens an, z. B. Singletreffs? Single Cafés? Sowohl für hetero- als auch nichtheterosexuelle Menschen?
- Haben wir Ansprechpartner für gleichgeschlechtlich Liebende? Wenn nicht, warum nicht? Wie kann das geändert werden?
- Haben wir Ansprechpartner für Menschen mit Migrationshintergrund, z. B. Pflegefachkräfte die selbst einen Migrationshintergrund haben?

3. Systemische Faktoren

Reflexion über Prozesse innerhalb der Organisation:

- Wer pflegt wen? Haben Männer die Chance, durch Männer gepflegt zu werden bzw. Frauen durch Frauen (gendersensible Pflege)?
- Haben wir innerhalb unserer Konzeption den Bereich der Sexualität explizit angesprochen?
- Werden Homosexualität/Inter- und Transsexualität explizit in unserer Konzeption angesprochen?
- Haben wir in der Vergangenheit kollektiv bzw. einzeln Fortbildung zum Thema Sexualität belegt?
  - Haben wir in der Vergangenheit Trainings zu Diversität bzw. Gendertrainings absolviert?
- Bietet der Träger Fortbildungen zum Thema Sexualität an?
  - Wer ist bei uns im Haus zuständig für Fort-, Aus- und Weiterbildungen?
  - Wer bezahlt Fortbildungen?
  - Wie ist die Regelung bezüglich Fortbildungstagen innerhalb unseres Hauses?
- Haben wir Kooperationen zu Organisationen, die sich mit dem Thema Sexualität befassen, z. B. Pro Familia, Schwulen- und Lesbenverband?
- Wird innerhalb der Pflegedokumentation/Pflegeplanung der Bereich Sexualität berücksichtigt?
- Gibt es einen Diversity[74]-Ansatz innerhalb unseres Hauses?
- Bieten wir aktive/passive Sexualassistenz an? Warum ja? Warum nein?

[74] Diversity = Vielfalt

9 Sexualassistenz

Menschen mit erhöhtem Assistenzbedarf benötigen diesen nicht nur beim Waschen oder Kochen, sondern auch im sexuellen Bereich. Dabei umfasst die Assistenz verschiedene Bereiche. Welche dies sind und welche Formen der Sexualassistenz geleistet werden können, wird in diesem Kapitel thematisiert.

9.1 Sexualassistenz – eine Begriffsannäherung

Die **Sexualassistenz** ist in ihren Erscheinungsformen vielfältig, dennoch lassen sich zwei grundlegende Assistenzformen unterscheiden:

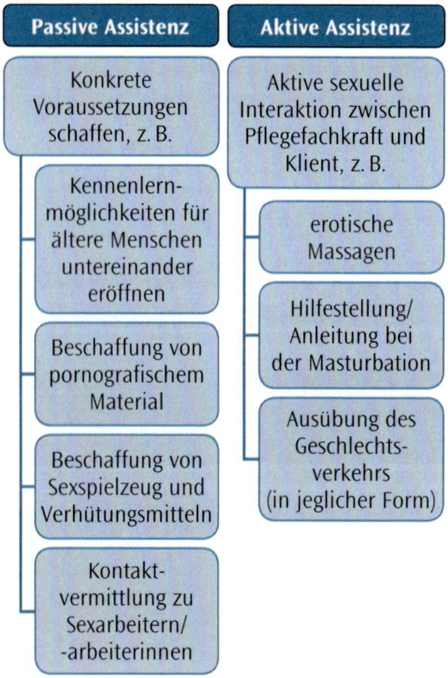

Passive Assistenz	Aktive Assistenz
Konkrete Voraussetzungen schaffen, z. B.	Aktive sexuelle Interaktion zwischen Pflegefachkraft und Klient, z. B.
Kennenlernmöglichkeiten für ältere Menschen untereinander eröffnen	erotische Massagen
Beschaffung von pornografischem Material	Hilfestellung/Anleitung bei der Masturbation
Beschaffung von Sexspielzeug und Verhütungsmitteln	Ausübung des Geschlechtsverkehrs (in jeglicher Form)
Kontaktvermittlung zu Sexarbeitern/-arbeiterinnen	

Abb. 9.1: *Assistenzformen*

9.2 Bedingungen für passive Sexualassistenz

Für Pflegefachkräfte ist es wichtig, sich über eigene Möglichkeiten und Grenzen in Bezug auf **passive Sexualassistenz** im Klaren zu sein. Neben der persönlichen Auseinandersetzung mit dem Thema bedarf es auch einer **konzeptionellen Verankerung** der passiven Sexualassistenz innerhalb der Einrichtungen. In diesen schriftlichen Konzeptionen sollte der Frage nachgegangen werden, welche Formen der passiven Sexualassistenz die Pflegefachkräfte erfüllen können.

Tipp

Damit diese Vorstellungen realisierbar werden, sind einige Punkte gemeinsam im Team zu erarbeiten:

- Reflexion der eigenen sexuellen Biografie
- Reflexion der eigenen Wertevorstellungen in Bezug auf Sexualität/Alter und Sexualität
- Übungen zur Sprachfähigkeit (das isp-Dortmund bietet dazu Informationsveranstaltungen an)
- Bewusstmachen eigener Grenzen in der Begleitung, z. B. Ich begleite keine Klienten in ein Bordell.
- Bewusstmachen der assistierenden Haltung gegenüber den Klienten

Im Zusammenhang mit Sexualassistenz ist es Bedingung, sich klar zu werden, dass Assistenz im Sinne der zu Pflegenden erfüllt wird. Dies beinhaltet ggf. auch, dass Sexualassistenz nicht öffentlich in der gesamten Gruppe geleistet wird, sondern individuell mit Paaren oder Einzelnen. Sinnvoll ist es, mit externen Institutionen wie der Pro Familia zu **kooperieren**.

9.3 Bedingungen für aktive Sexualassistenz

Die Sexualassistenz an sich ist eine Erscheinung aus der Behindertenpädagogik und findet nur langsam Einzug in die Altenpflege. Dennoch überlagern sich die Felder der Alten- und Behindertenpflege häufig, daher ist es sinnvoll, sich auch in der Altenpflege über die Implementierung der Sexualassistenz Gedanken zu machen.

Die **aktive Sexualassistenz** ist eine bezahlte Dienstleistung, bei der eine Sexualassistentin oder ein Sexualassistent von außen in die Einrichtung kommt. Die Sexualassistenten werden häufig mit dem Vorwurf der Prostitution konfrontiert. Bezahlten sexuellen Dienstleistungen hängt immer noch ein negatives Image an. Hierbei muss deutlich unterschieden werden, dass aus dem Selbstverständnis der Sexualassistenten Sexualität ein ganzheitliches Erlebnis bedeutet und Körper, Seele und Geist mit einschließt. Sexualassistenten reflektieren ihre Arbeit professionell und machen sich ihre Aufgabe klar.

Tipp

Sandra Arich, die den Kontaktservice Sensis in Wiesbaden ins Leben gerufen hat, definiert einige **Merkmale für gute Sexualassistenz**:
- Vorinformation der Mitarbeiter/-innen und Erstgespräch mit der Klientin/dem Klienten
- Schutz vor Geschlechtskrankheiten: Es werden auch für Handverkehr Kondome verwandt
- Nachweis verschiedener Impfungen der Sexualassistenten (Hepatitis A und B); regelmäßige HIV-Tests
- Vorbeugung einer Phimosebildung (Vorhautverengung) durch zu heftige Masturbation
- Vertragsgestaltung mit klarer Vereinbarung des Gehalts (vgl. Arich 2004)

Website: http://www.ifb-sensis.de/
Neben Sensis, die sich auch um Menschen mit Behinderungen kümmert, gibt es mittlerweile auch nessita, die sich auch auf Menschen im Alter spezialisiert haben (http://www.nessita.de/).

Mittlerweile existieren in Deutschland Angebote zur Ausbildung bzw. Vernetzung von Sexualassistenten, z. B. Institut für Selbst-Bestimmung Behinderter (ISBB).

Da dieser Bereich seinen Ursprung in der Behindertenhilfe hat, sind gegenwärtig kaum Strukturen in der Altenhilfe zu finden. Das ISBB hilft dennoch auch gerne im Bereich Altenhilfe weiter.

Wer kann aktive Sexualassistenz in Anspruch nehmen?

Grundsätzlich können alle Pflegebedürftigen Sexualassistenz in Anspruch nehmen. Voraussetzung ist immer, dass der Impuls zur Inanspruchnahme vom Klienten ausgeht. Dazu bedarf es aber einer spürbaren und sichtbaren Offenheit innerhalb der Einrichtungen bezüglich aktiver Sexualassistenz. Es hat sich als sinnvoll erwiesen, Teamsitzungen mit Sexualassistenten zu veranstalten, damit alle Mitarbeiter/-innen die Möglichkeit haben, Ängste, Vorbehalte, Sorgen und Fragen mit den Sexualassistenten zu besprechen.

Aus den Erfahrungen von Sexualbegleitern/-begleiterinnen kann abgeleitet werden, dass gerade für Menschen mit autistischen Störungen das Zeigen und Erklären von Masturbation zur Reduktion von Aggression und Autoaggression führen kann (vgl. de Vries 2011).

Rechtliche Bedingungen für Sexualassistenz

Die Altenpflege ist im Bereich der Sexualassistenz in ihren theoretischen und praktischen Konzepten der Justiz etwas voraus. Dies ist dem Umstand geschuldet, dass das Recht viele politische und administrative Hürden nehmen muss, bevor es rechtskräftig wird. Relevante Rechtsbestimmungen ergeben sich gegenwärtig aus den § 174a, § 174c StGB; § 179 StGB, § 184 StGB.

Rechtssicherheit besteht dahingehend, dass die Information über Angebote zur Sexualassistenz durchaus von der Pflegefachkraft gegenüber den zu Pflegenden weitergegeben werden darf. Eine sehr differenzierte Darstellung zum Thema rechtliche Aspekte der Sexualassistenz bietet die Pro-Familia-Expertise aus dem Jahr 2005.

Tipp

Hilfe im Internet:
- www.sexualbegleitung.org
- www.ninadevries.com
- http://www.nessita.de
- http://www.highlights-berlin.de/roter-salon/SexualassistenzRunderTischNRW.pdf

Bücher
- Pro-Familia-Expertise (2005): Sexuelle Assistenz für Frauen und Männer mit Behinderungen. Abrufbar unter: http://www.profamilia.de/fileadmin/publikationen/Fachpublikationen/expertise_sexuelle_assistenz.pdf
- Van der Vight-Klußmann (2014): (Kein) Sex im Altersheim?: Körperlichkeit und Sexualität in der Altenhilfe, Hannover: Schlütersche-Verlagsgesellschaft mbH & Co. KG, Abrufbar unter: http://bsimgx.schluetersche.de/upload7272033904065757611.pdf

Veranstaltungen
- Sexuelle Sprachfähigkeit erwerben (Indoorveranstaltung): http://www.isp-dortmund.de/angebote-sexualpaedagogik/fachtage/im-klartext-und-mit-respekt-23.html
- Sexualität im Alter: https://www.isp-dortmund.de/angebote-sexualpaedagogik/fachtage/sexualitaet-im-alter-29.html

Beispiel

Herr Peters (75 Jahre) ist seit fünf Jahren im Altersheim „Schattenpinie". Vor zwei Jahren ist seine Frau Eda gestorben. Die beiden waren ein „süßes Paar" und sich sehr zugetan. Regelmäßig war die Tür der beiden abgeschlossen, ein Zeichen dafür, dass sie Zeit zu zweit miteinander verbracht haben. Herr Peters erzählte damals seinem Freund Herrn Müller, dass Eda und er immer noch sehr viel Spaß miteinander haben und die ‚blauen Pillen' ein echtes Wundermittel sind.
Nachdem Eda nun verstorben ist, gehen die weiblichen Pflegefachkräfte nur noch recht ungern zu Herrn Peters, da dieser mittlerweile den Ruf als „Grabscher" hat. Die junge Pflegefachkraft Petra war erst gestern völlig aufgelöst und weinte: „Ich halte das nicht mehr aus, der lässt sich durch nix abhalten ..." Das Team überlegt sich nun, was es tun kann, da Ermahnungen nichts nützen. Herrn Peters „Lieblingspfleger Heino" bietet sich an, mit ihm zu sprechen. Im Gespräch kristallisiert sich heraus, dass Herr Peters gerne wieder Sex hätte. Heino bietet ihm an, mit ihm einen Ausflug auf die „Sündige Meile" zu machen (passive Assistenz). Seit dem letzten Ausflug ist Herr Peters sehr viel ausgeglichener und fasst nun auch nicht mehr die weiblichen Pflegefachkräfe an.

Literaturverzeichnis

ARICH, S.: Sensi-Sexualassistenz für behinderte Menschen. In: Walter, J. (Hrsg.): Sexualbegleitung und Sexualassistenz bei Menschen mit Behinderung. Edition S. S. 117–129, 2004

DE VRIES, N. H.: Sexualassistenz für Menschen mit Beeinträchtigungen. In: Nicklas-Faust, J. (Hrsg.): HeilErziehungsPflege 2 Heilerziehungspflege in besonderen Lebenslagen gestalten, Berlin: Cornelsen Schulverlage GmbH. S. 85–89., 2011

10 Sexualität & Demenz

Im Zusammenhang mit Demenz ist in den vergangenen Jahren eine Fülle von Literatur auf den Markt gekommen. Dieses Kapitel wird sich daher nur kurz mit der Erkrankung selbst befassen und anschließend die Kombination Sexualität & Demenz erläutern.

10.1 Demenz und Alzheimer

„Der Begriff **Demenz** bezeichnet einen Verfall der geistigen Leistungsfähigkeit. Man versteht vor allem darunter die Abnahme von Gedächtnisleistung und Denkvermögen" (Fischer-Börold 2006: 19).

Formen der Demenz

Demenz ist nicht gleich Demenz, unterschieden werden einerseits die Demenzen im Erwachsenenalter von den – wesentlich selteneren – Demenzen im Kindesalter.

Bei den Demenzen im Erwachsenenalter werden **zwei Formen** unterschieden:

- **primäre Demenzen**, diese machen 80–90 % der Demenzen aus (De Gruyter 2013). Unter den primären Demenzen werden wiederum je nach Ursache unterschieden:
- **degenerative Demenzen**, die durch den Abbau des Gewebes entstehen, hierzu zählt die Alzheimerkrankheit, die am häufigsten auftretende Demenz
- **vaskuläre Demenzen**, die durch Erkrankungen der Blutgefäße im Gehirn entstehen, z. B. Frontotemporale Demenz, Lewy-Körperchen-Demenz und vor allem die Multiinfarktdemenz
- **sekundäre Demenzen** entstehen als Folge einer anderen Erkrankung, diese kann unterschiedlichen Ursprungs sein:
  - **zerebral**, z. B. Parkinson-Syndrom, Multiple Sklerose
  - **stoffwechselbedingt** (metabolisch-toxisch), z. B. Alkoholabhängigkeit
  - **infektiös**, z. B. Syphilis

Schweregrade der Demenz

Da eine Demenz längere Zeit andauert und die Symptome sich verstärken, werden drei Schweregrade unterschieden:

- **leicht:** Der Mensch hat Gedächtnisprobleme, seine Selbstständigkeit und zeitliche Orientierung sind eingeschränkt. Im Mini-Mental-Status-Test erreicht der Mensch weniger als 24 Punkte.
- **mittel:** Der Mensch hat eine Gedächtnisstörung und ist zeitlich wie räumlich desorientiert. Er hat eine Sprachstörung und erkennt Gegenstände wie Personen nicht zuverlässig. Der MMST-Wert liegt unter 20 Punkten.
- **schwer:** Das Gedächtnis und die Möglichkeit zu sprechen sind quasi nicht mehr vorhanden. Der Mensch verliert komplett die Fähigkeit, Alltagstätigkeiten zu übernehmen und wird pflegebedürftig. Der MMST-Wert liegt unter 10 Punkten (vgl. Ärztezeitung.de). (vgl. Zenneck u. a. 2014)

Alzheimer-Demenz

Die häufigste Form der Demenzerkrankungen ist die Alzheimer-Demenz („der Alzheimer"). Rund 60 % aller Demenzen werden durch eine Alzheimer-Demenz hervorgerufen. Bei dieser Krankheit gehen in bestimmten Bereichen des Gehirns durch Störungen des Gleichgewichts des Botenstoffs Glutamat Nervenzellen zugrunde. Man spricht auch von einer neurodegenerativen Demenz. Bei der Behandlung der Alzheimer-Demenz ist es wichtig, die Störungen im Bereich der Botenstoffe durch Gabe von Antidementiva, z. B. Memantine, positiv zu beeinflussen (vgl. www.alzheimerinfo.de/alzheimer/demenz_alzheimer/).

Die Demenzerkrankung schreitet in aller Regel schleichend voran. Die Patienten bemerken dies zunächst nicht. Sowohl Sprache als auch Gedächtnis- und Erinnerungsleistungen nehmen nach und nach ab. Im Endstadium der Erkrankung bedürfen die Betroffenen intensiver Pflege. Häufig entwickeln Demenzpatienten/-patientinnen zusätzlich auch Depressionen.

Da Demenz ein schleichender Prozess des Gehirnabbaus ist, konnten in der Vergangenheit verschiedene Hinweise ausgemacht werden, die mit einer demenziellen Erkrankung einhergehen:

- Abnahme Gedächtnisleistung
- Abnahme kognitiver Funktionen, z. B. kritisches Abwägen, vernünftiges Urteilen
- räumlicher Orientierungsverlust
- Sprachschwierigkeiten
- Persönlichkeitsveränderungen
- Verlust der emotionalen Kontrolle
- Alltägliche Aktivitäten können nicht mehr selbstständig ausgeführt werden.
- Häufig auftretende Ängste, Depressionen, Halluzinationen, Wut und Aggression (vgl. Fischer-Börold 2006)

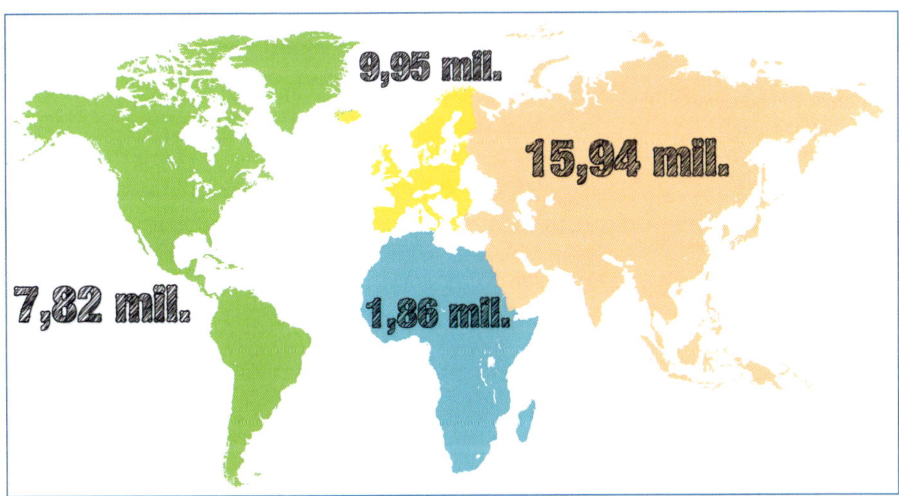

Abb. 10.1: *Internationale Verbreitung von Demenz (geschätzt in Millionen, Angaben bezogen auf das Jahr 2010)*

Exkurs

Kleine Geschichte des Alzheimers/ Demenz

Im 18. Jahrhundert wurde der Begriff „Demenz“ durch die Jurisprudenz für alle Formen der geistigen Störung verwandt. Erst 1827 trennte **Jean-Étienne Esquirol** zwischen angeborenem und erworbenem Schwachsinn und führte démence als medizinischen Terminus für Letzteren ein.

Bis in die jüngste Vergangenheit wurde in der deutschsprachigen Psychiatrie nur das Endstadium des intellektuellen Verlusts als Demenz bezeichnet. Im Jahr 1916 beschrieb **Eugen Bleuler** das unspezifische hirnorganische Psychosyndrom mit den Merkmalen kognitive Störung, emotionale Veränderung und Persönlichkeitsveränderung als psychopathologische Folge chronischer Gehirnerkrankungen. Bleulers Sohn **Manfred Bleuler** grenzte 1951 davon das hirnlokale Psychosyndrom ab und wies auf seine Ähnlichkeit mit den endokrin verursachten psychischen Störungen hin (vgl. Förstl o. J.).

Alois Alzheimer beschrieb die Krankheit 1907 aufgrund des Falls der Patientin Auguste Deter in Frankfurt am Main. 1910 wurde sie das erste Mal unter dem Namen „Alzheimer'sche Krankheit“ erwähnt (vgl. Müller 2013).

10.2 Sexuelle Störungen im Kontext von Demenz

Bei der Betrachtung von **Sexualität und Demenz** müssen drei grundlegende Gedanken beachtet werden:

1. Die Definitionen der sexuellen Störungen sind in der Wissenschaft stark umstritten und nicht einheitlich.
2. Bisherige Studien zum Thema Sexualität und Demenz bzw. Demenz und Hypersexualität sind bislang nur mit kleinen Stichproben erforscht worden.
3. Sexualität im Alter und im Zusammenhang mit Demenz sind schon von vornherein pathologisiert thematisiert. Das bedeutet, den Dementen wird implizit keine gleichwertige Sexualität durch die Medizin zugesprochen.

Problematisiert wird Demenz und Sexualität häufig deshalb, da innerhalb des Krankheitsverlaufs der Betroffenen oft pflegende Angehörige oder Pflegefachkräfte sexualisierten Situationen ausgesetzt sind.

Innerhalb des medizinisch-psychologischen Kontexts wird daher häufig von **Hypersexualität** gesprochen: „Unter Hypersexualität bei Demenz wird sowohl gesteigertes sexuelles Interesse wie auch unangebrachtes sexuelles Verhalten zusammengefasst. Das auffällige Verhalten wird erst nach dem Auftreten kognitiver Defizite manifest und hat in der Regel nichts mit vorbestehenden sexuellen Neigungen zu tun“ (Faust 2015: 4).

Häufig äußert sich dieses Verhalten in folgenden Handlungen:

- Onanieren, sowohl privat wie auch in der Öffentlichkeit
- anzügliche Bemerkungen; Betatschen der Brüste oder anderer intimer Körperregionen von Pflegenden, Angehörigen oder Mitpatienten/-patientinnen

- unsittliche Offerten (Angebote)
- sich in der Öffentlichkeit entblößen bis hin zu sexuellen Handlungen mit Personen entgegen deren Willen

Letztlich stellt sich die Frage, was kann bei Demenzerkrankten getan werden, die unangemessenes sexuelles Verhalten an den Tag legen, ohne ihnen ihre Würde zu nehmen? Vorweg sei darauf hingewiesen, dass ein pharmakologischer Eingriff (Medikamentengabe), wenn auch aus praktischen Erwägungen verständlich, das allerletzte Mittel der Wahl darstellen darf. Medikamentation gegen den Willen der Betroffenen stellt immer einen **schwerwiegenden Eingriff** gegen die Person dar.

Tipp

Literatur
- Groen, S. C.: Leben. Lieben. Altern.: Umgang mit Sexualität und Demenz, Hamburg: Diplomica Verlag GmbH, 2015
- Bernhardt, B. et al.: Lust auf Sex – Sexualität im Alter, Science Factory, 2013

Internet
- https://www.curendo.de/pflege/was-tun-bei-sexueller-enthemmung-bei-demenzkranken/
- http://www.vitanet.de/krankheiten-symptome/demenz-alzheimer/ratgeber-selbsthilfe/sexualitaet
- http://www.geriatrienetzwerk-ost-sachsen.de/demenz/demenz-und-sexualitaet

Fortbildungsangebote
- https://www.deutsche-alzheimer.de/termine/fortbildungstermine.html

Tipp

Überlegungen der Pflegefachkräfte:
- Thematisierung von Übergriffen im Team
- Supervision zu diesem Themenfeld beantragen
- konsequente Bezugspflege
- gleichgeschlechtliche Pflege
- Ankündigung aller Arbeitsschritte bei der Grundpflege
- klare Hinweise auf unangemessenes Verhalten
- eindeutiges Auftreten
- Distanz wahren
- Grenzen klar und nachvollziehbar ziehen
- Kleidungsstil beachten
- Verlegung des zu Betreuenden auf eine andere Station
- Kleidung tragen, die sich nicht leicht ausziehen lässt
- einheitliche Haltung aller Pflegenden
- erwünschtes Verhalten verstärken, unerwünschtes ignorieren
- sexuell übergriffiges Verhalten ist nicht gegen die Pflegenden gerichtet, sondern ein Teil der Erkrankung
- Grenzen setzen im täglichen Umgang
- Schlafplätze ggf. trennen
- Werden in der Öffentlichkeit einem Dritten anstößige Angebote unterbreitet, ist es sinnvoll die Situation zu erklären. Die meisten Menschen können dann auch Verständnis aufbringen (vgl. Meury 2012).

Reflexionsfragen für pflegende Angehörige
- Kann/will ich als Partner/-in weiterhin eine sexuelle Beziehung pflegen?
- Sollte die (Intim-)Pflege durch Pflegefachkräfte übernommen werden?

Beispiel

Petra P. (75 Jahre) ist psychisch am Ende. Sie kann mit niemandem über ihr Problem reden. Sie wird zunehmend ängstlicher und hat erste depressive Symptome.

Was ist geschehen?
Petra pflegt seit sieben Jahren ihren Ehemann Peter, der an einer Demenz vom Alzheimer-Typ erkrankt ist. Ein ambulanter Pflegedienst unterstützt sie, am Wochenende kommen ihre gemeinsamen Kinder zu Besuch. Vordergründig scheint alles in Ordnung zu sein.
Doch es gibt etwas, worüber Petra bislang schamvoll geschwiegen hat, etwas, was sie nicht verstehen kann. Fast täglich „ertappt" sie ihren Mann: Er liegt im Bett, die Hände unter der Decke und onaniert. Manchmal legt er sogar die Decke zur Seite. Scham kennt er keine mehr – selbst wenn sie ins Zimmer kommt, unterbricht er das Onanieren nicht. Bislang konnte Petra sein Verhalten geheim halten. Letzte Woche aber onanierte er in Gegenwart der jungen Pflegefachkraft Katja.

Was kann Petra tun?
Petra sollte mit den Pflegefachkräften über die Situation sprechen. Dass Petra Scham verspürt, ist völlig normal. Die Thematisierung mit den Pflegefachkräften ist in dieser Situation jedoch unerlässlich, da nur so **gemeinsam** überlegt werden kann, wie mit Peters ‚Onanierorgien' umgegangen werden sollte.
Das Ins-Gespräch-Kommen wird Petra entlasten, da sie sich mit der Situation nicht mehr alleine fühlt.
Wenn eine Pflegesituation gelungen ist und Peter nicht onaniert hat, solange Katja ihn pflegt, kann Petra danach zu Peter gehen und gemeinsam mit ihm z. B. ein Kreuzworträtsel lösen, das er gerne macht (positive Verstärkung).

Was kann die Pflegefachkraft tun?
Katja kann das Onanieren direkt ansprechen und Peter bitten, jetzt aufzuhören, solange sie da ist, da sie sonst ihrer Arbeit nicht nachgehen kann. Später, wenn sie wieder weg ist, kann er gerne weitermachen, aber solange fremde Menschen im Raum sind, sollte Peter es unterlassen. Auch kann Katja Peter Aufgaben geben, die er während der Pflege übernehmen kann: „Peter, geben Sie mir mal bitte den Waschlappen. Ziehen Sie mal das Oberteil aus, während ich den Waschlappen nass mache. So, nachdem Sie jetzt das T-Shirt ausgezogen haben, setzen wir Sie jetzt gemeinsam auf, dazu geben Sie mir beide Arme." Mit diesen Anweisungen zeigt Katja Peter auf, was nacheinander passiert. Solange Katja Peter beschäftigt und in die Pflegesituation miteinbindet, hat er auch keine Zeit, zu onanieren.

Literaturverzeichnis

ÄRZTEZEITUNG.DE: Cholinesterase-Hemmer bremst auch schwere Alzheimer-Demenz. http://www.aerztezeitung.de/medizin/krankheiten/demenz/article/465344/cholinesterase-hemmer-bremst-schwere-alzheimer-demenz.html (13.04.2016)

DE GRUYTER: Pschyrembel Klinisches Wörterbuch 2014, 265. Auflage, Berlin: Verlag Walter de Gruyter, 2013, S. 457

FAUST, V.: PSYCHIATRIE HEUTE. Seelische Störungen erkennen, verstehen, verhindern, behandeln. Sexuelle Verhaltensstörungen bei Demenz, 2015. Abgerufen unter: www.psychosoziale-gesundheit.net/pdf/Int.1-Sexuelle_Verhaltensstoerungen_bei_Demenz.pdf

FISCHER-BÖROLD, C.: Demenz: Visite Gesundheitsbibliothek, Hannover: Schlütersche, 2006

FÖRSTL, H. (o.J.): Geschichte der Demenz und ihrer Behandlung. Abgerufen unter: www2.psykl.med.tum.de/geschichte_history/karenberg_demenzen.html (13.04.2016).

ICD 10: Abgerufen unter: www.icd-code.de/icd/code/F64.-.html (13.04.2016).

MEURY, M.: Sexualität und Demenz. Schweizerische Alzheimervereinigung, 2012. Abgerufen unter: www.alzbb.ch/broschueren.php (15.10.2015).

MÜLLER, J.: Alzheimer – eine Krankheit macht Geschichte, 2013 Abgerufen unter: www.dasgehirn.info/entdecken/morbus-alzheimer/alzheimer-2013-eine-krankheit-macht-geschichte-9820 (13.04.2016).

www.alzheimerinfo.de/alzheimer/demenz_alzheimer/ (13.04.2016)

ZENNECH, H.-U. et al.: Lehrbuch Altenpflege, Hamburg: Verlag Handwerk und Technik GmbH, 2014

11 Intimpflege

Gepflegt zu werden, löst bei Menschen verschiedene Gefühle aus. Allen gemeinsam aber ist, dass die Pflegesituation immer mit einem Eingriff in die **Selbstbestimmung** des Menschen einhergeht. Besonders deutlich wird es dann, wenn der zu Pflegende nackt ist – zumal Nacktheit im deutschen Kulturkreis zumeist auch mit Schutzlosigkeit und Hilflosigkeit assoziiert wird. Im Kontext mit Sexualität kommt daher der **Intimpflege** eine besondere Bedeutung zu.

11.1 Intimpflege aus verschiedenen Perspektiven

Aus **Perspektive der zu Pflegenden**:
- Ich bin nackt und werde angeschaut.
- Ich werde an intimen Stellen berührt.
- Ich habe Sorge, sexuell erregt zu werden.
- Ich möchte nicht von einem/einer Fremden angefasst werden.
- Aus Sicht eines/einer **homosexuellen** zu Pflegenden: „Ich habe mein Leben lang nur mit Männern/Frauen verkehrt und nun werde ich von einer Frau/einem Mann an Stellen angefasst, wo ich das nicht durch eine Frau/einen Mann möchte."
- Was denkt er/sie von mir, wenn er/sie mich so sieht?
- Ich fühle mich alt und hässlich und will nicht angeschaut werden.

Nicht weniger schwierig kann dies aus der **Perspektive der Pflegefachkraft** sein:
- Ich muss einen Mann/eine Frau da anfassen, wo ich ggf. nur meine Sexualpartner/-innen anfasse.
- Es ist mir peinlich, einen anderen Menschen nackt zu sehen.
- Das muss schlimm sein für den zu Pflegenden, wenn er/sie so hilflos ist.
- Es ist mir unangenehm, wenn die zu Pflegenden durch die Intimpflege sexuell erregt werden.

All diese verschiedenen Gedankengänge, die sicherlich an dieser Stelle noch weiter ausdifferenziert werden könnten, befinden sich mit im Raum, während die Intimpflege durchgeführt wird. Darüber hinaus wird mit der Intimpflege auch die Reinigung von Körperausscheidungen verbunden, was in der deutschen Kultur weitestgehend tabuisiert ist.

Grundsätzlich gilt, wie für alle Pflegehandlungen, auch in der **Intimpflege werden** alle Handlungen, die durch den Pflegenden selbst erbracht werden können, durch diesen auch erbracht.

Merke

Die Intimsphäre der zu Pflegenden hat **oberste Priorität**, daher hat die Pflegefachkraft dafür zu sorgen, dass die Intimpflege in einem geschützten würdevollen Rahmen stattfindet. Dieser schließt sowohl den **Sichtschutz** ein als auch eine sehr **einfühlsame** und zugewandte Pflege der Genital- und Analregion. Auch der **Wunsch** der zu Pflegenden, wer ihn/sie im Intimbereich pflegen soll, ist so weit irgend möglich, Folge zu leisten.

Die Intimpflege wird **täglich** durchgeführt. Bei Menschen mit Harn- oder Stuhlinkontinenz ist diese sogar **mehrmals täglich** notwendig.

Grundsätzlich sollten folgende Punkte bei der Durchführung der Intimpflege beachtet werden:

- Händedesinfektion vor und nach der Intimpflege
- Hände vor der Intimpflege anwärmen
- Handschuhe tragen
- Wird Intimpflege im Rahmen der Körperwäsche durchgeführt, so werden Waschwasser (Körpertemperatur), Handtuch und Waschlappen hierfür gesondert zur Verfügung gestellt.
- Bei Infektionen werden ausschließlich Einmalwaschlappen benutzt und ordnungsgemäß entsorgt.
- Gewaschen wird immer von vorne nach hinten. Vom Intimbereich hin zum Analbereich, um Darmkeime nicht in den Intimbereich gelangen zu lassen.

Merke

Die **Hautflora** im Intimbereich gehört zu den empfindlichsten am ganzen Körper, daher sollte die Intimpflege lediglich mit klarem Wasser erfolgen. Wenn Pflegemittel zum Einsatz kommen, dann nur solche, die speziell für den Intimbereich gekennzeichnet sind.

(vgl. Berkefeld in Zenneck et al. 2014)

11.2 Intimpflege bei Frauen

Bei **Frauen** ist darauf zu achten, dass eine wasserfeste Unterlage unter das Gesäß gelegt wird. Danach wird die Frau gebeten, die Beine anzuwinkeln und zu spreizen.

Bei der Intimpflege werden stets weiche Waschlappen oder Mullläppchen verwandt. Bei der Frau werden die inneren Schamlippen, medizinisch als **Labien** bezeichnet, gespreizt und mit je einem Strich gesäubert. Der Vorgang wird ggf. so lange wiederholt, bis die inneren Schamlippen sauber sind.

Merke

Gereinigt wird immer
- von innen nach außen,
- vom Intimbereich in Richtung Analbereich.

Feuchte Stellen werden mit einem weichen Tuch trocken getupft, damit sich kein feuchtes Milieu bilden kann, in dem sich Pilze ansiedeln könnten.

Nach demselben System werden nun auch die äußeren Labien gereinigt. Daran anschließend werden die Leistenbeuge und die Bikinizone gereinigt (vgl. Berkefeld in Zenneck et al. 2014).

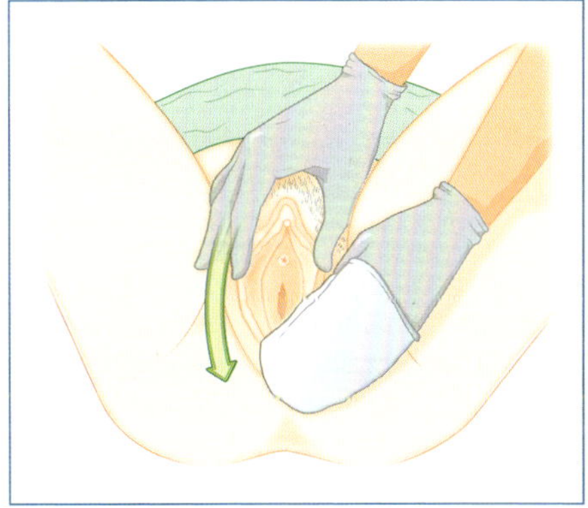

Abb. 11.1: *Intimpflege bei der Frau*

> **Tipp**
>
> Was kann die Pflegefachkraft tun, wenn der/die zu Pflegende bei der Intimpflege erregt wird?
> – Durchatmen! Sowohl für den/die zu Pflegenden als auch für die Pflegefachkraft ist dies immer eine besondere Situation.
> – Wenn eine Erregung erkennbar ist, hilft es, kurz aufzuhören und evtl. das Thema und auch die Tätigkeit zu wechseln.
> – Nachfragen, ob der/die zu Pflegende kurz seine/ihre Ruhe haben möchte und ggf. Zeit geben, damit sich derjenige beruhigen kann.

11.3 Intimpflege beim Mann

Die Intimpflege kann für Männer besonders unangenehm werden, wenn sie im Laufe der Intimpflege eine **Erektion** bekommen. Hier gilt es, besonders einfühlsam mit der Situation umzugehen. In der Praxis haben sich besonders drei Vorgehensweisen bewährt:

– Intimpflege vorher ankündigen
– sicher in der Durchführung sein
– ablenkendes Gespräch bei der Intimpflege führen

Wie bei der Frau auch, wird gerade bei bettlägerigen Männern eine wasserfeste Unterlage unter das Gesäß gelegt. Der Mann wird gebeten die Beine zu spreizen.

Zunächst wird die **Vorhaut** vorsichtig zurückgezogen und die Eichel gereinigt. Dabei wird vom Eingang der Harnröhre zur Vorhaut hin gereinigt, im Anschluss wird die Eichel trocken getupft und die Vorhaut wieder vorsichtig vorgeschoben.

Danach werden Penis, **Hodensack** und Leistenbeuge gewaschen und anschließend trocken getupft.

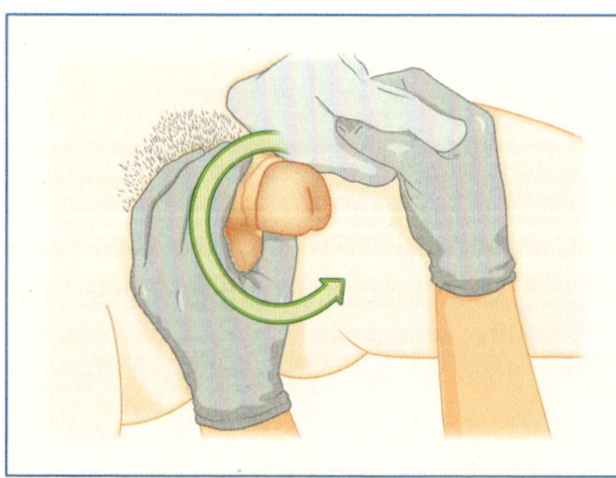

Abb. 11.2: *Intimpflege beim Mann*

Sollte es dennoch zu einer Erektion kommen, so kann es sinnvoll sein, die Intimpflege zu unterbrechen. Je nach Beziehungsebene zum zu Pflegenden kann ein Witz die Situation auch auflockern und sie im wahrsten Sinne des Wortes entspannen.

> **Merke**
>
> Auch die Intimpflege muss dokumentiert werden:
> – Zeitpunkt und Durchführung der Intimpflege
> – Auffälligkeiten, z. B. Entzündungen, Pilzbefall, Schmerzäußerungen
> – Wünsche zur Intimpflege durch den zu Pflegenden
> – Zwischenfälle während der Situation

(vgl. Berkefeld in Zenneck et al. 2014)

11.4 Analpflege

Die **Analpflege** wird sowohl im Zusammenhang mit der allgemeinen täglichen Körperpflege durchgeführt als auch bei stuhlinkontinenten Pflegebedürftigen.

Dabei ist eine **feuchte Reinigung** meist sinnvoller als eine trockene, da sowohl ein stärkerer Reinigungseffekt einsetzt als auch die empfindliche Hautflora mehr geschützt wird.

Der Pflegevorgang im Analbereich entspricht dem der allgemeinen Intimpflege.

Gerade im Analbereich kommt es immer wieder zu leichten Rissen der Haut, dann empfiehlt es sich, **Wundschutzcreme** – nach ärztlicher Anordnung – zu verwenden. Dabei gilt: Weniger ist mehr. Es darf nicht zu viel Creme verwandt werden, da noch Sauerstoff an die Haut gelangen muss. Zu viel Creme fördert ein feuchtes Milieu und es steigt die Chance, dass sich Pilze und Bakterien vermehren.

Tipp

Gegen starken Geruch durch oft nasse Einlagen können 1–2 Tropfen ätherische Öle helfen.
Bei starker Verschmutzung und leichtem Wundsein im Analbereich hilft ein Sitzbad.

(vgl. Berkefeld in Zenneck et al. 2014)

11.5 Intimität & ich – Pflegefachkräfte und pflegende Angehörige im Spannungsfeld der Intimpflege & Sexualität

Sexualität ist und bleibt trotz aller gesellschaftlichen Veränderungen ein Tabuthema. Gerade der Verlust der Intimsphäre ist für beide Seiten schwierig. Für die zu Pflegenden, da diese ihre **Selbstbestimmung** einbüßen und ständig Eingriffe in ihre **Intimsphäre** erleben. Für die Pflegenden – gerade für pflegende Angehörige – vertauschen sich die Rollen. Waren es in der frühen Kindheit die Eltern, die die Pflege übernommen haben, so kehrt sich dieser Prozess nun um. Wird den Kindern nach und nach **Autonomie** zugestanden, verlieren die Eltern im Alter nun zunehmend an Autonomie und Selbstbestimmung. Dieser Prozess ist bitter für beide. Die professionelle Fachkraft hat ggf. eine stärkere **professionelle Distanz** zu den zu Pflegenden, dennoch ist der Eingriff in die **Intimzone** von Fremden auch ein Übergriff, der eigene Schamgrenzen berührt. Sei es, weil die Pflegefachkraft sich Gedanken macht, wie wird das eines Tages bei mir sein, oder weil der alte Mensch sich nicht pflegen lassen möchte.

Die Grundvoraussetzung, mit diesem Spannungsfeld fertigzuwerden, ist die **Reflexion** des beruflichen Alltags. Dazu können folgende Reflexionsfragen hilfreich sein:

Reflexionsfragen zum Thema Nähe vs. Distanz
– Wie viel körperliche Nähe ertrage ich? – Wo möchte ich angefasst werden? – Bei welchem zu Pflegenden lasse ich was, warum zu? Darf z. B. Herr Mayer mir näher kommen als Herr Müller? – Warum mag ich das Anfassen bestimmter Körperregionen nicht? – Wie gehe ich mit Trauer um? – Wie begrüße und verabschiede ich meine zu Pflegenden? – Wie lasse ich mich ansprechen? Frau/Herr …? Sie? Du?
Tabuzonen
– Wo ist meine körperliche Grenze? – Wie nah lasse ich zu Pflegende an mich heran? Warum? – Was ist mir unangenehm bei der Intimpflege? Warum? – Was erregt mich bei der Pflege? – Was widert mich bei der Pflege an? – Wie fordere ich meinen Abstand zum anderen ein? – Wie verhalte ich mich, wenn ich z. B. in den Hintern gekniffen oder Schatz/Schätzchen genannt werde? Welche Alternative gäbe es zu meiner Reaktion?
Intimsphäre
– Klopfe ich an beim Betreten des Zimmers und respektiere damit die Intimsphäre der zu Pflegenden? – Wie stehe ich zu Pärchenzimmern und warum? – Wie organisiere ich Intimsituationen, z. B. Waschsituationen? Wie gehe ich vor? Achte ich darauf, wie es dem anderen damit geht und wie tue ich das? – Wie reagiere ich, wenn ich jemanden beim Onanieren antreffe und warum?

Literaturverzeichnis

ZENNECK, H.-U. et al.: Lehrbuch Altenpflege, Hamburg: Verlag Handwerk und Technik GmbH, 2014

Beispiel

Herr Müller, 75 Jahre alt, wohnt seit gut fünf Jahren in dem Pflegeheim „St. Luisa“. Er ist ein sehr schüchterner Mann, der sich in seinem Körper nach eigenen Angaben noch nie so wirklich wohlgefühlt hat. Leider ist seine Intimpflege durch eine männliche Pflegefachkraft nicht möglich. Die neue Pflegefachkraft Frau Schulze übernimmt seit einigen Wochen die Pflege. Gestern hatte Herr Müller eine starke Erektion bei der Intimpflege. Dies war ihm so peinlich, dass er sich nun weigert, sich noch einmal von ihr waschen zu lassen.

Was kann die Einrichtung bzw. die Pflegefachkraft tun?

- Die Pflegefachkraft sollte mit Herrn Müller während der Pflege sprechen und erklären, was sie gerade tut, damit Herr Müller sich darauf einlassen kann.
- Herr Müller sollte sich so weit wie möglich selber pflegen.
- Die Pflegefachkraft sollte darauf achten, dass Fenster und Türen während der Intimpflege geschlossen sind.
- Sollte sich eine Erektion „ankündigen“, kann die Pflegefachkraft die Pflege unterbrechen und an einer anderen Körperstelle weitermachen.
- Positives Zusprechen und darauf hinweisen, dass eine Erektion nicht schlimm ist und jedem passieren kann, ist hilfreich, um Herrn Müller zu entlasten.
- Die Pflegefachkraft sollte bei der Leitung der Einrichtung darauf hinweisen, dass es für Herrn Müller wichtig wäre, von einer gleichgeschlechtlichen Pflegefachkraft gepflegt zu werden.

Exkurs – Schattenseite des Sexuellen – sexualisierte Gewalt im Alter

Neben der bunten Vielfalt der Sexualität, den verschiedenen Erscheinungsformen, Paarkonstellationen, dem Spaß und der Freude, die Sexualität macht, besteht immer auch eine negative Seite der Sexualität, der sexuelle Missbrauch. Der Exkurs zum sexuellen Missbrauch wurde mit Absicht aus der Zahlenfolge genommen, da sexueller Missbrauch nichts mit Sexualität zu tun hat, sondern mit Macht und Machtmissbrauch. So unschön der Tatbestand des sexuellen Missbrauchs auch sein mag, so notwendig ist dessen Thematisierung. Gerade dann, wenn Abhängigkeitssysteme bestehen. Immer dann besteht die Gefahr, dass die Position des Schwächeren ausgenutzt wird. Besonders in einem so intimen Bereich wie der Sexualität.

Merke

Die Mehrzahl der Opfer ist weiblich, die Mehrzahl der Täter ist männlich, dennoch können durchaus auch Männer Opfer von sexualisierter Gewalt werden und Frauen Täterinnen sein.

Zunächst wird im folgenden Kapitel eine Begriffsannäherung an den Missbrauchsbegriff vorgenommen.

E.1 Sexualisierter Missbrauch – eine Begriffsannäherung

Innerhalb der Forschungsliteratur existieren mittlerweile so viele Begrifflichkeiten für die Beschreibung von **sexuellem Missbrauch**, dass es für die Forschenden auf diesem Gebiet schwierig wird, die unterschiedlichen Begrifflichkeiten inhaltlich zu fassen. Dabei reichen die Bezeichnungen von „sexueller Missbrauch" (vgl. Hartwig 1990) über „sexueller Kindesmissbrauch" (vgl. Wenninger 1994) sowie „sexuelle Misshandlung" (vgl. Steinhage 1991). Die verschiedenen Benennungen deuten sowohl in ihrer Vielfalt als auch in ihrer zeitlichen Kontextuierung auf einen regen Diskurs in Bezug auf dieses Thema hin, nicht zuletzt, weil sexualisierter Missbrauch einen mehrdimensionalen Charakter aufweist.

Grundsätzlich lassen sich aber zwei definitorische Grundsatzformen voneinander unterscheiden. Die **enge Begriffsfassung** und die **weite Begriffsfassung**.

Die **enge Begriffsfassung** reduziert sexuellen Missbrauch lediglich auf Handlungen, die mit **direktem Körperkontakt** zwischen Tätern/Täterinnen und Opfern einhergehen. **Nash** setzt dafür gar die Berührungen der Genitalien voraus. **Bagley** erweitert die Körperzonen auf Genitalien und Brustbereich. Er zeigt auf, dass die sexuelle Handlung gegen den Willen des Opfers stattfindet. Diese Haltung, des Nichtwollens sexueller Handlungen unterstützen die meisten Autoren.

Grundsätzlich wird der engen Begriffsfassung unterstellt, besonders empirischen Untersuchungen gerecht zu werden, da objektive Daten generiert werden können. Dennoch bestehen weitreichende Nachteile dahingehend, dass nicht alle Merkmale eines sexuellen Missbrauchs erfasst werden können und somit Fälle erst gar nicht als sexueller Missbrauch klassifiziert werden.

Die **weite Begriffsfassung**, die z. B. auch verbalen Missbrauch miteinbezieht, hat den Vorteil, dass sie die Komplexität des sexuellen Missbrauchs nicht ausschließlich auf das Sexuelle reduziert und somit den (Forschungs-)Blickwinkel auch auf die damit einhergehenden Handlungen lenkt.

Merke

Die Begriffsfassungen für **sexuellen Missbrauch** sind vielfältig und unterscheiden sich in **enge bzw. weite Begriffsfassungen**. Enge Begriffsfassungen sind jene, die ein besonderes Augenmerk auf den sexuellen Akt legen. Weite Begriffsfassungen hingegen beziehen auch z. B verbalen/nonverbalen Missbrauch mit ein.
Als sexualisierten Missbrauch können alle Handlungen verstanden werden, die gegen die sexuelle Selbstbestimmung eines Menschen gehen, dies beinhaltet sowohl physische als auch psychische Grenzüberschreitungen.

E.2 Zahlen, Daten, „Fakten"

Statistisch erhobene Zahlen erwecken den Anschein, sicheres Wissen über verschiedene Phänomene generieren zu können. Bei genauerer Betrachtung jedoch fällt auf, dass das vorhandene Datenmaterial zum sexualisierten Missbrauch alles andere als widerspruchsfrei ist. Die Untersuchungsergebnisse in Bezug auf sexualisierten Missbrauch weisen mitunter eine erhebliche Differenz auf. Für aussagekräftige Untersuchungsergebnisse müssen forschungsmethodologisch drei Voraussetzungen erfüllt sein:

- Falldefinition/Begriffsannäherung
- Stichprobe
- Befragungsinstrument (vgl. Ernst 2005, Bange 2004)

Alle drei Kriterien sind bislang noch problematisch, da nicht alle Studien diesem Standard gerecht werden. Jegliche Publikation in Bezug auf angebliche Missbrauchszahlen sollten daher kritisch nach den oben genannten Kriterien gelesen werden.

Dunkelfeld

Zusätzlich kommt erschwerend hinzu, dass es eine große Zahl nicht dokumentierter bzw. angezeigter Fälle gibt (vgl. Heiliger u. a. 2005). Das sogenannte **Dunkelfeld**.

Hellfeld

In der amtlichen Kriminalstatistik, jener Statistik, die als **Hellfeld** bezeichnet wird, da hier die angezeigten Straftaten registriert und ausgewiesen werden, schwankt die Zahl der Opfer sexualisierten Missbrauchs enorm.

Merke

Grundsätzlich ist es schwierig, **konkrete Zahlen** für sexualisierte Gewalt zu liefern. Dies liegt daran, dass nicht alle Fälle zur Anzeige gebracht werden. Festzuhalten ist aber, dass Menschen in Abhängigkeitsverhältnissen, z. B. in Heimen, einer erhöhten Gefahr ausgesetzt sind, Opfer sexualisierter Gewalt zu werden.

E.3 Tatumstände sexualisierter Gewalt

Aus den Studien zu sexualisierter Gewalt an Kindern können einige allgemeingültige Schlüsse auf sexualisierte Gewalt im Alter abgeleitet werden.

Innerfamilialer und außerfamilialer sexueller Missbrauch

Bange (2007) kommt in seiner Untersuchung zum Schluss, dass sexualisierter Missbrauch am häufigsten von Bekannten aus dem außerfamilialen Nahraum, z.B. Nachbarn, Pfarrer, Lehrer, Freunde der Familie, verübt wird. Dies gilt auch für Menschen, die in Institutionen untergebracht sind. Bange konnte nachweisen, dass viele Täter/-innen in pflegerischen Berufen anzutreffen sind (ebd.).

Arten des sexuellen Missbrauchs

Kloiber kam in seiner Befragung von Opfern sexuellen Missbrauchs zu dem Schluss, dass 30 % der Befragten orale oder anale Penetrierung erlitten, die nicht in ihrem Einverständnis geschahen. Etwa 40 % mussten genitale Manipulationen über sich ergehen lassen (aktionistischer Missbrauch). Ca. ⅓ waren Opfer exhibitionistischer Übergriffe (vgl. Kloiber 2002).

> **Merke**
>
> Sexualisierter Missbrauch findet am häufigsten im **sozialen Nahraum** statt. Die Täter/-innen sind also bekannt und haben häufig emotionale Bindungen zu ihren Opfern.

E.4 Typologie der Täter/-innen

Noch bis weit in die 1990er-Jahre hinein vertraten Fachvertreter/-innen folgende Meinung: „Die meisten Sexualdelikte werden von sexuell und sozial unreifen Personen verübt, die durch den Kontakt mit [...] sexuelle Befriedigung suchen. [...] Die meisten Täter/-innen fühlen sich von Kindern jedoch nicht in besonderem Maße angezogen. Sie suchen die sexuelle Stimulation [...] mit Kindern lediglich, um eine [...] unerreichbare oder unzulängliche Beziehung mit einer erwachsenen Person zu kompensieren“ (Kutchinsky 1991: 35f.).

Kutchinsky macht an dieser Stelle einen weiteren Punkt deutlich: Bis in die Gegenwart hinein wurde sexueller Missbrauch immer nur im Kontext von sexuellem Missbrauch an Kindern thematisiert. Dabei darf nicht außer Acht gelassen werden, dass die heutigen alten Menschen auch alle Kinder waren und einige in den Wirren der Kriegsjahre viele sexuelle Übergriffe erleben mussten.

Heute weiß man, dass es den/die Täter/-in, dem/der man es an der Nasenspitze ansehen kann, nicht gibt. Die Täter/-innen, die sexualisierten Missbrauch begehen, sind „Durchschnittsmenschen“, die unauffällig wirken und in aller Regel gut an gesellschaftliche Grundvereinbarungen angepasst sind.

E.5 Täter/-innenstrategien

Ein Hauptaugenmerk der meisten Täter/-innen besteht darin, sowohl das gesamte soziale Umfeld als auch die nächsten Angehörigen ihrer Opfer „einzuwickeln“. Da Taten lange geplant werden, ist es den Tätern/Täterinnen wichtig, nicht aufzufallen. Diese soziale Anpassung und Vertrauensbeziehung zu den nächsten Bezugspersonen ist aus Sicht der Täter/-innen notwendig, um nach einem sexualisierten Missbrauch Verwirrung innerhalb des Bezugssystems zu stiften. Ziel ist es hier, das Umfeld so „einzulullen“, dass Warnhinweise des Klienten durch die nächsten Bezugspersonen nicht gesehen werden (vgl. Heiliger 2000; Bullens 1995).

Emotionale Bindungen aufbauen

Die Täter/-innen sind bemüht, eine möglichst **emotionale Beziehung** zu ihren Opfern aufzubauen und zu halten. Oft werden diese sozialen Beziehungen so weit intensiviert, dass die Täter/-innen als eine der wichtigsten Bezugspersonen für das jeweilige Opfer werden (vgl. Bullens 1995; Berliner/Conte 1990).

Gerade dann, wenn die Täter/-innen nicht direkt zum nächsten Familiensystem gehören, spähen sie die sozialen Kontexte, in denen sich die Klienten bewegen, systematisch aus. Auch die Beziehung, die die Klienten zu ihren Angehörigen haben, wird systematisch analysiert (vgl. Enders 2001; Karremann 2010). Dieser Ausspäh- und Erkundigungsprozess wird in der Literatur häufig mit dem Begriff „**Grooming Process**" beschrieben (vgl. Bullens 1995). Berliner und Conte (1990) konnten nachweisen, dass dieser Grooming Process in aller Regel ziemlich erfolgreich verläuft.

Verhalten im Entdeckungsfall

Selbst wenn die Täter/-innen und ihre Taten publik werden, verhalten sie sich strategisch geschickt. Auch hier versuchen sie systematisch, ihre Taten zu verdecken. Dies geschieht teilweise dahingehend, dass sowohl Angehörige und/oder die Opfer als Lügner bezeichnet werden. Auch versuchen die Täter/-innen Fürsprecher für sich und ihren Leumund zu finden, um so die Opfer und ihre Angehörigen als unglaubhaft dastehen zu lassen. Deegener konnte in seiner Längsschnittuntersuchung feststellen, dass viele Täter/-innen bei zu großer Gegenwehr dazu neigen, einige Grenzverletzungen zuzugeben und diese aber als einmalige Aktionen zu deklarieren. Deegener bezeichnet dieses Vorgehen als „**Verantwortungs-Abwehr-System**". Es soll im Grundsatz von den eigentlichen Taten ablenken und das Selbstbild der Täter/-innen aufrechterhalten (vgl. Deegener 1995).

> **Merke**
>
> Täter/-innen sind sehr bemüht, enge, emotionale **Abhängigkeitsverbindungen** zu ihren Opfern herzustellen. Dazu kundschaften sie systematisch das soziale Umfeld des Opfers aus (**Grooming Process**). Im Entdeckungsfall neigen die Täter/-innen dazu, entweder alles abzustreiten oder aber leichte Grenzüberschreitungen zuzugeben, die sie nachträglich herunterspielen (**Verantwortungs-Abwehr-System**).

E.6 Folgen sexualisierten Missbrauchs

Die **Folgen** eines sexualisierten Missbrauchs sind vielfältig und individuell unterschiedlich. Dennoch konnte festgestellt werden, dass Essstörungen, vor allem bei Frauen, aber auch Albträume und Flashbacks, beides Anzeichen für eine posttraumatische Belastungsstörung, sowie retardiertes Verhalten, wie Wieder-Einnässen, als auch Sprachstörungen gegeben sein können (vgl. Bange 1992; Richter-Appelt 1995). Bei erwachsenen Männern konnte nachgewiesen werden, dass sie häufig auch sexuelle Funktionsstörungen aufwiesen (vgl. Richter-Appelt 1995).

E.7 Präventionsstrategien

Prävention in seiner Wortbedeutung „Vorbeugung, Verhütung" hat das Anliegen, vorbeugend zu wirken (vgl. Dieterich/Rietz 1996). Da, wie oben bereits ausgeführt, sexualisierter Missbrauch vielfältig ist, müssen auch die **Präventionsstrategien** vielfältig sein.

Gendersensible Pflege

Dieser Ansatz in Anlehnung an **Focks** geht davon aus, dass das pflegerische Fachpersonal zunächst eine **sensible Haltung in Bezug auf Geschlecht und Geschlechtlichkeit entwickeln** muss. Dazu verweist Focks darauf, dass es aus Perspektive einer geschlechtssensiblen Pflege drei verschiedene Sichtweisen auf das Geschlecht geben kann.

- **Gleichheitsperspektive**: Bei der Gleichheitsperspektive handelt es sich um eine Idee der Gleichberechtigung der Geschlechter, die mit dem Aufkommen der Französischen Revolution ihren geistigen Höhepunkt erreichte (vgl. Focks 2002). Gleichheit bezeichnet keinen Sachverhalt an einzelnen Objekten, sondern Beziehungen zwischen mehreren Gegenständen, die sich auf irgendeine Weise voneinander unterscheiden (vgl. Prengel 2006). Demnach ist „Gleichheit [...] immer nur Abstraktion von gegebener Ungleichheit" (Radbruch 1950: 126). Daraus folgt nach Prengel: „Die verglichenen Dinge sind in einigen Merkmalen gleich und in anderen verschieden" (Prengel 2006: 30). Es geht also nicht darum, absolute Gleichheit herzustellen, vielmehr geht es darum, Männern und Frauen, sowie trans- und intersexuellen Klienten die gleichen Rechte und Chancen zu eröffnen, sich in ihren jeweiligen individuellen Fähigkeiten zu entwickeln.
- **Differenzperspektive**: Im Gegensatz zur Gleichheitsperspektive geht die Differenzperspektive davon aus, dass es (biologische) Unterschiede zwischen den Geschlechtern gibt, da diese unterschiedliche Erfahrungs- und Alltagswelten besitzen. Daraus folgt, dass Männer anders fühlen, handeln und denken als Frauen. Ergo fokussiert die Differenzperspektive die unterschiedlichen Erfahrungswelten der Geschlechter (vgl. Focks 2002). Problematisch an dieser Perspektive ist allerdings, dass hier allzu oft Eigenschaften verallgemeinert werden, z. B. alle Männer haben ein hohes Durchsetzungsvermögen bzw. alle Frauen sind schwach und hilflos. Wichtig bei der Annahme dieser Perspektive ist, das kulturelle System der Zweigeschlechtlichkeit nicht noch mehr zu stabilisieren, sondern unter dem Blickwinkel der Gleichheit als Analyseinstrument zu sehen (vgl. Dräger 2008) und dadurch ungerechtfertigte Minderbewertungen aufzudecken und kritisch zu beleuchten.
- **(De-)konstruktivistische Perspektive:** Der Sozialkonstruktivismus, der besonders in den 1990er-Jahren seine Blütezeit erlebte, kann als Bindeglied zwischen den beiden vorhergehenden Annahmen angesehen werden. Dabei geht er davon aus, dass Geschlechtlichkeit viel mehr „gelebt" wird (doing gender) bzw. individuell reproduziert wird, anstatt statisch zu existieren. Die **konstruktivistische Perspektive** verweist darauf, dass Normen, Werte, Ideologien und Institutionen sowie Medien die Menschen erst zu Männern bzw. Frauen machen. Es geht hier besonders um eine fragende bzw. infrage stellende Haltung und Reflexion von Geschlechtskategorien sowie um die Aufdeckung der Tatsache, dass es „die Männlichkeit" oder „die Weiblichkeit" nicht gibt. Die konstruktivistische Perspektive verlangt von den Pflegefachkräften eine hohe kognitive Leistung, da sich diese zum einen ihrer eigenen geschlechtlich gewordenen und reproduzierten Rolle gewiss werden müssen. Zum anderen wird ihnen abverlangt, den verschiedenen Reproduktionen von Geschlechtsrollen wertschätzend zu begegnen. Darüber hinaus müssen sie auch in der Lage sein, immer wieder die reproduzierten Rollen aktiv zu hinterfra-

gen, was mitunter zu Spannungen innerhalb von Gruppen führen kann. Daraus folgt, dass die (de-)konstruktivistische Perspektive als „Reise" verstanden werden kann, auf der die Pflegenden mit den ihnen anvertrauten Männern und Frauen sowie trans- und intersexuellen Menschen auf die Suche gehen nach ihrer eigenen intraindividuellen Rolle als geschlechtliches Wesen. Dazu gehört ebenfalls die Förderung der Anerkennung und Achtung der jeweiligen Seinsweise des anderen (vgl. Focks 2002).

Neben einer veränderten geschlechtssensiblen pflegerischen Grundhaltung bedarf es aber noch weiterer Schritte gegen sexualisierten Missbrauch.

Überprüfung des pflegerischen Fachpersonals auf Delikte gegen die sexuelle Selbstbestimmung

Daten über Täter/-innen konnten zeigen, dass innerhalb der Pflege leider immer wieder auch Täter/-innen zu finden sind. Es ist notwendig, diese möglichst vor Dienstantritt überprüfen zu lassen. In Anlehnung an das am 1. Januar 2012 neu in Kraft getretene Bundeskinderschutzgesetz ist es sinnvoll, von jedem in der Pflege Arbeitenden ein erweitertes Führungszeugnis zu verlangen.

Sexualpädagogik/Sexualerziehung innerhalb der Ausbildung

Trotz aller sexualpädagogischen Bemühungen muss leider immer noch festgehalten werden, dass Sexualpädagogik in deutschen Schulen immer noch sehr stark eindimensional im Fach Biologie unterrichtet wird, obwohl der KMK-Erlass von 1968 die Vielschichtigkeit in Bezug auf Sexualität vorsieht (vgl. KMK 1986). Der Grund, warum Sexualerziehung so selten über das Fach Biologie innerhalb der Schulen hinausgeht, ist simpel, lediglich 10 % der befragten Lehrkräfte fühlten sich fachlich für dieses Themenfeld zuständig (vgl. Glück et al. 1990). Daraus lässt sich schließen, dass Sexualpädagogik immer nur an einzelne Akteure/Akteurinnen gebunden ist, von deren Engagement es abhängt, wie weit Sexualpädagogik behandelt wird. Dies wiederum bedeutet, dass Pflegefachkräfte je nach Engagement einzelner Lehrkräfte mit verschiedenen sexualpädagogischen Themen konfrontiert werden oder eben mit keinen bzw. nur mit dem Nötigsten. Gerade, weil sich die wenigsten Lehrkräfte in der Lage fühlen, sexualpädagogische Lehr-Lern-Arrangements anzubieten, ist es wichtig, dass dies mehr und mehr im universitären und schulischen Kontext geschieht.

Sexualpädagogik in den Einrichtungen

Der sexualpädagogische Umgang mit Klienten/Klientinnen in den verschiedenen pflegerischen Einrichtungen ist unerlässlicher Bestandteil präventiver Bemühungen. Dabei ist eine emanzipatorische Sexualpädagogik oberstes Gebot, die gerade ältere Menschen darin bestärkt, sich selbst ihrer eigenen Grenzen bewusst zu werden und diese auch klar gegenüber Dritten artikulieren zu können. Da Sexualität nach Hopf mehr ist als genitale Sexualität, darf auch deren Thematisierungspraxis nicht eindimensional erfolgen (vgl. Hopf 1990).

Aus-, Fort- und Weiterbildung

Aus-, Fort-, und Weiterbildung des pflegerischen Fachpersonals ist essenziell notwendig, damit diese nach ihrer pflegerischen Ausbildung auf dem neuesten Stand der wissenschaftlichen Erkenntnisse bleiben. Den Fortbildungen in Bezug auf sexualisierten Missbrauch kommt dabei ein besonderer Umstand zu, nämlich dem **Umstand der Wachsamkeit**. Immer wenn

Themen erneut in einer Fort- und/oder Weiterbildung aufgegriffen werden, ist die Wahrscheinlichkeit erhöht, dass Pflegefachkräfte zumindest in der nächsten Zeit diesem Themenfeld besondere Beachtung schenken. Da sexualisiertem Missbrauch nur durch aufmerksame Beobachtung und Kooperation überhaupt ansatzweise zu begegnen ist, ist es umso essenzieller, dass in möglichst regelmäßigen Abständen die verschiedenen Teammitglieder Fortbildungen zu diesem Themenkomplex besuchen.

Informationen über sexualisierte Gewalt an Männern verbreiten

Gerade die Information darüber, dass auch Männer Opfer sexualisierten Missbrauchs werden können, ist innerhalb der Gesellschaft notwendig. Erst, wenn sich gesamtgesellschaftlich auch Männer als mögliche Opfer in den Köpfen der Menschen verankert haben, haben diese auch eine Chance, früher als bislang als solche identifiziert zu werden und somit Hilfe zu erhalten. Auch dabei ist es notwendig, aktiv die gesellschaftlichen Männlichkeitsbilder zu hinterfragen.

Vernetzung

Sexualisierter Missbrauch ist nicht alleine zu bewältigen. Es bedarf einer engen Kooperation zwischen den verschiedenen pflegerischen Einrichtungen und speziellen Fachstellen.

Die Erarbeitung von Handlungsstrategien im Einzelfall lässt sich in Arbeitskreisen realisieren. Der Vorteil dieser engen Kooperation ist, dass dabei die Handlungsstrategien nicht, wie im fachschulischen Unterricht, abstrakt bleiben, sondern ganz konkrete Konturen annehmen, insofern als dass die beteiligten Akteure/Akteurinnen vor Ort mit ihren jeweiligen Fachkenntnissen und Erfahrungen zugegen sind. Wiesner unterscheidet dabei zwei Kooperationsweisen:

1. verbindliche Festlegungen von Handlungsweisen innerhalb sozialer Dienste, die vorgeben, wann und wie zu kooperieren ist
2. die Zusammenarbeit zwischen Polizei, Gerichten/Staatsanwaltschaft und Pflegeeinrichtung (vgl. Wiesner 1997)

Schone et al. verweist in diesem Kontext auch auf den Umstand formeller und informeller Vernetzung. Oftmals ist es immer noch so, dass Kooperationen zu diesem Themenkomplex informeller Natur sind und daher der spontanen Einschätzung vereinzelter Fachkräfte unterliegen. Gerade deshalb ist es auf lange Sicht essenziell notwendig, aus den meist noch informellen, **formelle Kooperationen** werden zu lassen (vgl. Schone et al. 1997). Dies bedeutet konkret, dass: „eine Beschreibung der eigenen Kompetenzen, Stärken und Schwächen Grundvoraussetzung für eine Zusammenarbeit zwischen den Disziplinen ist" (Fegert et al. 2001: 14). Gerade das Wissen um die Stärken der Kooperationspartner macht es für alle Beteiligten leichter, festzustellen, wo im Kooperationsnetz Lücken zu schließen sind. **Rietmann/Hensen** untersuchten verschiedene interdisziplinäre Kooperationsteams und kamen zu dem Schluss, dass gerade die Verschiedenheit der Fachkräfte, deren unterschiedlicher Ausbildungs-Background und deren verschiedene Erfahrungen sich als wichtig erwiesen, um der hohen Komplexität, die sexualisierter Missbrauch beinhaltet, gerecht zu werden (vgl. Rietmann/Hensen 2007).

Gerade dann, wenn Verdachtsfälle auftauchen, ist es notwendig, dass die Pflegefachkräfte vor Ort aufmerksam sind. **Hartwig/Hensen** schlagen vor, dann besonders folgende Punkte innerhalb der Einrichtung abzuarbeiten, um in Kooperation weitere Handlungsschritte abgleichen zu können:

- genaues Sammeln und Dokumentieren aller Informationen, die zur Klärung notwendig erscheinen, schon ab dem ersten Kontakt
- Abklärung der Lebenssituation des alten Menschen und der Familie, z.B. die Untersuchung familiärer Generationengrenzen.
- Gespräche mit möglichen Hinweisgebern aus dem Umfeld des Klienten
- Intensivierung des Kontakts zum Klienten
- Beobachtung der Verhaltensweisen des/der Klienten/-in (vgl. Hartwig/Hensen 2008)

Tipp

Sexuellem Missbrauch vorbeugen

Personalauswahl

- Obligatorische Vorlage eines erweiterten Führungszeugnisses analog § 72 a SGB VIII
- Gezielte Thematisierung im Einstellungsverfahren
- Standards und Regeln der Einrichtung zum Umgang mit sexualisierter Gewalt sowie entsprechende Dienstanweisungen werden allen Arbeitsverträgen als Anhang beigefügt.
- Abgabe einer Selbstverpflichtungserklärung des/der Bewerber/-in zur Einhaltung aller Regeln und Vorschriften der Einrichtung – konkret auch zum Themenbereich „(sexualisierte) Gewalt".

Sensibilisierung

- Offene Darstellung der Regeln zur Prävention von Grenzüberschreitungen und sexualisierter Gewalt innerhalb der Einrichtung

Tipp (Fortsetzung)

- Sprechen Sie mit ihren Kollegen/Kolleginnen, wenn Sie den Eindruck haben, dass sich einzelne Bewohner ungewöhnlich verhalten.
- Offene Thematisierung und Enttabuisierung der Problematik sexualisierter Gewalt innerhalb der Einrichtung
- Vorhandensein eines sexualpädagogischen Konzepts für die Einrichtung
- Regelmäßige Aufklärung/Information von zu Pflegenden und deren Angehörigen sowie Mitarbeitern/Mitarbeiterinnen über die Möglichkeiten, sich gegen sexuelle Grenzüberschreitungen zur Wehr zu setzen

Qualifizierung

- Regelmäßige Fortbildungen zur Prävention von (sexualisierter) Gewalt für alle Mitarbeiter/-innen aller Hierarchieebenen
- Regelmäßige Teamberatung und (Team-)Supervision für alle Mitarbeiter/-innen

Haltung/Kultur/Risikomanagement

- Wertschätzung, Anerkennung, Respekt und Unterstützung der Mitarbeiter/-innen durch die Leitungskräfte
- Offene Kommunikations- und Streitkultur innerhalb der Einrichtung
- Veranstaltungen/Schulungen für ältere Menschen zur Stärkung des individuellen Selbstbewusstseins
- Regelmäßige Risikoanalyse zum Aufdecken potenzieller Gefahren und möglicher Schwachstellen in der Einrichtung

Tipp (Fortsetzung)

Kooperation/Beteiligung
- Zusammenarbeit mit externen Fachberatungsstellen bzw. Fachgremien
- Altersangemessene Formen der Beteiligung an Kommunikations- und Entscheidungsprozessen
- Beteiligung der Bewohner/-innen bei der Entwicklung des Präventionskonzepts

Intervention
- Disziplinarische arbeitsrechtliche (ggf. auch strafrechtliche) Konsequenzen gegen Mitarbeiter/-innen, die gegen einschlägige Dienstanweisungen verstoßen
- Klar festgelegte und transparente Verfahrensweise bei Verdachtsfällen von (sexualisierter) Gewalt
- Wahrung der Fürsorgepflicht der Einrichtungsleitung auch gegenüber verdächtigten Mitarbeitern/Mitarbeiterinnen

Ich bin Pflegefachkraft und habe den Verdacht eines sexuellen Missbrauchsfalls durch eine/n andere/n Kollegin/Kollegen. Was soll ich tun?
- Schreiben Sie sich mit Datum auf, welche Auffälligkeiten der Bewohner zeigt.
- Gehen Sie mit Ihrem Vorgesetzten ins Gespräch und zeigen Sie die Veränderungen an.
- Kontaktieren Sie bei konkretem Verdacht eine Beratungsstelle. Externe Hilfe ist UNERLÄSSLICH beim Verdachtsfall.
- Holen Sie sich Hilfe direkt ins Haus.
- Konfrontieren Sie erst den/die Täter/-in mit der Situation, wenn dies mithilfe einer Beratungsstelle abgeklärt wurde.

Tipp (Fortsetzung)

- Fordern Sie regelmäßige Supervison und Fortbildung zum Thema „Sexueller Missbrauch" ein.
- Halten Sie unbedingt die Beziehung zum Opfer.
- SCHAUEN SIE NICHT WEG!
- Die Website https://www.hilfeportal-missbrauch.de/startseite.html gibt Ihnen eine Übersicht über alle Beratungsstellen im Bundesgebiet.

Literaturverzeichnis

BANGE, D.: Die dunkle Seite der Kindheit, Volksblatt, 1992

BANGE, D.: Definition und Häufigkeit von sexuellem Missbrauch. In: W. Körner & A. Lenz (Hrsg.): Sexueller Missbrauch Band 1, S. 29–37, Göttingen: Hogrefe Verlag GmbH & Co. KG, 2004

BANGE, D.: Sexueller Missbrauch an Jungen. Die Mauer des Schweigens, Göttingen: Hogrefe Verlag GmbH & Co. KG, 2007

BERLINER, L., CONTE, J. R.: The process of victimization: The victims perspective. Child Abuse& Neglect, Vol 14. S. 29–40, 1990

BULLENS, R. (1995): Der Grooming-Prozess oder das Planen des Missbrauchs. In Marquardt-Mau, B. (Hrsg.): Schulische Prävention gegen sexuelle Kindesmisshandlung. Grundlagen, Rahmenbedingungen, Bausteine und Modelle. S. 55–67, Weinheim: Beltz Juventa, 1995

DEEGENER, G.: Sexueller Missbrauch: Die Täter, Weinheim: Beltz-PVU, 1995

DIETERICH, R., RIETZ, A.: Psychologisches Grundwissen für Schule und Beruf. Donauwörth: Auer Verlag GmbH, 1996

DRÄGER, T.: Gender Mainstreaming im Kindergarten, Stuttgart: Ibidem Verlag, 2008

ENDERS, U.: Zart war ich, bitter war's. Handbuch gegen sexuelle Gewalt an Mädchen und Jungen, Köln: Kiepenhauer & Witsch, 2001

ERNST, C.: Zu den Problemen der epidemiologischen Erforschung des sexuellen Missbrauchs. In G. Amman & R. Wipplinger (Hrsg.): Sexueller Missbrauch – Überblick zu Forschung, Beratung, und Therapie. Ein Handbuch, S. 61–80, Tübingen: dgvt-Verlag, 2005

FEGERT, J. M.: Sexueller Missbrauch an Kindern und Jugendlichen. In: Bundesgesundheitsblatt- Gesundheitsforschung-Gesundheitsschutz, H. 1/2007. S. 78–89, 2001

FOCKS, P.: Starke Mädchen, starke Jungs Leitfaden für eine geschlechtsbewusste Pädagogik, Freiburg: Verlag Herder GmbH, 2002

GLÜCK, G., SCHOLTEN, A., STRÖTGES, G.: Heiße Eisen in der Sexualerziehung, Weinheim: Deutscher Studienverlag, 1990

HARTWIG, L.: Sexuelle Gewalterfahrung von Mädchen: Konfliktlagen und Konzepte mädchenorientierter Heimerziehung, Weinheim: Beltz Juventa, 1990

HARTWIG, L., HENSEN, G.: Sexueller Missbrauch und Jugendhilfe Möglichkeiten und Grenzen sozialpädagogischen Handelns im Kinderschutz, Weinheim: Beltz Juventa, 2008

HEILIGER, A., HEILIGER, Anita: Täterstrategien und Prävention. Sexueller Missbrauch an Mädchen innerhalb familialer und familienähnlicher Strukturen, München: Frauenoffensive, 2000

HEILIGER, A., GOLDBERG, B.; SCHRÖTTLE, M., HERMANN, D.: Bundesministerium für Familie, Senioren, Frauen und Jugend (Hrsg.): Gender-Datenreport. 1. Datenreport zur Gleichstellung von Frauen und Männern in der Bundesrepublik Deutschland, 2005 Abgerufen unter: www.bmfsfj.de/doku/Publikationen/genderreport/01-Redaktion/PDF-Anlagen/gesamtdokument,property=pdf,bereich=genderreport,sprache=de,rwb=true.pdf (15.10.2015)

HOPF, A.: Theorie und Praxis der Sexualpädagogik. Dortmund, 1990

ICD 10: Abgerufen unter: www.icd-code.de/icd/code/F64.-.html (15.10.2015).

KARREMANN, M.: Es geschieht am helllichten Tag: Die verborgene Welt der Pädophilen und wie wir die Kinder vor Missbrauch schützen können, Köln: DuMont Buchverlag GmbH & Co. KG, 2010

KLOIBER, A.: Sexueller Missbrauch an Jungen. Epidemiologie- Erleben- Bewältigung. Eine quantitative und qualitative Untersuchung, Kröning: Roland Asanger Verlag GmbH, 2002

KMK: Empfehlungen vom 3.10.1986 zur Sexualerziehung, 1986

KUTCHINSKY, B.: Sexueller Missbrauch von Kindern: Verbreitung, Phänomenologie und Prävention. Zeitschrift für Sexualforschung 1991,4: S. 33–44, 1991

PRENGEL, A.: Pädagogik der Vielfalt, Verschiedenheit und Gleichberechtigung in interkultureller, feministischer und integrativer Pädagogik, Stuttgart: VS Verlag für Sozialwissenschaften, 2006

RADBRUCH, G.: Rechtsphilosophie, Stuttgart, 1950

RICHTER-APPELT, H.: Sexuelle Traumatisierung und körperliche Misshandlungen in der Kindheit. Geschlechtsspezifische Aspekte. In: Düring, S; Hauch, M. (Hrsg.): Heterosexuelle Verhältnisse. Beiträge zur Sexualforschung Bd. 71. S. 57–76, 1995

RIETMANN, S., HENSEN, G.: Komplexität bei Kindeswohlgefährdung als Risiko- Hinweise für eine koordinierte Steuerung bei Einschätzung und Intervention. In: Kindesmisshandlung und- Vernachlässigung. Interdisziplinäre Fachzeitschrift der DGgKV. H 2/2007, S. 24–38, 2007

SCHONE, R., GINTZEL, U., JORDAN, E., KALSCHEUER, M., MÜNDER, J.: Kinder in Not. Vernachlässigung im frühen Kindesalter und Perspektiven sozialer Arbeit, Votum, 1997

STEINHAGE, R.: Sexuelle Gewalt an Mädchen. Eine Einführung in die Thematik und Handreichungen für die begleitende therapeutische Arbeit mit Mädchen und Frauen. Praxis der klinischen Verhaltensmedizin und Rehabilitation. Nr. 4. S. 83–90, 1991

WENNINGER, K.: Langzeitfolgen sexuellen Kindesmissbrauchs: Dysfunktionale Kognition, psycho-physiologische Reagibilität und ihr Zusammenhang mit der Symptomatiik, Göttingen: Cuvillier Verlag, 1994

WIESNER, R.: Staatliches Wächteramt. In: Bange, D./Körner, W. (Hrsg.): Handwörterbuch Sexueller Missbrauch, Göttingen: Hogrefe Verlag GmbH & Co. KG, S. 591–594, 1997

Zeittafel zur Geschichte von Liebe und Sex (aus von Dijk 2007)

Vor 50 000–4 500 Millionen Jahren	Vor 4 500–3 500 Millionen Jahren	Vor 3 500–2 000 Millionen Jahren	Vor 2 000–1 500 Millionen Jahren
Im **Universum** bildet sich durch den Zusammenbruch einer gigantischen Staubwolke unser **Sonnensystem** mit der Erde als drittem, die Sonne umkreisenden Planeten.	Die **Erde** nimmt durch Einschläge riesiger Meteoriten noch weiter an Umfang zu und gewinnt mehr und mehr die Form einer Kugel.	Erst allmählich kühlen die anfangs glühenden Lavamassen der Erde ab und bilden feste **Landmassen** und die **Weltmeere**. In dieser Zeit entstehen auch die ersten Zellen, z. B. Algen und Bakterien, noch ohne Zellkern und ohne die Möglichkeit, sich sexuell fortzupflanzen. Sie vermehren sich auschließlich durch **Zellteilung** in immer gleiche Zellen.	Die ersten **Zellen mit Zellkern** vermehren sich durch **Sexualität** – das Mischen zweier Erbmassen zu einer neuen Zelle mit wiederum eigenen Erbmerkmalen: Das erste Leben entsteht – Organismen, die Stoffwechsel, Wachstum und Fortpflanzung aufweisen.

Vor 1000 Millionen Jahren	Vor 600 Millionen Jahren	Vor 400 Millionen Jahren	Vor 370 Millionen Jahren
Die ersten **vielzelligen Organismen** (wie Schwämme und Korallen) entstehen.	Die vielzelligen und wirbellosen Lebewesen, die sich selbstständig fortbewegen können (wie Würmer und Muscheln), beginnen, die Meere zu bevölkern.	Aus ihnen entwickeln sich mit den Fischen die ersten **Wirbeltiere**, die ersten Haie gibt es bereits vor rund 380 Millionen Jahren.	Auf dem Land wachsen Bäume und bilden in einigen Regionen dichte, zunächst noch von Tieren unbewohnte **Wälder**. Die ersten **Amphibien** (Tiere, die sowohl im Wasser wie an Land leben können) und die dann folgenden Insekten erkunden die Uferregionen der Landmassen. Die **Reptilien** (zu den ältesten gehören die Schildkröten und Krokodile) beginnen, länger und unabhängiger von Wasser auf dem Land zu leben.

Vor 250–150 Millionen Jahren	Vor 220–65 Millioenen Jahren	Vor 70–65 Millionen Jahren	Vor 30–25 Millioenen Jahren
Aus den Reptilien entwickeln sich die **Säugetiere** und etwas später auch die **Vögel**.	Die Dinosaurier bevölkern die Erde für gut 140 Millionen Jahre. Die neue **Eiszeit** vor ca. 65 Millionen Jahren lässt die Riesenreptilien mit vielen anderen Tierarten, die damals bereits die Erde bevölkerten, aussterben.	Die ersten **Primaten**, die Vorläufer der Affen, entwickeln sich noch zu Zeiten der letzten Dinosaurier. Es waren eher kleine, den heutigen Eichhörnchen ähnlich sehende Tiere, die auf Bäumen lebten und sich durch ein hochentwickeltes Seh- und Hörvermögen zu schützen wussten.	Die Früh-Menschenaffen, die **Hominiden**, treten auf und werden langsam geschickter im Gebrauch ihrer Hände.

Vor 22–6 Millionen Jahren	Vor 5–2 Millionen Jahren	Vor 2–200 000 Jahren	Vor 200 000–100 00 Jahren
Erst allmählich wachsen bei den **Menschenaffen** auch das Gehirn und die Differenziertheit der Laute: In voneinander unabhängigen Linien entwickeln sich vor ca. 22 Millionen Jahren zuerst die Gibbons, vor ca. 16 Millionen Jahren die Orang-Utans und vor ca. 7 Millionen Jahren die Gorillas. Vor ca. 6–5 Millionen Jahren entsteht die Familie der Schimpansen, die bis heute 99 Prozent der Erbmasse (Gene) mit dem Menschen gemeinsam haben.	Die ersten **Urmenschen** entwickeln sich: Der Gebrauch von Steinen und Stöcken als Werkzeuge (**Homo habilis** – „der Werkzeuge gebraucht“) und die Vervollkommnung des aufrechten Gangs (**Homo errectus** – „der aufrecht geht“) sind die nächsten Stufen.	In unterschiedlichen Linien, die zum Teil heute ausgestorben sind (wie der Neandertaler), dauert es noch einmal lange, bis – nach überwiegender Meinung der heutigen Forschung – in den Steppen Ostafrikas die entscheidende Stufe zum modernen Menschen erklommen wird – die zum **Homo sapiens** („der seinen Verstand gebraucht“).	In **Afrika** entwickelt sich die bis dahin größte Vielfalt des modernen Menschen – unterschiedliche Clans, Ethnien und Völker entstehen und passen sich den jeweiligen klimatischen und geografischen Bedingungen an. Sie entwickeln den Gebrauch von Werkzeugen weiter und differenzieren ihre verschiedenen Sprachen. All dies reicht jedoch noch nicht aus, um den Menschen sesshaft werden zu lassen. Alle frühen Völker des modernen Menschen sind **Nomaden**, die zuerst allein, später mit ihren gezähmten Tieren sich Klima und Nahrungsvorkommen durch Umherziehen anpassen.

Vor 100 000 – 10 000 Jahren	Ab 7 000 v. Chr.	Ab 5 000 v. Chr.	Ab 3 000 v. Chr.
Eine Gruppe von vermutlich nur einigen 100 Menschen verlässt vor etwa 100 000 Jahren Afrika über die einzige Landverbindung – die Sinai-Halbinsel – Richtung Nahen Osten (das heutige Palästina und Israel). Sie stellen den **Genpool** (die Erbsubstanz) für alle weiteren modernen Menschen bis heute dar. Ihre Nachkommen erreichen vor etwa 70 000 Jahren **China** und über Indonesien vor 50 000 Jahren auch **Australien**. Erst vor etwa 40 000 Jahren treffen moderne Menschen im kalten **Europa** ein. Vor etwa 25 000 Jahren werden danach Nordrussland und **Nordasien** erreicht, um über die damals noch als Landverbindung bestehende Behringstraße vor 14 000 Jahren zuerst nach **Nordamerika** weiterzuziehen und vor 13 000 Jahren schließlich auch in **Mittel- und Südamerika** anzukommen.	Nomaden beginnen, in verschiedenen Teilen der Welt sesshaft zu werden. **Ackerbau und Viehzucht** in fruchtbaren Gebieten (meist in der Nähe großer Flüsse) ermöglichen den Menschen, mehr zu produzieren, als für den unmittelbaren Hunger notwendig ist. Die frei gewordene Zeit kann zur Entwicklung von **Kulturtechniken** (Weben, Schriftzeichen u. a.) verwendet werden.	Menschen können erstmals zu Hunderten, ja Tausenden eng beieinander wohnen, da ausreichend Nahrung vorhanden ist. Herrschaftsstrukturen bilden sich in den meisten größeren **Gesellschaften** heraus.	Neben anderen klassischen Reichen des Altertums entsteht als das größte, das Reich der **Ägypter** an den fruchtbaren Ufern und der Mündung des nordafrikanischen Nils. Vor dem Hintergrund des Glaubens an die Götter **Osiris** und **Isis** (die Bruder und Schwester sind) praktizieren viele Pharaonen **Geschwisterliebe** (Inzest), die dem Volk dagegen verboten ist.

Ab 2000 v. Chr.	Ab 900–250 v. Chr.	Ab 250 v. Chr.–476 n. Chr.	Ab 8–4 v. Chr.
Mit **Stammvater Abraham** (ca. 2000–1800 v. Chr.) beginnt die erste der drei großen monotheistischen Religionen: Das **Judentum Moses** (ca. 1300–1200 v. Chr.) erhält von Gott die Zehn Gebote, die als einzige sexuelle Regel im 6. Gebot den **Ehebruch** verbieten. Der erste jüdische Staat endet mit der Niederlage der Juden und der Zerstörung ihres Tempels in Jerusalem 70 n. Chr.	Das Reich der **Griechen** breitet sich im Mittelmeerraum aus. Griechische Götterwelt, Kultur und Politik (vom griech. Wort Polis) beeinflussen das Denken: Der Philosoph **Plato** (427–ca. 347 v. Chr.) notiert die Gedanken seines Lehrers **Sokrates** (ca. 470–399 v. Chr.) über **Eros** und **Schönheit. Homoerotische Beziehungen** zwischen Bürgern und männlichen Jugendlichen werden mit pädagogischen Absichten gefördert.	Das Reich der **Römer** beginnt, die griechischen Nachbarn zu unterwerfen und steigt in kurzer Zeit zur Weltmacht auf. Die griechische Götterwelt wird mit neuen Namen übernommen, gleichwohl setzen sich Römer mit anfangs strengeren Moralvorstellungen von **Ehe und Familie** gegenüber den Griechen ab. Innerhalb der Ehe erhält die **römische Bürgersfrau** gewisse Rechte in Bezug auf **Scheidung und Eigentum**. Der Dichter Ovid (43 v. Chr.–ca. 18 n. Chr.) veröffentlicht sein Buch **Die Liebeskunst** (Ars amatoria). Unter der Herrschaft der römischen Kaiser (ab 63 v. Chr.), die zunehmend selbstherrlich handeln, wird das Recht ausgehöhlt und ab 476 n. Chr. zerfällt das Reich.	Noch zur Zeit des von den Römern eingesetzten Königs Herodes wird der Jude Jesus in Bethlehem geboren und sieht sich später als von Gott gesandter Messias. **Jesus Christus** (8–4 v. Chr.–ca. 33 n. Chr.) protestiert gegen die Doppelmoral vieler Juden ebenso wie gegen die römische Besatzung, Mit seinen Jüngern begründet er das **Christentum** und wird ca. 33 n. Chr. hingerichtet. Die nächsten 300 Jahre kommt es zu Christenverfolgungen, die erst 313 enden, als der römische Kaiser Konstantin das Christentum anerkennt (ab 380 Staatsreligion). Die Anhänger von Jesus, allen voran Paulus (ca. 10–60 n. Chr.), predigen eine strenge **Sexualmoral**. Frauen werden als „**Jungfrauen**" verehrt. Diejenigen, die von den vorgegebenen Regeln abweichen, werden später auch zu **Hexen** erklärt, die angeblich **Sex mit dem Teufel** hätten. Allein in Deutschland werden im Mittelalter rund 25 000 Frauen als **Hexen hingerichtet**.

Um 200–300	Ab 622	Ab 645	930–950
In Indien veröffentlicht der Hindu-Gelehrte **Vatsyayana** die Liebesverse **Kamasutra**.	Der Prophet **Mohammed** (570–632) wird zum religiösen und politischen Begründer des Islam. Zu den 5 Säulen des **Islam** gehören: das Bekenntnis zu einem Gott, das regelmäßige Gebet, Almosen an Arme, Fastenzeit (Ramadan) und die Wallfahrt nach Mekka. Mohammed achtet die Frauen. Sex ist prinzipiell **keine Sünde**. Die Anhänger des Islam schaffen in den kommenden Jahrhunderten nicht nur ein Weltreich, sondern sind auch **Boten der Gelehrsamkeit**. Die ersten **Universitäten** der Welt entstehen in Bagdad im 8. Jahrhundert. Aus dem 9. Jahrhundert stammen die **erotischen Erzählungen** aus **Tausendundeine Nacht**.	In **Japan** wird der **Shintoismus** zur Staatsreligion (offiziell bis 1945): Er erkennt **Sexualität als Naturerscheinung** an, die als verehrungswürdig gilt.	In **Indien** werden **erotische Skulpturen** an Tempelmauern geschaffen, die Hinweise auf **heilige Prostitution** geben.

Ab 1005	Ab 1348	Ab 1450	Ab 1500
Papst Urban (ca. 1035–1099) ruft zu christlichen **Kreuzzügen** gegen den Islam auf, die bis zum Ende (um 1300) zur Massenbewegung werden und ebenso **religiöse Fanatiker** wie Halunken anziehen. Sie hinterlassen in vielen Ländern Europas und des Nahen Ostens eine Spur der **Gewalt**. Am Ende übernehmen die Christen einiges von der islamischen Kultur. In Mitteleuropa gibt es **Minnesänger**, die adlige Damen anhimmeln, Sex aber mit „Mädchen aus dem Volke" haben.	Der Italiener **Giovanni Boccaccio** (1313–75) veröffentlicht sein Buch **Das Dekameron**, in dem **Liebe und Sex** in 100 Geschichten offen angesprochen werden. Es wird mehrfach verboten, aber immer wieder neu aufgelegt und in viele Sprachen übersetzt. Das Buch erscheint zur Zeit der großen **Pest** (1347–52), an der rund ein Drittel aller Europäer stirbt.	Europäische Mächte „erobern" Kolonien in **Afrika, Asien und Amerika**: Das Zeitalter des **Kolonialismus** beginnt, in dem Millionen Menschen als **Sklaven** auch sexuell ausgebeutet werden.	In **Nordamerika** begegenen Europäer bei mehreren „Indianerstämmen" **Two Spirits** („Berdaches") – Männer, die sich wie Frauen kleiden und verhalten und anerkannt darin sind. Sie werden im Rahmen der **christlichen Mission** verfolgt und ermordet.
Um 1596	**Ca. 1631–1654**	**1719**	**1774**
Der Engländer **William Shakespeare** (1564–1616) schafft mit dem Theaterstück **Romeo und Julia** eine Geschichte, die Liebe **gegenüber Normen** verteidigt und selbst stärker als den Tod sein lässt.	In **Indien** baut der Großmogul **Shah Jahan** in über 20 Jahren aus Liebe für seine verstorbene Frau den Kronenpalast – **Taj Mahal**.	Der Engländer **Daniel Devoe** (ca. 1660–1731) schreibt den Roman von **Robinson**, der sein Überleben auf einer einsamen Insel und sein **Verhältnis zu dem „Wilden"** Freitag beschreibt.	Der Deutsche **Johann Wolfgang von Goethe** (1749–1832) verfasst als 25-Jähriger den Roman **Die Leiden des jungen Werther**, in dem er das **Drama der unerfüllten Liebe** beschreibt, die im Freitod endet.

Ab 1797	Ab 1800	1859	Um 1900
Der Italiener **Giacomo Casanova** (1725–98) verfasst seine Memoiren, in denen er die **Freiheit** einfordert, eine **erfüllte Sexualität** zu leben, die auch die **Lust der Frau** achtet – in Französisch und ganz im Geist der **Französischen Revolution** von 1789 geschrieben.	Zuerst in **England**, später in ganz **Westeuropa** und **Nordamerika** beginnt mit der Einführung der Dampfmaschine die **industrielle Revolution**, die Massen verarmen lässt und Sexualität zunehmend auf **Reproduktion von Arbeitskräften** reduziert erscheinen lässt.	In **England** veröffentlicht **Charles Darwin** (1809–82) das Buch „Die Entstehung der Arten", mit dem er die moderne **Evolutionstheorie** begründet.	In **China** wehrt sich die junge **Qui Jin** (1875–1907) gegen die Unterdrückung der Frauen und engagiert sich für die Revolution. Sie wird 1907 mit 32 Jahren hingerichtet.
1905	**1916**	**1918**	**1919**
In **Österreich** entwickelt **Sigmund Freud** (1856–1939) die Lehre vom Unbewussten sowie eine eigenständige **Sexualtheorie** (1905), die zur Grundlage der modernen **Psychoanalyse** werden. In **Deutschland** errichtet **Helene Stöcker** (1869–1943) den Bund für **Mutterschutz** und **Sexualreform**.	In den **USA** engagiert sich **Margaret Sanger** (1879–1966) für **Geburtenkontrolle** und beginnt 1916 die erste **Abtreibungsklinik**.	In **Deutschland** erringen **Frauenrechtlerinnen** das aktive und passive **Wahlrecht für alle Frauen** (in den **USA** ab 1920, in **England** ab 1928, in **Frankreich** ab 1946 und in der **Schweiz** ab 1971).	In **Deutschland** gründet **Magnus Hirschfeld** (1868–1935) das weltweit erste **Institut für Sexualwissenschaft**. Er engagiert sich für die **Rechte sexueller Minderheiten**, vor allem der Homosexuellen.

Ab 1924	1933–45	1948	1949
In der **Sowjetunion** werden kurzfristige **Reformen** der **Russischen Revolution** von 1917 nach der Machtübernahme 1924 von Josef Stalin (1879–1953) wieder abgeschafft und **sexuelle und andere Minderheiten** erneut **verfolgt**.	In **Deutschland** und später auch in den im Zweiten Weltkrieg (1939–45) besetzten Ländern **verfolgt** die Naziregierung unter **Adolf Hitler** (1889–1945) außer **Juden, politisch Oppositionellen, Roma und Sinti und Menschen mit Behinderung auch sexuelle Minderheiten** und verlangt von den Frauen, zuerst **Mutter**, und von den Männern, **Soldat** zu sein.	In den **USA** veröffentlicht **Alfred Kinsey** (1894–1956) 1948 seine Studie **Das sexuelle Verhalten des Mannes**, 1953 gefolgt von **Das sexuelle Verhalten der Frau**. Beide Studien basieren auf **Befragungen** weißer Mitteldurchschnitts-Amerikaner und schockieren die Öffentlichkeit, weil z. B. **Sex außerhalb der Ehe** und **Homosexualität** wesentlich verbreiteter sind als behauptet.	In **China** wird von **Mao Tse-tung** (1893–1976) nach der **Chinesischen Revolution** 1949 die Volksrepublik China gegründet – das bis heute bevölkerungsreichste Land der Erde. Obwohl 1950 die **Frauen** Chinas formal **gleiche Rechte** wie die Männer erhalten, reglementiert die chinesische Regierung gleichwohl alle sexuellen Beziehungen streng über **Ehegesetze** und **Vorschriften zur Kinderanzahl**. In Frankreich veröffentlicht **Simone de Beauvoir** (1908–86) ihr Buch **Das andere Geschlecht**, das zur Grundlage des modernen **Feminismus** wird.

Ab 1960	1961	Ab 1965	Ab 1967/68
Zuerst in den **USA** vor dem Hintergrund des Vietnamkriegs (1965–72), später auch in **Westeuropa**, engagieren sich junge Leute gegen Krieg und für Liebe („**Make love, not war!**"). Eine eigene Jugendkultur entsteht (Hair, Woodstock), die **sexuelle Freiheiten** wagt, wie nie zuvor.	In **Deutschland** kommt die **Antibabypille** auf den Markt und erlaubt Frauen erstmals, unabhängig vom Mann über **Schwangerschaftsverhütung** zu entscheiden.	In der Folge kommt es auch für breite Bevölkerungsschichten zur sogenannten **sexuellen Revolution**. In **Deutschland** erscheinen zahlreiche **Aufklärungsserien und -filme** (zu den bekanntesten gehören die von **Oswalt Kolle**, *1928). **Beate Uhse** (1919–2001) eröffnet **Sex-Shops** in vielen größeren Städten.	In den **USA** und **Westeuropa** protestieren **Studenten** gegen die „imperialistische Ausbeutung" der reichen gegenüber den armen Ländern und kritisieren die dahinterstehenden **autoritären Strukturen**. In der Folge kommt es zu **antiautoritären** und **autonomen Bewegungen**. Die ersten **Wohngemeinschaften** entstehen. Ebenfalls zuerst in den **westlichen Ländern** entsteht eine **zweite Frauenbewegung**, deren Vertreterinnen als **Feministinnen** zunehmend selbstbewusst die hierarchische Männerwelt kritisieren. Als eine der bekanntesten Feministinnen in **Deutschland** gilt **Alice Schwarzer** (*1942)

1969 und 1973	Ab 1969/1970	1981	Ab 1990
In **Deutschland** kommt es zu einer **Reform des Sexualstrafrechts**: Erstmals dürfen **unverheiratete Paare** auch offiziell zusammenwohnen, **Homosexualität** unter erwachsenen Männern wird **straffrei** und Abtreibung in bestimmten Fällen **legal**.	**Sexuelle Minderheiten** organisieren sich öffentlich für ihre Rechte: In der New Yorker **Christopher Street** wehren sich 1969 **Homosexuelle** gegen eine Polizeirazzia. Auch in Deutschland entsteht eine **Schwulen- und Lesbenbewegung**. Ebenso engagieren sich **Menschen mit Behinderung** und **alte Menschen** für **sexuelle Selbstbestimmung**.	Die **Immunschwächekrankheit AIDS**, die vor allem **sexuell übertragbar** ist, wird entdeckt. Anfangs scheint es, als würde sie vor allem bestimmte Minderheiten (Drogengebraucher, homosexuelle Männer) in Westeuropa und Nordamerika betreffen. Die noch junge **Schwulenbewegung** leistet Aufklärungsarbeit und gründet solidarische Hilfsprojekte für Erkrankte.	**Weltweit** führt der Gebrauch von Computern und Internet nicht nur zu einer Veränderung des Weltmarkts (**Globalisierung**), sondern ermöglicht eine zweite **sexuelle Revolution: Online-Dating, Chat-Rooms** und **Cybersex** erlauben allen, die Computerzugang haben, **Sex-Sites** zu besuchen und dort – virtuell oder auch real – **Kontakt mit Gleichgesinnten** aufzunehmen. In arme **Länder des Südens und Ostens** reisen zunehmend **Sex-Touristen**, die dort billiger als daheim mit **Prostituierten** oder oft ohne Angst vor Strafverfolgung auch mit **Kindern Sex** haben. Laut UNICEF arbeiten weltweit 3–4,6 Millionen **Kinder** und **Jugendliche in der Prostitution**.

2000	2005	2006	2007
Inzwischen ist deutlich, dass das **AIDS** verursachende **HI-Virus** nichts mit Minderheiten zu tun hat, sondern sich bereits epidemieartig in vielen anderen, vor allem armen Teilen der Welt ausgebreitet hat. Allein in den Ländern des **südlichen Afrika** sind von 1990–2000 mehr als zwölf Millionen Menschen an **AIDS** gestorben, davon rund drei Millionen Kinder.	Nach Angaben der UNO leben rund **40 Millionen Menschen** weltweit **mit HIV/AIDS**. 90 % von ihnen sind in armen Ländern zu Hause. Allein in **Afrika** sterben pro Tag etwa 6 000 Menschen an AIDS, aber auch in **Asien** und **Osteuropa** und Teilen **Lateinamerikas** nehmen die Infektionszahlen noch immer zu. **Pro Tag infizieren sich rund 14 000 überwiegend junge Menschen neu**. Nach wie vor gibt es **keine Schutzimpfung und keine Heilung**. Nur in Ländern mit guter oder zumindest minimaler Gesundheitsversorgung können Menschen inzwischen **lebensverlängernde** (ARV-) **Medikamente** bekommen.	Es leben gegenwärtig etwas mehr als **6,5 Milliarden Menschen auf der Erde**. Nach Schätzungen von Wissenschaftlern werden es bis 2020 8 Milliarden sein. Erst um **2050** wird sich das Bevölkerungswachstum bei etwa 9 Milliarden stabilisieren.	Obwohl bereits heute ausreichend Nahrung für bis zu 12 Milliarden Menschen produziert werden kann, verhungern pro Tag rund 100 000 Menschen. **Alle 3 Sekunden stirbt ein Kind an Hunger**. Jede Sekunde werden etwa vier bis fünf Kinder gezeugt.

Index

L

M

O

P

Q

R

S

T

U

V

W

Z

Bildquellenverzeichnis

©Carl Ueberreuter Verlag GmbH, Wien 2013: S. 40; 78/2; 116; 117/2

123RF GmbH, Nidderau: S. 78/1 (Olga Batalova)

akg-images GmbH, Berlin: S. 19/2 (akg-images/De Agostini Picture Lib./G. Dagli); 38 (akg-images); 39 (akg-images/Universal Images Group/Tass); 83

Domenig, Dagmar, 2007 im Verlag Hans Huber, Hogrefe AG, Bern: S. 126

dpa-Picture-Alliance GmbH, Frankfurt am Main: S. 16 (Infografik); 19/1 (epa ANA Horemi HO); 26/1 (DB); 27/4 (picture alliance / Everett Colle); 41/1 (picture-alliance / Sven Simon),2 (picture alliance/picture alliance),3 (picture alliance / Everett Colle)

Fotolia Deutschland, Berlin, © www.fotolia.de: S. 48 (Igor Normann); 50 (JackF); 117/1 (Gina Sanders)

Galas, Elisabeth, Bad Breisig: S. 24

Grafische Produktionen Neumann, Rimpar: S. 155; 156

Kommunikation Gemeinnützige Hertie-Stiftung, Frankfurt: S. 149

Krausen, Scott, Mönchengladbach: S. 14; 111

Lieb, Intensivkurs Psychiatrie und Psychotherapie, 8. Auflage 2015 © Elsevier GmbH, Urban & Fischer, München: S. 115

Mauritius GmbH, Mittenwald: S. 27/3; 49 (Orédia)

National Human Genome Research Institute, Bethesda, MD, USA (cc) creative commons: S. 27/1

Shutterstock Images LLC, New York, USA: S. 52 (Oksana Kuzmina)

www.wikipedia.org: S. 27/2; 30